实用
甲状腺癌诊疗

主　编　江学庆　陆涤宇
副主编　钟　源　江　明

人民卫生出版社

图书在版编目（CIP）数据

实用甲状腺癌诊疗 / 江学庆，陆涤宇主编 . —北京：
人民卫生出版社，2015
　　ISBN 978-7-117-21188-8

　　Ⅰ . ①实…　Ⅱ . ①江…　②陆…　Ⅲ . ①甲状腺疾
病 – 癌 – 诊疗 Ⅳ . ① R736.1

　　中国版本图书馆 CIP 数据核字（2015）第 215752 号

人卫社官网　www.pmph.com	出版物查询，在线购书	
人卫医学网　www.ipmph.com	医学考试辅导，医学数据库服务，医学教育资源，大众健康资讯	

实用甲状腺癌诊疗

主　　编：江学庆　陆涤宇
出版发行：人民卫生出版社（中继线 010-59780011）
地　　址：北京市朝阳区潘家园南里 19 号
邮　　编：100021
E - mail：pmph @ pmph.com
购书热线：010-59787592　010-59787584　010-65264830
印　　刷：北京汇林印务有限公司
经　　销：新华书店
开　　本：787×1092　1/16　　印张：17　　插页：2
字　　数：414 千字
版　　次：2015 年 11 月第 1 版　2015 年 11 月第 1 版第 1 次印刷
标准书号：ISBN 978-7-117-21188-8/R · 21189
定　　价：65.00 元
打击盗版举报电话：010-59787491　E-mail：WQ @ pmph.com
（凡属印装质量问题请与本社市场营销中心联系退换）

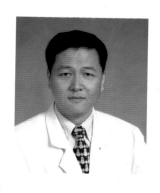

江学庆 华中科技大学附属武汉市中心医院甲状腺乳腺外科主任，主任医师，华中科技大学同济医学院客聘教授，湖北中医药大学教授，江汉大学医学院教授。现任湖北省抗癌协会乳腺癌专业委员会副主任委员、湖北省生物医学工程学会甲状腺乳腺专业委员会常委、武汉医学会普通外科学会委员，武汉市医疗技术事故鉴定专家库专家。

从事普外科临床工作及科研工作近 30 年，主要研究甲状腺疾病、甲状旁腺疾病、乳腺疾病的临床诊断和治疗，在国内较早开展全腔镜下甲状腺手术，尤其是在甲状腺癌的早期诊断，规范、个体化治疗方面具有很深的造诣，在疑难甲状腺癌诊治方面有独到的见解。先后在国内外发表论文数十篇，同时参与并完成多项省市级科研项目。

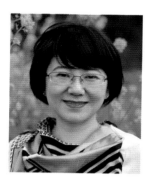

陆涤宇 1970 年生，主任医师。华中科技大学附属武汉市中心医院核医学科主任，江汉大学医学院教授。现任中国核学会核医学专业委员会委员，湖北省核学会核医学专业委员会副主任委员，湖北省医学会核医学分会常委，中华医学会武汉分会核医学专业委员会副主委，武汉市医疗技术事故鉴定专家库专家。

从事核医学及临床教学工作 22 年，主要研究领域为甲状腺疾病的综合诊断及治疗，SPECT/CT、PET/CT 的影像诊断，尤其对碘 -131 治疗甲亢及甲状腺癌有较深入的研究，取得了较大的突破，处于全国领先水平。发表论文数十篇，主持湖北省及武汉市科研项目多项。参与教育部面向 21 世纪课程教材《核医学》的编写工作及参编专著多部。

编 者

（以姓氏笔画为序）

万金男（武汉市中心医院）
王　巨（东西湖区人民医院）
王　瑞（武汉市中心医院）
王中京（武汉市中心医院）
王龙强（武汉市中心医院）
戈文心（武汉市中心医院）
石朋飞（武汉市中心医院）
付阿丹（武汉市中心医院）
扬　帆（武汉市中心医院）
朱玉兵（东西湖区人民医院）
伏　鹏（武汉市中心医院）
危常鹏（湖北省仙桃市第一人民医院）
刘志敏（武汉市中心医院）
刘勇军（武汉市中心医院）
刘富瑶（武汉市中心医院）
江　明（武汉市中心医院）
江学庆（武汉市中心医院）
孙　琳（武汉市中心医院）
苏鑫宇（武汉市中心医院）
李　洋（武汉市中心医院）
李　海（武汉市中心医院）
李　琼（湖北省卫生计生委综合监督局）
李　芃（武汉市中心医院）
李文环（武汉市中心医院）
杨　桦（武汉市中心医院）
杨永刚（武汉市中心医院）
杨浚泬（武汉市中心医院）
吴志勇（武汉市中心医院）

佘晓芳（武汉市中心医院）
张京伟（武汉大学中南医院）
张晓毅（武汉市中心医院）
张家铭（武汉市中心医院）
陆涤宇（武汉市中心医院）
陈辉霖（武汉大学湖北省人民医院）
罗国强（湖北省仙桃市第一人民医院）
周　俊（武汉市中心医院）
胡　波（武汉市中心医院）
钟　源（武汉市中心医院）
袁静萍（武汉大学湖北省人民医院）
高友兵（中国人民解放军第一六一医院）
曹　祥（中国人民解放军第一六一医院）
鹿存芝（徐州市中心医院）
彭功玲（武汉市中心医院）
韩永红（武汉市中心医院）
程小杰（武汉市中心医院）
童传明（东西湖区人民医院）
楚慧敏（武汉市中心医院）
虞　翌（武汉市中心医院）
颜家琪（武汉市中心医院）

秘　书
彭功玲（武汉市中心医院）
王　瑞（武汉市中心医院）
颜家琪（武汉市中心医院）

序 一

　　甲状腺外科是近些年发展起来的一门新兴的学科。甲状腺是人体最大的内分泌器官，它承上启下，紧密联系着大脑与机体，调节机体的生长发育和新陈代谢。近年来，全球大部分国家甲状腺癌的发病率大幅升高，甲状腺癌逐渐成为人类常见的恶性肿瘤之一，学术界对甲状腺疾病的重视也日益增高。在我国，统计资料显示目前甲状腺癌的发病率是20~30年前的2~3倍。近10多年来，甲状腺外科发展迅速，新的治疗理念及诊疗技术不断进步，尤其是对甲状腺癌的外科治疗已逐步成熟起来。

　　江学庆教授是国内甲状腺疾病诊治领域的资深专家，数十年来坚持工作在甲状腺疾病的诊疗前线，系统掌握了甲状腺疾病的治疗理念，积极倡导甲状腺癌的综合治疗，密切关注甲状腺癌患者术后的生存质量问题。由江学庆教授领导的甲状腺专业临床医务人员主编的《实用甲状腺癌诊疗》一书，简明扼要地介绍了甲状腺的基础知识，侧重介绍了甲状腺癌的诊疗原则及手术方式，图文并茂，内容丰富，直观易懂。另外，本书还从护理和美容角度提出了新的观点，完全将综合治疗的新理念融入日常学习工作中，适合广大医务工作者学习借鉴。

　　我深信这部著作的问世，会让甲状腺疾病专业的医护人员受益匪浅，也会推动甲状腺外科的进一步发展。在本书即将出版之际，我向作者们表示祝贺和感谢。

中国人民解放军总医院普通外科教授、主任医师
中国医师协会甲状腺专业委员会主任委员
2015 年 4 月

序 二

甲状腺癌是最常见的内分泌恶性肿瘤,近年来,其发病率的逐步上升引起了医学界的高度重视。医疗水平的提升不仅使甲状腺癌的检出率增加,也为甲状腺癌的治疗提供了多样化的方案,逐步形成了以手术治疗为主,非手术治疗为辅的综合治疗理念。

Theodor Billroth 开创了现代甲状腺外科时代,但是由于较高的死亡率迫使他放弃了它。Theodor Kocher 在甲状腺外科手术中显著降低了患者的死亡率和术后并发症,并因此获得了诺贝尔生理学或医学奖。从此,甲状腺外科迅速发展,从单纯的腺叶切除术到复杂的甲状腺全切术、颈部淋巴结清扫术,再到腔镜下甲状腺切除术,甲状腺专业医生对甲状腺疾病的认识已经不再仅仅局限于疾病的治疗,而是上升到对疾病的治疗联合美容及术后生存质量等多方面的追求。

本书从学科角度看,包括解剖、生理、病理、影像、临床诊断和治疗、麻醉、护理、康复及患者管理等,从内容角度看系统且全面地讲述了甲状腺的解剖、生理及影像学特点,详尽地介绍了甲状腺癌的诊断及治疗原则,并着眼于临床医师的工作需要,采用较大篇幅介绍了甲状腺癌的每一种手术的全过程,并配以手术图谱,同时还将甲状腺癌术后的辅助治疗进行了全面详细的介绍,体现了综合治疗的新理念,使本书具有了更强的实用性。

我深信,这本书的出版将为广大甲状腺专业医师梳理知识和继续学习提供一部很有价值的案头书,对甲状腺外科水平的提高起到推动作用。

我热忱地向甲状腺外科同道们推荐这本《实用甲状腺癌诊疗》!

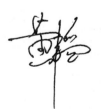

华中科技大学同济医学院附属协和医院外科主任
华中科技大学同济医学院附属协和医院乳腺甲状腺外科中心主任、
博士生导师、教授、主任医师
中国医师协会甲状腺专业委员会副主任委员
2015 年 4 月

前　言

　　甲状腺癌是甲状腺最常见的恶性肿瘤,据资料显示,近十多年来我国甲状腺癌的发病率增长了 4.6 倍,是发病率增长最快的恶性肿瘤之一,尤其是女性患者甲状腺癌的发病率已位居恶性肿瘤的前列,严重困扰着人们的身心健康。然而,甲状腺癌又是恶性肿瘤中可以治愈、预后较好的肿瘤。绝大多数分化型甲状腺癌经过规范的外科手术、^{131}I 治疗和 TSH 抑制治疗后可以长期无病生存或治愈,为广大甲状腺癌患者带来了生存的希望。

　　近十多年来,甲状腺癌的诊断和治疗技术发生了根本性变化。早期的诊断技术常难以发现 1 厘米以内的甲状腺结节,且缺乏判断其良恶性的有效手段,而如今采用常规的影像手段即可使 1~2 毫米的肿瘤病灶得以早期诊断。通过高分辨率的超声显像不仅可准确获得甲状腺的形态学信息,且可以借助超声引导针刺活检判断病变性质。现代影像技术可以发现过去难以发现的微小肿瘤病变,这也可能是现今甲状腺癌发病率增高的原因之一。近年来随着循证医学的发展,甲状腺癌的治疗策略也发生了很大变化,包括甲状腺癌术式的选择以及甲状腺癌术后的进一步处置业已初步达成共识,在国内外已有多部甲状腺癌诊疗指南发布,而诊疗技术的规范为改善甲状腺癌的预后、提高患者的生存率奠定了基础。

　　为了进一步规范甲状腺癌临床诊疗实践,总结我国在甲状腺癌诊治方面的经验,本书组织国内在甲状腺癌诊疗方面具有多年临床经验的跨学科、跨专业医师,就甲状腺癌的发病基础、病理与解剖、实验室检查与影像诊断、手术治疗与术式、术后 ^{131}I 清甲与清灶治疗、TSH抑制治疗以及某些难治性甲状腺癌的处置等相关问题进行了系统而全面的阐述和讨论,期望对相关专业医师有一定帮助。

　　在本书的编写过程中,我们充分结合国内外有关甲状腺癌临床诊疗的指南,吸取国内外专家的先进理念,并结合我们自身的实践经验,力求做到表述规范、内容翔实、实用性与可读性相结合,旨在为甲状腺癌的临床诊疗决策提供一个系统而完整的思路,供广大同仁们参考。希望本书的出版能为规范我国甲状腺癌的诊治,提高诊疗水平,推动该领域的发展贡献微薄之力。

　　由于自身认识水平和能力所限,加之本书作者均系从事临床一线的医师,时间比较仓促,在本书编撰过程中难免还存在许多缺点和错误,希望广大读者批评指正,便于今后不断改进和修改。

江学庆　陆涤宇

2015 年 4 月于武汉

目 录

第一章　甲状腺疾病的基础

第二章 甲状腺癌的外科治疗

第三章 甲状腺癌的手术学

第四章 分化型甲状腺癌术后 ^{131}I 内照射治疗

第五章 甲状腺癌的其他治疗

第六章　甲状腺癌的术后管理

第一章

甲状腺疾病的基础

第一节　甲状腺疾病治疗的发展简史

甲状腺疾病治疗的历史可以追溯到公元前。古人称甲状腺为"靥"。民间则据其外形和病理状态,形象地称之为"瘿膫"。甲状腺疾病种类繁多,古人多以"瘿病"概之。早在《吕氏春秋》即有记载,所谓"轻水所,多秃与瘿人"。汉·许慎《说文解字》:"瘿,颈瘤也。"宋代《圣济总录·瘿瘤门》云:"石瘿、泥瘿、劳瘿、忧瘿、气瘿,是为五瘿。""瘿囊"相当于单纯性甲状腺肿;"瘿瘤"相当于甲状腺腺瘤和结节性甲状腺肿,又称"肉瘿";"石瘿"相当于甲状腺癌;"瘿痈"相当于急性和化脓性甲状腺炎;"瘿痛"相当于亚急性甲状腺炎;"瘿气"相当于甲状腺功能亢进;而"瘿病,虚劳"相当于甲状腺功能减退。

《三国志·魏书》引《魏略》谓:贾逵"发愤生瘿,后所病稍大,自启愿欲令医割之",而曹操劝告贾逵:"吾闻'十人割瘿九人死'"。这个历史故事说明,在公元 3 世纪前,已经进行过手术治疗瘿病的探索。《神农本草经》《肘后方》首先用昆布、海藻治疗瘿病。《肘后方》还首次使用了外敷治瘿之法,记载海藻酒"治瘿瘤结气,散颈下硬核瘤"。王焘的《外台秘要》收载了 6 首用羊、鹿靥治疗瘿病的处方。靥即动物的甲状腺,表明此时对含碘药物及用动物甲状腺作替代疗法已有相当认识。《外科正宗·瘿瘤论》里提出瘿瘤的主要治法是:"初起自无表里之症相兼,但结成形者,宜行散气血。已成无痛无痒,或软或硬色白者,痰聚也,行痰顺气,已成色红坚硬,渐大微痒微疼者,补肾气、活血消坚。"并按此治则拟定了海藻玉壶汤、活血消瘿汤、十全流气饮等方。瘿病以颈前有肿块为共同临床表现,主要应通过内服药物取效而决不能轻易在局部施用刀针,《外科正宗·瘿瘤论》提出本病的禁忌"切不可轻用针刀,掘破出血不止,多致立危,久则脓血崩溃,渗漏不已,终致伤人。"

在西方医学史上,杰出的古罗马医生 Galen 首次描述了甲状腺,但他误将其当做喉的一部分,起润滑的作用。大多数人认为,真正对甲状腺命名的是英国人 Thomas Wharton(1656 年)(希腊语,意思是"盾形"),称之为甲状腺并不是因为它的形状像盾,而是因为它邻近甲状软骨。在中世纪,商人们将中国古老医学带到欧洲,应用一些海草和海绵属动物来治疗甲状腺肿,这在当时是很有效的。1812 年,Courtois 在海草烧过的残渣中发现了碘,1820 年,Coindet 让甲状腺肿患者服用碘盐治疗后,肿块明显缩小。1835 年 Graves 描述了突眼性甲状腺肿。1866 年 Horsley 发现切除猴甲状腺后,会发生神经功能障碍,表明甲状腺分泌的是重要的生命物质。Ord(1878 年)首次描述了黏液性水肿。1894 年,动物甲状腺干粉开始作为商品出售,并逐渐成为治疗甲状腺疾病的标准药物。1896 年,美国的 Bernhardt Riedel 注意到,在甲状腺肿中有 0.5% 的病例表现高密度质硬的甲状腺,命名为 Riedel 病,治疗此病时,切除甲状腺峡部可缓解呼吸困难,说明此病与结节性甲状腺肿完全不同。

Galen 描述的甲状腺手术致使声音嘶哑,是西方医学文献对甲状腺手术的最早记载。在公元 950 年,西班牙的 Moor Albucasis 即成功地切除过甲状腺。1786 年 Parry 最早描述过甲状腺功能亢进症的临床征象,随即 1835 年 Graves 和 1840 年 Von Basedow 相继对此病作细致描述。1882 年 Raverdin 首先报告了甲状腺切除术后并发甲状腺功能减退的病例。在 19世纪末叶以前,由于手术技巧、麻醉和消毒等问题的限制,外科医生仅将甲状腺切除术施用于有生命危险的急重患者,很少用以治疗甲状腺癌。当时即使像 Theodor Billroth 和 Samuel Gross 等著名外科医生施行甲状腺切除术,并发症与死亡率均较高。据统计,当时甲状腺切除术的术后声带麻痹达 25%,抽搐达 15%,死亡率也在 20% 左右。

20 世纪初,甲状腺外科的先驱者 Theodor Kocher(1841—1917 年)在他的瑞士伯尔尼诊所中,施行过 4000 余例甲状腺切除术。他采用全身麻醉和无菌技术,设计出低位横行、小弧度的颈部切口,被认为是最好最美观的切口,称之为 Kocher 切口。他特别提出在甲状腺包膜外进行游离,在腺体包膜外结扎血管,常规解剖喉返神经,提出保存甲状旁腺和喉返神经的技巧方法,大大减少了术后声嘶、麻木及抽搐的机会,使手术死亡率降至 4.5%。由于 Kocher 在甲状腺外科领域的杰出成就,他在 1909 年荣获诺贝尔奖,成为第一位获此殊荣的外科医生。在美洲大陆,William Stuart Halsted 步 Kocher 之后,倡导甲状腺切除术治疗各种甲状腺疾患,但因当时技术所限,即使对甲状腺癌也仅施行比全甲状腺切除范围小的甲状腺切除术。随后 Charles Mayo、George Crile、Frank Lahey 和英国的 Thomas Dunhill 等不断改进手术技巧,更新手术器械,深入钻研甲状腺的解剖学和生理学,促进了甲状腺癌外科治疗工作。关于扩大外科手术,1880 年 Kocher 就曾施行过颈部淋巴结清除术。1906 年 Crile 系统地描述了根治性颈淋巴结清除术。1932 年 Ward 首先施行颌颈联合根治性切除术。1942年 Martin 进一步推广应用根治性颈淋巴结清除术,使手术死亡率降至 4%,5 年生存率提高了 40%。1960 年,Bocca 提出对恶性程度低、生长慢的分化型甲状腺癌有颈淋巴结转移者行保守性(即功能性)颈淋巴结清除术,手术保留胸锁乳突肌、颈内静脉和副神经,因设计合理,效果满意,以后得到众多仿效。20 世纪中叶,全甲状腺切除术用于治疗甲状腺癌,倡导它的有 Hasted、Norman Thompson、Orlo Clark 和 Thomas Reeve 等,至 20 世纪后 1/4,全甲状腺切除术更为广泛使用。

甲状腺手术的五个时代:

第一代,其特点是手术死亡率极高,达 40%~70%。甚至在欧洲有“只有疯子才会去做甲状腺手术”的说法;在我国,《三国志》也有类似记载。

第二代,保留甲状腺后被膜以避开喉返神经,解决了困扰人的手术后麻和哑的问题,准确说是采用回避的方法解决了麻和哑的问题,应该说这样的方法在当时是做出了巨大的贡献的。

第三代,手术常规显露解剖喉返,彻底解决了哑的问题,但回避了麻木的问题。其特点是以喉返神经为中心,一切都围绕喉返神经不损伤来操作。

第四代,手术特点是以甲状旁腺及其微血管为中心,兼顾喉返神经。从根本上回归甲状腺、甲状旁腺、喉返神经三者的精确精细解剖关系,彻底解决了麻和哑的问题。

第五代,目前还有很多分歧和争论。第五代手术的特点是以"超视距"解决精细化和美容问题为特点。甲状旁腺血管径甚至不足 1mm,超越了人肉眼的极限,经过一百多年的努力,巨大甲状腺肿瘤愈来愈少见了,瘤体也从常规十几厘米大小过渡到厘米级甚至几毫米,从"巨瘤时代"到显露数厘米长的喉返神经再到保留毫米级的甲状旁腺及其微血管。精细程度渐渐超出人类肉眼视力的极限,所以才有借助放大镜或腔镜进行手术,手术也从原来粗放简单求快渐渐过渡到精确从容。从这个意义上说,近 20 年前腔镜甲状腺手术的出现,不仅仅是美容需求的满足,也是甲状腺一百多年外科手术发展内在的历史必然。

（李　洋　钟　源）

第二节　甲状腺外科解剖

一、甲状腺的形态与毗邻

（一）甲状腺的形态

甲状腺位于颈前下方的软组织内,略呈"H"形,一般呈棕红色,由左右两个侧叶和峡部组成。侧叶略呈下宽上尖的锥形体形,位于喉及上段气管两侧,侧叶的上极可高达甲状腺软骨板中部,下极平第 5、6 气管软骨环（图 1-1）。峡部覆盖在第 2~4 气管软骨环的前面,将两侧腺叶连成一体,有的峡部不发达,甚至缺如,占 8%~14%。约 40%~50% 的人从峡部向上伸出一锥状叶,长短不定,长者可达舌骨。少数人甲状腺下极伸入胸腔达胸骨上窝,甚至可达胸骨柄后,称为胸骨后甲状腺。小块游离的甲状腺组织,可出现于两侧叶或峡部之间,称为副甲状腺;或位于心包旁、纵隔内,称异位甲状腺。

通常甲状腺两侧叶大小相近,大约长 4.5~5.0cm,宽 1.5~4.0cm,厚 1.0~2.0cm。峡部长约 1.0~1.6cm,宽 1.5~2.2cm,厚 0.3~1.5cm。成人甲状腺总重量平均为 25~30g;婴儿平均为 1.5~3.0g;老年人甲状腺轻度缩小。大小还可随季节、营养状况等变化,一般女性较男性变化大。

正常情况下,甲状腺既不能看到,也不易摸到。

（二）甲状腺被膜与韧带

1. 甲状腺被膜　甲状腺有内、外两层被膜。①内层被膜为甲状腺固有被膜,是甲状腺真被膜,也称真被囊或纤维囊或固有囊。内层被膜包裹整个甲状腺腺体,并形成若干个纤维束深入腺体实质内,将甲状腺分成许多小叶。②外层被膜称为假被膜,也称甲状腺鞘或甲状腺筋膜鞘或外科囊。外层被膜实际上是气管前筋膜的延续,外层被膜不完整,仅包绕甲状腺的前面和后侧面,在与气管接触的甲状腺部分没有此被膜,故称为假被膜。假被膜有实际的临床意义,有外科膜之称。真假被膜之间结合疏松,形成的间隙,也称囊鞘间隙,有甲状旁腺、甲状腺血管、喉返神经及淋巴结等。由于疏松,易于分离,故手术时能将甲状腺在假被囊内推移,以显露甲状腺的血管,并能将甲状腺的部分从囊内切除。甲状腺的动静脉进入真被膜后,发出许多管壁很薄的血管,形成稠密的血管丛,故损伤真被膜将引起广泛的出血。

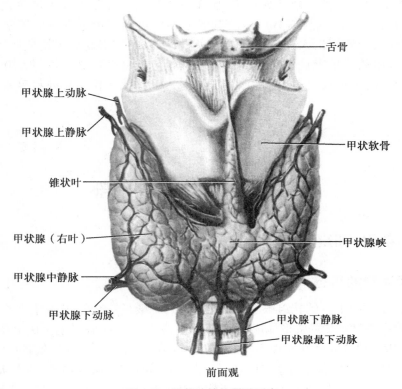

图 1-1　甲状腺的位置及形态

2. 甲状腺韧带　甲状腺的韧带有三组:①甲状腺悬韧带,由假被膜内侧增厚形成,即由附着于甲状软骨与甲状腺峡部之间的脏筋膜(假被膜),在邻近甲状软骨处增厚形成,甲状腺上动、静脉支从此韧带穿入。②甲状腺外侧韧带,是由甲状腺侧叶内侧面与相对应的气管环(第 1、2 气管环)后面的脏筋膜增厚形成的侧韧带,又称 Berry 悬韧带。喉返神经多数走行于甲状腺侧韧带后方,也有穿过侧韧带甚至穿过甲状腺实质者。③甲状腺峡部固定带,由甲状腺峡部深面的纤维囊增厚形成,将其与气管前面相连,但不如外侧韧带坚实。

这三组韧带都对甲状腺起着固定作用,将甲状腺牢固地固定在甲状软骨和气管环上。所以,当做吞咽动作时,甲状腺可随着喉的上下运动而活动,是临床上鉴别颈部肿块是否与甲状腺有关的根据。

(三)甲状腺毗邻

甲状腺前面由浅入深有皮肤、皮下组织(浅筋膜)、颈筋膜浅层、舌骨下肌群(甲状舌骨肌除外)、内脏筋膜壁层和脏层。内侧邻接喉、气管、咽、食管、喉上神经外支和喉返神经;后外侧邻接颈动脉鞘内的颈总动脉、颈内静脉和迷走神经及颈动脉鞘后方的颈交感干;后方有甲状腺下动脉及甲状旁腺(图 1-2)。

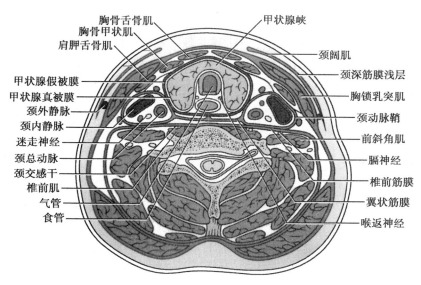

胸骨舌骨肌
胸骨甲状肌
肩胛舌骨肌
甲状腺假被膜
甲状腺真被膜
颈外静脉
颈内静脉
迷走神经
颈总动脉
颈交感干
椎前肌
气管
食管

甲状腺峡
颈阔肌
颈深筋膜浅层
胸锁乳突肌
颈动脉鞘
前斜角肌
膈神经
椎前筋膜
翼状筋膜
喉返神经

图 1-2　甲状腺的毗邻结构

二、甲状腺的血管系统

（一）甲状腺动脉

甲状腺的血液供应十分丰富。动脉血来自甲状腺上动脉和甲状腺下动脉,此外,少数个体有时还有甲状腺最下动脉,上述各动脉分支在甲状腺腺体内相互吻合,构成丰富的甲状腺动脉供应网(图 1-3)。

1. 甲状腺上动脉　甲状腺上动脉绝大多数发自颈总动脉分叉或稍微高一点的颈外动脉处。少数也有发自分叉稍低一点的颈总动脉上,更少见者也有发自颈外动脉或舌动脉共干者。甲状腺上动脉起始后,向前下行于颈总动脉与喉之间,伴喉上神经外支下行,至甲状腺侧叶上极后分为前、后支,分别从甲状腺前面和后面进入甲状腺腺体,分布于腺体,称为腺支。甲状腺上动脉于根部发出喉上动脉与喉上神经内支伴行,经甲状舌骨膜入喉,营养喉黏膜和喉肌。喉上神经外支从甲状腺上动脉后方至其内侧与之伴行,在距甲状腺侧叶上极约1cm 处,喉上神经外支与甲状腺上动脉分开。甲状腺手术结扎甲状腺上动脉时,应紧贴甲状腺侧叶上极进行,以防止损伤喉上神经外支。从甲状腺前面进入的前支动脉在甲状腺上极再分出一环甲支,沿甲状腺侧叶内侧缘和甲状腺峡部的上缘行向正中线,与对侧同名动脉汇合。

2. 甲状腺下动脉　甲状腺下动脉绝大多数发自锁骨下动脉的甲状颈干,也有少数发自头臂干或主动脉弓。发出后,沿前斜角肌内侧缘上升,至第6颈椎平面,约在环状软骨或第1、2气管环高度向前穿通椎前筋膜,转向内下方,在颈总动脉鞘后方呈一明显向上的弓状凸起。再向内侧接近甲状腺侧叶后缘中点或侧叶缘稍下方,一般分成两支穿入甲状腺筋膜鞘,经过侧叶内侧面分布于甲状腺腺体,并且在此甲状腺下动脉本干或分支与垂直上行的喉返神经交叉。甲状腺下动脉尚发出数小支至邻近肌、喉、咽、食管上端和气管等。也有文献报道,甲状腺下动脉有缺如者,多见于左侧,约占 19.9%。

3. 甲状腺最下动脉 甲状腺最下动脉发生率仅为 10.3%~13.8%。有甲状腺奇动脉、甲状腺第 5 动脉、甲状腺附加动脉及迷走甲状腺动脉之别名,还有甲状腺中动脉、甲状腺下浅动脉之称。甲状腺最下动脉起自头臂干占 78.1%,起自主动脉弓占 9.4%,极少数起始于锁骨下动脉、胸廓内动脉、右颈总动脉。走行也多有变异,甲状腺最下动脉发出后,沿气管前方上升直到甲状腺峡部下缘,进入甲状腺参与甲状腺腺内、外动脉汇合。甲状腺最下动脉多为单支,偶也有双支者出现。

(二)甲状腺静脉

1. 甲状腺上静脉 甲状腺上静脉较小,通常有两条,起自甲状腺上部,与甲状腺上动脉伴行,约于颈总动脉分叉处注入颈内静脉或面静脉。在注入颈内静脉之前,有喉上静脉注入甲状腺上静脉(图 1-3)。

2. 甲状腺中静脉 甲状腺中静脉没有伴行动脉,自甲状腺侧叶横过甲状腺外侧间隙注入颈内静脉。此静脉有时缺失,但一旦存在,其可随甲状腺肿大而相应粗大。甲状腺中静脉有、无和大小均不恒定(约半数人有)。起自甲状腺外侧面中、下 1/3 交界处,向外横过颈总动脉前面,在肩胛舌骨肌上腹后方,注入颈内静脉。甲状腺手术分离甲状腺和颈动脉鞘时,该静脉易被损伤,故宜先找到该静脉并结扎。甲状腺中静脉撕裂出血是甲状腺手术出血的重要原因之一(图 1-3)。

3. 甲状腺下静脉 甲状腺下静脉以数条小静脉汇集而成,不与甲状腺下动脉伴行,被甲状腺下极的韧带所包被,在气管、食管间沟浅层分别汇入左右头臂静脉。

另外,左、右两侧甲状腺下静脉间通常有许多吻合支,在气管前间隙内形成一静脉丛,称甲状腺奇静脉丛。甲状腺奇静脉丛损伤是气管切开术中造成出血的主要原因。还有,双侧甲状腺下静脉合成一干,称为甲状腺最下静脉(图 1-3)。

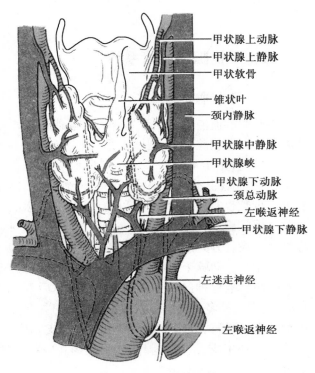

图 1-3 甲状腺的血管

甲状腺上动脉
甲状腺上静脉
甲状软骨
锥状叶
颈内静脉
甲状腺中静脉
甲状腺峡
甲状腺下动脉
颈总动脉
左喉返神经
甲状腺下静脉
左迷走神经
左喉返神经

三、甲状腺神经分布及毗邻神经系统

支配甲状腺的神经来自交感神经、副交感神经和肽能神经纤维。交感神经来自颈交感神经干的颈中和颈下节,其发出的节后纤维,随甲状腺上、下动脉进入腺体,分布于血管壁,少数至腺泡,可以调节甲状腺滤泡上皮功能,但其作用不如促甲状腺激素强。副交感神经来自迷走神经发出的喉上神经外支和喉返神经。对甲状腺的功能没有多少影响,主要分布在甲状腺的结缔组织中,支配血管运动。肽能神经纤维主要释放血管活性肠肽(VIP)、P 物质(SP)、神经肽 Y(NPY),有促进甲状腺分泌的作用。

甲状腺毗邻的神经主要有喉返神经和喉上神经,另外,还有颈交感干、迷走神经、颈丛、舌下神经、副神经等(图 1-4)。

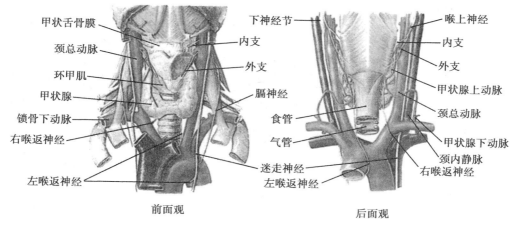

图 1-4　甲状腺的神经分布

(一)喉上神经

喉上神经起自迷走神经结状神经节的中部,沿颈内动脉与咽侧壁之间下行。约在舌骨大角处分成两支,即喉上神经内支和喉上神经外支。

喉上神经内支支配会厌及声间襞以上黏膜的感觉。在对过度肿大的甲状腺进行手术时,如需处理甲状腺上极血管,一定要注意防止损伤该处的喉上神经内支。

喉上神经外支细小(平均为 1.0mm ± 0.1mm),与甲状腺上动脉及其后支伴行,于胸骨甲状肌深面下降,先在咽下缩肌表面,继而穿过该肌至环甲肌,支配咽下缩肌和环甲肌外支与甲状腺上动脉相伴下行,有文献报道,喉上神经外支在甲状腺上动脉上内侧者占 40.3%,在甲状腺上动脉后内侧占 39.5%,与甲状腺上动脉交叉下行者占 20.2%。喉上神经外支与甲状腺上动脉伴行几乎在到达甲状腺侧叶上极(距上极 0.1~1.1cm)时,才弯向内侧经甲状腺悬韧带进入环甲肌。喉上神经内支与喉上动脉一起穿甲状舌骨膜入喉,分支分布于会厌、会厌谷、梨状隐窝以及声门裂以上的喉黏膜,其内主要是传入纤维。

(二)喉返神经

喉返神经分左、右喉返神经,其发出及行程均不同。右喉返神经在右迷走神经越过右锁骨下动脉第一段前方时自右迷走神经发出,由前向后钩绕右锁骨下动脉第一段,经颈动脉鞘后方斜行上升至气管右侧上行;与左侧喉返神经相比,离正中平面较远,位置较浅,右侧喉返神经仅有 64% 走行于气管、食管沟内。左喉返神经,在左迷走神经越过主动脉弓前方时自左迷走神经发出,恰在动脉韧带的左侧,从前向后钩绕主动脉弓,然后沿气管左侧上行;行进中距正中平面较近,行程也长,较右侧喉返神经位置深,几乎 100% 走行于气管、食管间沟内。左、右喉返神经在颈部在气管食管沟内垂直上行过程中,紧邻甲状腺侧叶后面或后内侧面,并与甲状腺下动脉或其分支交叉,然后在环甲关节后方穿入喉内,改称喉下神经。其运动纤维支配环甲肌以外的喉肌;感觉纤维分布于声门裂以下的喉黏膜。在行进至甲状腺外侧韧带处,与甲状腺下动脉上支、甲状旁腺最为接近,是甲状腺手术中最易遭受损伤之处。国内一组资料综合国人的 660 例标本资料,按临床需要将其分为"安全"和"危险"两大类、6 个分型(具体见图 1-5)。

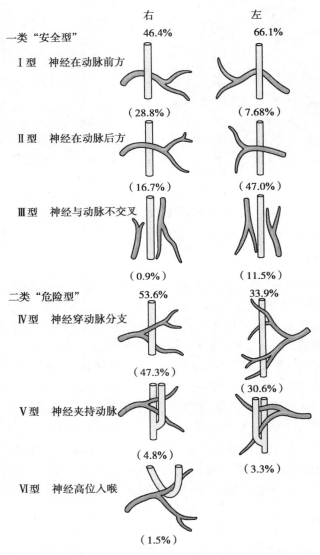

图 1-5　喉返神经与甲状腺下动脉

四、甲状腺淋巴回流及毗邻淋巴系统

甲状腺内的网状淋巴管极为丰富,淋巴小管包绕甲状腺滤泡,并逐渐向甲状腺包膜下集中,形成集合管,然后伴行或不伴行周边静脉引出甲状腺。

　　甲状腺两侧叶上极、前上部和峡部的淋巴，一般都汇入气管、喉前、峡部上方与甲状腺软骨之间的颈前深淋巴结（也称喉前淋巴结）。该组淋巴结不仅收纳来自甲状腺的淋巴，还收纳喉部的淋巴，并与颈部淋巴管彼此相连。所以，从应用角度讨论甲状腺淋巴回流，必须包括整个颈部的淋巴回流（图1-6）。

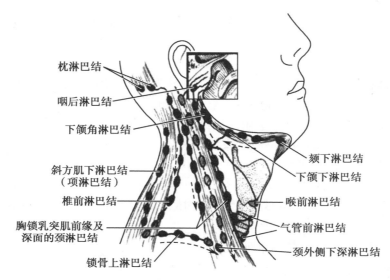

图 1-6　甲状腺的淋巴回流途径

　　1. 颏下淋巴结　位于颏下三角内、两侧二腹肌前腹之间，下颌舌骨肌浅面，为数个小淋巴结。收纳颏部、下唇内侧部、舌尖、口腔底部等处的淋巴，其输出管至颈外侧上深淋巴结和下颌下淋巴结。

　　2. 颌下淋巴结　位于下颌下三角内，多数位于下颌下腺与下颌骨之间，紧贴面动脉，为多个较大的淋巴结。收纳范围较广，包括鼻、颊、上唇、下唇外侧部、舌、牙、牙龈大部及口腔底等处。其输出管主要注入颈外侧上深淋巴结，部分可注入颈外侧浅淋巴结。由于面部大部分淋巴均直接或间接注入下颌下淋巴结，故面部、口腔等处炎症、肿瘤等可累及该淋巴结。

　　3. 颈浅淋巴结　颈浅淋巴结分为颈前浅淋巴结和颈外侧浅淋巴结两组。颈前浅淋巴结沿颈前静脉排列，收纳舌骨下区的浅淋巴，其输出管注入颈外侧下深淋巴结或锁骨上淋巴结。颈外侧浅淋巴结沿颈外静脉排列，收纳外耳、腮腺咬肌区下部和下颌角附近的浅淋巴，其输出管注入颈外侧下深淋巴结。

　　4. 颈深淋巴结　是沿颈内静脉排列，形成一纵行的淋巴结群。位于喉、甲状腺和气管颈部的前方和两侧，收集喉、甲状腺、气管颈部和食管颈部等处的淋巴，其输出管注入颈外侧上、下深淋巴结。

　　（1）颈外侧上深淋巴结：位于胸锁乳突肌深面，沿颈内静脉上段周围排列，收纳颈浅、腮腺、下颌下、颏下等淋巴结群输出管，亦即头部的淋巴最后均直接或间接地注入颈外侧上深淋巴结。此外，咽、喉、食管、气管和扁桃体的淋巴管亦注入颈外侧上深淋巴结。

　　（2）颈外侧下深淋巴结：沿颈内静脉下段周围、臂丛及锁骨下血管排列。甲状腺两侧叶下部和峡部下缘的淋巴常引流到环状软骨水平以下的颈深下淋巴结。沿臂丛及锁骨下血管排列的淋巴结称为锁骨上淋巴结。其中，位于颈根部左侧、前斜角肌前方的淋巴结又称Virchow淋巴结。颈外侧下深淋巴结收纳颈外侧上深淋巴结的输出管。此外，胸壁上部和乳腺上部的淋巴管亦可注入此群淋巴结。

1991年，美国耳鼻咽喉头颈外科基金学院及美国头颈外科学会，设立了颈部淋巴结清扫术命名及分类委员会，制订了颈部淋巴结分区方法，在全世界文献中广泛应用，趋向一致。共分6区（图1-7）。

1. Ⅰ区（levelⅠ）　包括颏下和下颌下区淋巴结。其上界是下颌骨体部，下界为舌骨上，后界为茎突舌骨肌、下颌下腺后缘。以二腹肌为界分为两个亚区，二腹肌内侧的颏下三角即ⅠA区。二腹肌前腹后的下颌下三角为ⅠB区，包括胸锁乳突肌深面部分。

2. Ⅱ区（levelⅡ）　为颈内静脉上组淋巴结，上界为颅骨底，下界至舌骨下缘水平，前界为胸骨舌骨肌侧缘，后界为胸锁乳突肌后缘。Ⅱ区又以副神经为界分为两个亚区，副神经之前为ⅡA区，而副神经之后为ⅡB区。

3. Ⅲ区（levelⅢ）　为颈内静脉中组淋巴结，从舌骨水平至肩胛舌骨肌与颈内静脉交叉处。其上缘为舌骨下缘，下缘为环状软骨下缘，内侧为胸骨舌骨肌后缘，外侧为胸锁乳突肌后缘。

4. Ⅳ区（levelⅣ）　为颈内静脉下组淋巴结，从肩胛舌骨肌到锁骨上。其上界为环状软骨下缘水平，下界为锁骨或胸骨颈静脉切迹，前界为胸骨舌骨肌后缘，后界为胸锁乳突肌后缘。

5. Ⅴ区（levelⅤ）　包括枕后三角区淋巴结（或称副神经淋巴链）及锁骨上淋巴结。前界为胸锁乳突肌后缘，后界为斜方肌前缘，下界为锁骨。Ⅴ区亦分为两个亚区，以环状软骨下缘的水平面为界，该水平上方为ⅤA区，下方为ⅤB区。

6. Ⅵ区（levelⅥ）　为内脏周围淋巴结区（又称颈前区淋巴结，或中央区淋巴结），包括环甲膜淋巴结、气管周围（喉返神经）淋巴结、甲状腺周围淋巴结。有学者把咽后淋巴结也归属于这一区。该区的上界为舌骨，下界为胸骨上窝，两侧以颈总动脉鞘为界。

7. Ⅶ区（levelⅦ）　即前上纵隔淋巴结，包括锁骨下、前纵隔或胸腺周围的淋巴结。

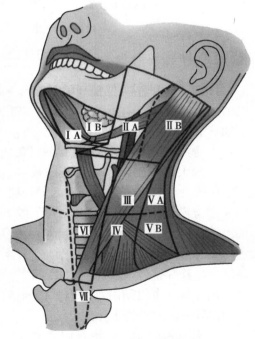

图1-7　颈部淋巴结分区

2013年11月，欧洲放射肿瘤学协会（European Society of Radiotherapy & Oncology，ESTRO）官方杂志——*Radiotherapy & Oncology*（绿皮杂志）在线发表了新的颈部淋巴结分区标准，与10年前所发表的旧标准相比，克服了以前标准中的诸多不足，新版的颈淋巴结分区更科学合理，临床实用性更强，对外科医生手术有更好的指导作用。摘录如表1-1、表1-2所示。

表 1-1 颈部淋巴结新分区的界限

淋巴结分区	上界(头)	下界(脚)	前界	后界	外界	内界
I	IA	下颌舌骨肌	颈阔肌(二腹肌前腹下缘)	下颌联合	舌骨体,下颌舌骨肌	二腹肌前腹内缘	无
	IB	下颌腺上缘,下颌舌骨肌	通过舌骨体下缘和下颌骨下缘的平面或下颌下腺下面(最下的层面),颈阔肌	下颌联合	颌下腺后缘(上),二腹肌后腹(下)	下颌骨内侧,颌下肌(下),翼内肌(后)	二腹肌前腹外侧(下),二腹肌前腹(上)
II	IIA	第1颈椎横突下缘	舌骨体下缘	下颌下腺后缘,二腹肌后腹后缘	颈内静脉后缘	胸锁乳突肌内面,颈阔肌,腮腺,二腹肌后腹	颈内动脉内缘,斜角肌
	IIB	第1颈椎横突下缘	舌骨体下缘	颈内静脉后缘	胸锁乳突肌后缘	胸锁乳突肌内面,颈阔肌,腮腺,二腹肌后腹	颈内动脉内缘,斜角肌
III		舌骨体下缘	环状软骨下缘	胸锁乳突肌前缘,甲状舌骨肌后1/3	胸锁乳突肌后缘	胸锁乳突肌内面	颈总动脉内缘,斜角肌
IV	IVA	环状软骨下缘	胸骨柄上缘上2cm	胸锁乳突肌前缘(上),中斜角肌(下)	胸锁乳突肌后缘(上),中斜角肌(下)	胸锁乳突肌内面,颈阔肌(下)	颈总动脉内缘,甲状腺外侧缘,中斜角肌(下),胸锁乳突肌(下)
	IVB	胸骨柄上缘上2cm	胸骨柄上缘	胸锁乳突肌内面	中斜角肌前缘(上),肺头、头静脉,头臂干(右侧),左颈总动脉,左锁骨下动脉(下)	斜角肌	VI区外侧界(气管前部分),颈总动脉内侧缘
V	VA	舌骨体上缘	环状软骨下缘	胸锁乳突肌后缘	斜方肌前缘	颈阔肌,皮肤	肩胛提肌,斜角肌(下)
	VB	环状软骨下缘	颈横血管下缘平面	胸锁乳突肌后缘	斜方肌前缘	颈阔肌,皮肤	肩胛提肌,斜角肌(下)
	VC	颈横血管下缘平面	胸骨柄上缘上2cm	皮肤	斜方肌前缘(上),前锯肌前1cm(下)	斜角肌,胸锁乳突肌外侧(上),锁骨(下)	斜角肌,胸锁乳突肌外侧,IVA区外侧

续表

淋巴结区		上界（头）	下界（脚）	前界	后界	外界	内界
VI	ⅥA	舌骨下缘或颏下腺下缘（以最靠下的层面为准）	胸骨柄上缘	皮肤、颈阔肌	甲状下肌群前缘	双侧胸锁乳突肌前缘	无
	ⅥB	甲状软骨下缘	胸骨柄上缘	喉表面、甲状腺前和气管（喉前淋巴结）、椎前肌（右侧）/食管（左侧）	双侧颈总动脉	气管、食管（下）侧面	
Ⅶ	ⅦA	第1颈椎上缘、硬腭	舌骨体上缘（Ⅱ区上界）	上、中咽缩肌后缘	头长肌、颈长肌	颈内动脉内侧	头长肌外侧平行线
	ⅦB	颅底（颈静脉孔）	第一颈椎横突下缘	茎突前咽旁间隙后缘	第1颈椎椎体、颅底	茎突、腮腺深叶	颈内动脉内缘
Ⅷ		颧弓、外耳道	下颌角	下颌骨升支后缘（外）、咀嚼肌后缘（内）	胸锁乳突肌前缘（外）、二腹肌后腹（内）	皮下组织的面部表浅肌肉腱膜系统	茎突、茎突肌
Ⅸ		眼眶下缘	下颌骨下缘	皮下组织的面部表浅肌肉腱膜系统	咀嚼肌前缘、颊质体（Bichat脂肪垫）	皮下组织的面部表浅肌肉腱膜系统	颊肌
Ⅹ	ⅩA	外耳道上缘	乳突末端	乳突前缘（下）、外耳道后缘（上）	枕淋巴结前缘即胸锁乳突肌后缘	皮下组织	头颈肌（下）、颞骨（头）
	ⅩB	枕外隆突	Ⅴ区上界	胸锁乳突肌后缘	斜方肌前外侧缘	皮下组织	头颈肌

表 1-2　颈部淋巴结新旧分区的比较和差异

颈部淋巴结 TNM 分区		旧的颈淋巴结分区		新的颈淋巴结分区	
淋巴结组	淋巴结名称	淋巴结区	淋巴结名称	淋巴结区	淋巴结名称
1	颏下淋巴结	Ⅰa	颏下淋巴结	Ⅰa	颏下淋巴组
2	颌下淋巴结	Ⅰb	颌下淋巴结	Ⅰb	颌下淋巴组
3	上颈淋巴结	Ⅱa	上颈前淋巴结	Ⅱa	上颈淋巴组
		Ⅱb	上颈后淋巴结	Ⅱb	上颈淋巴组
4	中颈淋巴结	Ⅲ	中颈淋巴结	Ⅲ	中颈淋巴组
5	下颈淋巴结	Ⅳ	下颈淋巴结	Ⅳa	下颈淋巴组
				Ⅳb	锁骨上内侧组
6	脊副神经颈后淋巴结	Ⅴ	颈后淋巴结	Ⅴ	颈后三角淋巴组
				Ⅴa	上颈后三角淋巴组
7	锁骨上淋巴结			Ⅴb	下颈后三角淋巴组
				Ⅴc	锁骨上外侧组
8	喉前、气管旁淋巴结	Ⅵ	颈前淋巴结	Ⅵ	颈前淋巴组
				Ⅵa	颈前淋巴结
				Ⅵb	喉前、气管前和气管旁淋巴结
9	咽后淋巴结	咽后淋巴结区		Ⅶ	椎前淋巴组
				Ⅶa	咽后淋巴结
				Ⅶb	茎突后淋巴结
10	腮腺淋巴结			Ⅷ	腮腺淋巴组
11	颊部淋巴结			Ⅸ	面颊淋巴组
12	耳后和枕淋巴结			Ⅹ	颅底后组
				Ⅹa	耳后、耳下淋巴结
				Ⅹb	枕淋巴结

五、甲状旁腺外科解剖

（一）甲状旁腺形态

甲状旁腺是人体的微小脏器，也是最小的实质器官。甲状旁腺是紧贴在甲状腺上的扁圆形独立的小体，犹如压扁的黄豆。质地软，表面光滑。甲状旁腺外覆盖一薄层结缔组织被膜，由该被膜发生的结缔组织伸进腺体内，将腺体分成若干分界不明显的小叶，甲状旁腺血管、神经及淋巴即经过这些小隔出入腺体（图 1-8）。

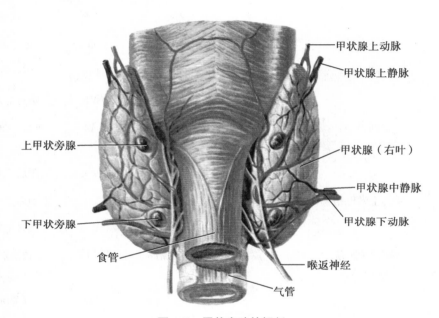

图 1-8 甲状旁腺的解剖

甲状旁腺通常在甲状腺外科膜内，即甲状腺真假被膜之间。位于甲状腺外侧面中线以后，一般左、右各有一对，分上、下排列。甲状旁腺颜色，在幼儿期呈粉红色，色淡近透明。随年龄的增长，其颜色逐渐加深，一般成人甲状旁腺呈黄色至棕黄色。其色泽的深浅有时也取决于腺体内脂肪的含量、血运丰富的程度及嗜酸性细胞的数量。正常甲状旁腺为扁椭圆形，在婴幼儿期，长 × 宽 × 厚平均为 3.0mm × 2.4mm × 1.4mm；到成人其体积可增加 1 倍，平均（6~8）mm ×（3~4）mm ×（1~2）mm。成人单个甲状旁腺重 30~50mg，甲状旁腺总重量120~160mg。

（二）甲状旁腺的位置和数目

上甲状旁腺的位置相对比较固定，正常的上甲状旁腺虽然被冠以"上"字，但是很少位于甲状腺上极附近，约 95% 以上位于甲状腺侧叶后缘中点，即甲状腺上部 1/3~1/2 的侧面，相当于环状软骨下缘处。极少数（约 5%）位于甲状腺侧叶上极背面，偶见位于甲状腺下动脉下方，罕见位于上极以上的头侧。行甲状腺切除时，大多数上甲状旁腺不易受到损伤。但对于少数甲状旁腺位于甲状腺侧叶后缘偏上极处，因其位置隐蔽，术中有很容易被伤及的可能,应引起临床外科医师的注意。

下甲状旁腺犹如其名,大多位于以甲状腺侧叶下极为中心、半径2cm的范围内,位置变异较大,半数以上(64.3%)位于甲状腺侧叶后缘中1/3与下1/3交界处以下至下极的后外侧,一般术中也不易遭受到损伤。但对于位于甲状腺侧叶下端接近前方的浅表面者(约占21.4%);少数(约占9.2%)在甲状腺侧叶下极下方数毫米至数十米区域,埋在气管前外方的脂肪组织或疏松结缔组织内者;以及更少一些(6.1%)位于甲状腺侧叶下部前、外侧面,接近甲状腺外缘,这些变异特别是接近外侧缘的变异的甲状旁腺易于在手术中遭到损伤,故应引起手术医师的高度注意与重视。极少数下甲状旁腺位于纵隔内,如心底部、心包前、主肺动脉窗等。

据大众的解剖标本研究表明,正常人甲状旁腺数目为4枚的占80%,不足4枚者14%,多于4枚者约占6%。对于仅能找到3枚或不足3枚的,很难区分是本身数目不足4枚,还是检查不充分而未找到。另外,4枚以上的旁腺可能是胚胎发育过程中,旁腺组织发生分裂所致,据报道最多可见11枚旁腺腺体。

(三)甲状旁腺的血液供应

甲状旁腺的血供与回流、神经支配、淋巴引流,与相邻甲状腺密切相关。其血液供应非常有特点,即每一甲状旁腺均有单一的动脉供血,绝大多数(80%以上)甲状旁腺血供来自甲状腺下动脉的分支;仅少数上甲状旁腺的血供来自甲状腺上动脉或甲状腺上、下吻合支。

甲状旁腺血供除上述甲状旁腺动脉外,还有来自气管、食管及甲状腺后包膜丰富的微小血管吻合支供血。尽管甲状旁腺有如此丰富的血液供应,临床也有发生因阻断其供血动脉而引起甲状旁腺功能低下的情况。故在甲状腺手术中,都强调不要结扎甲状腺下动脉,如必须结扎时,也主张只结扎其分支,保留主干,以保障甲状旁腺的血供。

(万金男　曹　祥)

参 考 文 献

1. 彭裕文.局部解剖学.第7版.北京:人民卫生出版社,2008,6:26-51

2. 董家鸿,小原孝男.内分泌外科.第2版.北京:人民卫生出版社,2011,12:7-20

3. 郭光文,王序.人体解剖彩色图谱.第2版.北京:人民卫生出版社,2008,4:210

4. 樊友本,郑起.甲状腺和甲状旁腺内镜手术学.上海:上海科学技术出版社,2014,10:11-28

5. 陈国锐,王深明.甲状腺外科.北京:人民卫生出版社,2005,7:15-27

6. 段文若.甲状腺疾病的诊断及个体化治疗.北京:人民卫生出版社,2012,4:22-37

7. 谭文勇,胡德胜.头颈部肿瘤颈部淋巴结分区指南——2013版更新介绍.肿瘤防治研究杂志,2014,41:90-93

8. 张为龙,钟世镇.临床解剖学丛书(头颈部分册).北京:人民卫生出版社,1988:361-369

9. 钟世镇.临床应用解剖学.北京:人民军医出版社,1998:158-168

10. Clark OH,Kebebew E. Atlas of endocrine surgical techniques.Philadelphia:Elsevier Pte Ltd,2011:53-77

11. Leow CK,Webb AJ. The lateral thyroid ligament of Berry. Int Surg,1998,83(1):75-78

第三节　甲状腺的生理调节与功能检测

一、甲状腺激素的合成与释放

甲状腺具有摄取无机碘的功能,被甲状腺摄取的无机碘化物在过氧化物酶的作用下,很快氧化成碘分子(I_2),这种碘分子的化学活性很强,可立即与甲状腺球蛋白肽链上的酪氨酸结合,合成一碘酪氨酸(MIT),并进一步合成二碘酪氨酸(DIT)。在正常情况下,合成碘化酪氨酸的速度超过碘的摄取速度,因此正常人甲状腺内存在的无机碘化物极少。而含有 MIT 和 DIT 的甲状腺球蛋白肽链间发生缠绕,其毗邻的碘化酪氨酸相互靠拢,在过氧化物酶的作用下,使 MIT 和 DIT 进一步偶联成三碘甲状腺原氨酸(T_3),两个 DIT 分子偶联又可形成甲状腺素(T_4)。由于甲状腺激素形成过程是在甲状腺球蛋白的肽链上进行的,故 T_4、T_3 形成之后储存在甲状腺球蛋白内,与甲状腺球蛋白相结合成为结合型甲状腺激素。

临床上,某些散发性甲状腺肿可因无机碘的氧化或 DIT 与 MIT 偶联过程发生障碍引起。TSH 能促进碘的氧化、甲状腺激素的合成,而硫脲类抗甲状腺药物及大量碘化物能抑制碘的氧化及碘化酪氨酸合成甲状腺激素。甲状腺细胞内合成的甲状腺激素与甲状腺球蛋白结合,贮存于甲状腺滤泡腔内,成为腔内胶质的一部分,贮以备用,其贮量约 1 万 ~2 万 μg。按正常每日分泌量以 100μg 计算,贮存的甲状腺激素可供机体利用 50~120 天,故甲亢时应用抗甲状腺药物抑制甲状腺激素的合成需要相当长的时间。

在生理情况下,由于甲状腺球蛋白(Tg)分子量较大,不能穿透滤泡进入血液,须先经蛋白水解酶作用,将游离的 T_4、T_3 分解出来,才能分泌到血液循环中,因此正常血液中 Tg 浓度比较低。而甲状腺激素的分泌过程可以通过 TSH 的刺激而增加,也可受大量的碘化物所抑制。

二、甲状腺激素的生理作用

甲状腺激素几乎作用于机体所有的器官和组织,对生长、发育、代谢、生殖和组织分化等各种功能均有影响。甲状腺的生物学作用主要是 T_3 结合到靶细胞 DNA 基因调节部位的 T_3 受体(T_3R)及其相关蛋白的相互作用,通过调控靶基因的转录和表达而实现的。甲状腺激素的主要生理作用是促进物质和能量代谢以及机体的生长与发育。

(一)甲状腺激素对产热的影响

机体的产热包括必然产热和随意产热。必然产热是指机体正常生命活动时所产生的热量,构成基础代谢率。随意产热是机体适应环境变化的过程,包括寒战产热和非寒战产热两方面。寒战主要是因环境温度降低刺激骨骼肌发生不自主收缩,从而增加产热。而在非寒战产热中,棕色脂肪起到重要作用。

甲状腺激素既增加适应性产热,又增加必然产热。其增加适应性产热的作用与交感神经系统和 2 型脱碘酶有密切关系。同时甲状腺激素通过降低线粒体 ATP 合成的效率来刺激必然产热,从而增加基础代谢率。甲状腺激素可以促进解偶联蛋白(UCP)的激活或生成,UCP 为一种质子转运蛋白,存在于线粒体膜中,主要在棕色脂肪组织中表达,当 UCP 被激活后,线粒体膜内外的质子电化学梯度减少,ATP 生产形成短路,导致化学能不能通过 ATP 生产而以热能的形式释放。甲状腺的产热效应主要作用于骨骼肌、心肌、肝脏、肾脏等组织。

(二)甲状腺激素对物质代谢的影响

1. 糖代谢　甲状腺激素可以使糖代谢速率加快,糖的吸收、利用,糖原的合成与分解均加速,肝糖原异生也增加。大剂量甲状腺激素促进糖吸收,促进肝糖原分解,总体效应使血糖升高,尤其是餐后血糖,导致"继发性糖尿病"。

2. 脂代谢　甲状腺激素可以促进脂肪细胞分化为白色脂肪细胞,同时诱导一些生脂关键酶,从而增加脂肪酸的合成,新合成的脂肪酸主要用于合成磷脂酶,从而促进生物膜的形成。甲状腺激素也可刺激羟甲戊二酰 - 辅酶 A(HMG-CoA)还原酶的表达并增强其活性,增加胆固醇的生物合成,也用于生成膜脂,有助于促进线粒体的增生作用及促分裂作用。甲状腺激素同时促进胆固醇降解和排泄,其作用大于促进合成的作用,总效应使胆固醇水平降低。

3. 蛋白质代谢　甲状腺激素对蛋白质代谢的作用受剂量、机体甲状腺功能状态及蛋白质摄入量的影响。如果机体缺乏甲状腺激素,补充甲状腺激素可促进蛋白质的合成。如果机体不缺乏蛋白质,补充甲状腺激素则促进蛋白质的分解。

4. 水钠代谢　生理剂量的甲状腺激素有利钠排水的作用。甲状腺功能减退时可引起水钠潴留,组织间隙中含有大量黏蛋白,黏蛋白可吸附水分和盐类,从而引起黏液性水肿。

(三)甲状腺激素对生长发育的影响

1. 对脑发育的影响　甲状腺激素对中枢神经系统的正常发育起到关键作用。T_3 是神经细胞分化、增殖、移行、神经树突和突触、神经鞘膜等发育和生长的必需激素之一。在哺乳动物胚胎发育晚期及生产后早期如缺乏甲状腺激素,将造成永久性脑损害,临床上称为克汀病。严重的患者可有智力减退、运动功能障碍及耳聋等症状。

2. 对骨骼的影响　甲状腺激素对骨的正常生长和发育是必需的,儿童时期如缺乏甲状腺激素,可引起生长停滞、骨骺闭合延迟、骨龄延迟、身材矮小。甲状腺激素既促进骨形成,又促进骨吸收,总体效应是使骨转换增快。

(四)甲状腺激素对心血管系统的影响

甲状腺激素对心脏具有正性肌力作用和正性频率作用,使心输出量增加。甲状腺激素还使血管舒张,降低血流阻力,增加血流量。甲状腺激素使收缩压升高,舒张压降低,脉压增大。甲状腺激素引起上述作用主要是因为 T_3 调节心肌特异基因的表达,影响血流动力学的结果,也与甲状腺激素的 β 肾上腺能样作用有关,例如增加肌浆蛋白重链基因、Ca^{2+}-ATP 酶基因、Na^+/K^+-ATP 酶基因的表达等。

三、甲状腺激素的释放与调控

（一）下丘脑 - 垂体 - 甲状腺轴

下丘脑通过释放促甲状腺激素释放激素（thyrotropin releasing hormone，TRH）及垂体释放促甲状腺激素（thyroid stimulating hormone，TSH）可增加甲状腺激素的分泌。反过来，甲状腺激素对垂体 TSH 及下丘脑 TRH 也有反馈作用，由此构成下丘脑 - 垂体 - 甲状腺轴，共同调节甲状腺功能，此外，甲状腺还可进行自身调节。

腺垂体分泌的 TSH 对甲状腺的影响极为广泛，几乎涉及甲状腺的每个方面，如甲状腺的发育、甲状腺激素生物合成、甲状腺激素释放、甲状腺细胞的代谢、生长及凋亡。TSH 通过与甲状腺滤泡上皮细胞的 TSH 受体结合使得与 TSH 受体偶联的 G 蛋白激活，从而激活下游一系列信号传递通路。产生的主要效应包括增加甲状腺滤泡上皮对碘的摄取、促进甲状腺激素的合成，并刺激甲状腺滤泡上皮细胞顶端细胞膜对胶质的摄取进而增加甲状腺激素的释放。此外，还可以促进 DNA 的合成，刺激甲状腺滤泡上皮的增生。

TSH 同其他垂体分泌的激素一样呈脉冲式释放，每 2~6 小时释放一次，TSH 的分泌还具有昼夜节律性，TSH 夜间脉冲分泌的频率减少，振幅增高，所以夜间 TSH 的分泌多于白天。

下丘脑分泌的 TRH 具有强大的促进 TSH 的分泌作用，而下丘脑分泌的生长抑素可抑制 TSH 的分泌。正常情况下，TSH 的分泌还受血液中甲状腺激素的影响，当周围组织的甲状腺激素水平升高时，将反馈给下丘脑和垂体，使 TRH 和 TSH 的分泌受到抑制，从而减少甲状腺激素的合成；相反，当周围组织中的甲状腺激素减低时，则可通过负反馈调节机制使得 TRH 和 TSH 分泌增加，促进甲状腺激素的合成，从而维持甲状腺激素合成与分泌的平衡。发挥这一作用的主要是 T_3，T_3 通过与腺垂体 TSH 细胞内的 T_3 受体相结合，通过一系列复杂的机制抑制 TSH 的合成和分泌。而 T_4 需要转化为 T_3 才能发挥这一作用。T_3 对 TSH 分泌的抑制作用具有双相反应：早期抑制储存的 TSH 的释放，晚期则用过抑制 TSH 的生物合成而降低其分泌。

（二）碘对甲状腺功能的调节

在缺碘的情况下，进入甲状腺内的碘减少，导致合成甲状腺激素的底物缺乏，甲状腺激素合成减少，使得垂体分泌 TSH 增加，刺激甲状腺的碘摄取，以代偿碘的不足。当机体摄入的碘增加时，进入甲状腺内的碘也增加，甲状腺激素的合成和释放轻度增加，反馈抑制垂体 TSH 的分泌，避免甲状腺摄入过多的碘和合成过多的甲状腺激素，维持甲状腺功能在正常范围和平衡。

大剂量碘对甲状腺功能影响较为复杂。有研究发现，大剂量无机碘对甲状腺细胞碘的有机化具有阻断作用，称为 Wolff-Chaikoff 效应，其确切机制尚未完全明了。Wolff-Chaikoff 效应具有时间依赖性，如果持续给予无机碘使血浆碘维持在高水平时，则上述抑制作用即消失，实际上 Wolff-Chaikoff 效应仅维持约 26~50 小时，随后甲状腺就适应了高碘状态，碘的有机化逐渐恢复，称为脱逸现象。Wolff-Chaikoff 效应及脱逸现象构成了甲状腺高度特异而灵

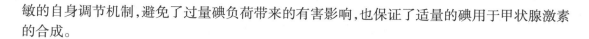

敏的自身调节机制,避免了过量碘负荷带来的有害影响,也保证了适量的碘用于甲状腺激素的合成。

四、甲状腺激素及抗原抗体检测

临床上,甲状腺激素及抗原和自身抗体检测主要包括血清及体液中激素水平、血清 Tg 浓度、甲状腺自身抗体浓度,评估下丘脑 - 垂体 - 甲状腺轴功能指标等,这些检查分别从不同角度反映了甲状腺的功能及免疫学的变化,在应用时需密切结合临床进行评价,选择恰当的方法。

(一)血清甲状腺激素测定

20 世纪 50 年代,随着放射免疫法(RIA)技术的发展和普及,促进了甲状腺激素测定的迅速发展。目前可以通过 RIA 法、免疫放射分析技术(IRMA)、化学发光免疫分析技术以及时间分辨荧光分析技术均可直接测定血清中甲状腺相关激素的浓度,包括结合型的激素和游离的激素,尤其是游离的甲状腺激素的浓度是反映甲状腺功能最重要的指标。化学发光免疫分析技术是目前最常用的检查手段,具有敏感性高、特异性强、准确性好、便于自动化分析和出结果快等优点,而且所需血液样本量少,能够大批量测定,已成为当前测定全身各种激素和微量物质浓度的主要手段。

1. 血清总甲状腺激素(TT_4) 正常范围:成人 64~154nmol/L(5~12μg/dl)。

血清中 T_4 全部由甲状腺分泌而来,是甲状腺最主要的分泌产物,故测定血清 TT_4 浓度是反映甲状腺功能状态的较好指标。年龄及性别差异对 TT_4 水平无明显影响。血清总甲状腺素包括结合状态和游离状态的甲状腺素,在正常情况下,大约 60% 的 T_4 在血液循环中与甲状腺结合球蛋白(TBG)结合,不发挥生物活性作用,只有游离状态 T_4 才具有生物活性。血清 TBG 水平高低可影响 TT_4 测定结果。在妊娠期间或接受雌激素替代治疗的患者,由于 TBG 增加,可导致甲状腺功能正常者出现血清 TT_4 水平增高的假象。

临床意义:导致 TT_4 增高的主要原因有:①甲状腺功能亢进;②高 TBG 血症,凡是引起 TBG 升高的因素均可引起 TT_4 增高,如妊娠、服用雌激素等;③家族性异常白蛋白血症,为常染色体显性遗传性疾病,血中白蛋白水平升高而分子结果异常;④ T_4 抵抗综合征;⑤使用药物,如胺碘酮、含碘造影剂、β 受体阻滞剂等。

导致 TT_4 降低的原因有:①甲状腺功能减退,TT_3 和 TT_4 均下降,一般以 TT_4 下降更为明显;②缺碘性甲状腺肿;③低 TBG 血症,引起 TBG 下降的主要原因有肾病综合征、肝功能衰竭、遗传性 TBG 缺乏症、应用糖皮质激素等;④使用药物,例如保泰松、肝素钠等药物可竞争性结合血中 TBG,使 TT_4 下降,而另一类药物如苯妥英钠、水杨酸类等可抑制 TBG 的合成。

2. 血清总三碘甲状腺原氨酸(TT_3) 正常范围:成人 1.2~2.9nmol/L(80~190ng/dl)。

血清 TT_3 中约 10%~20% 直接来源于甲状腺分泌,其余约 80% 则在外周组织中由 T_4 经过脱碘代谢转化而来。由于血清 T_3 同样与 TBG 结合,结合状态的 T_3 不发挥生物活性作用,因此 TBG 水平变化可以影响 TT_3 的测定结果,但 TT_3 与 TBG 结合的亲和力明显低于 TT_4。一般而言,血清 TT_3 水平变化通常与 TT_4 改变平行,甲亢时增高,甲减时降低。但在甲亢时血清 TT_3 水平通常较 TT_4 更突出,而在甲减时,血清 TT_3 水平降低不如 TT_4 明显。

临床意义：导致 TT_3 增高的主要原因有：①甲状腺功能亢进，TT_3 升高较 TT_4 更为明显，测定 TT_3 更适合于轻型甲亢、早期甲亢和亚临床型甲亢及甲亢复发的诊断；②高 TBG 血症，与 TT_4 一样受到 TBG 的影响，但受影响程度不如 TT_4。

导致 TT_3 降低的原因有：①甲状腺功能减退，TT_3 和 TT_4 均下降，在诊断轻型甲减和亚临床甲减时，TT_3 不如 TT_4 敏感；②严重的全身性疾患或慢性病常导致 TT_3 下降，多见于慢性肾衰、慢性心衰、糖尿病、心肌梗死等。

3. 血清游离 T_4（FT_4）和游离 T_3（FT_3）　正常范围：FT_4 9~25pmol/L（0.7~1.9μg/dl）；FT_3 2.1~5.4pmol/L（0.14~0.35μg/dl）。

在血液循环中约 99% 以上甲状腺激素与相应的血浆蛋白结合，而仅有 0.3%~0.5% 的 T_3 和 0.04% 的 T_4 呈游离状态，能通过细胞膜在靶细胞中发挥相应的生物效应。这些游离激素是甲状腺激素的活性部分，参与了下丘脑 - 垂体 - 甲状腺轴的反馈调节。而与蛋白结合的甲状腺激素与 FT_3、FT_4 之间处于动态平衡状态，使血中 FT_3、FT_4 保持相对稳定，以维持正常的生理功能。游离甲状腺激素不受血清 TBG 浓度变化的影响，直接反映甲状腺功能状态，因此，测定游离甲状腺激素比总的激素反映甲状腺功能更加准确可靠。

4. 血清反 T_3（rT_3）测定　正常范围：0.2~0.8nmol/L（13~53ng/dl）。

血清 rT_3，即 3,3′,5′- 三碘甲状腺原氨酸主要由 T_4 在外周组织中经 5- 脱碘酶作用脱碘而来，由甲状腺直接分泌，仅占极小部分，在循环中 98% 的 rT_3 与 TBG 结合，故凡是引起 TBG 变化的因素也可以影响血清 rT_3 浓度。除 TBG 外，游离脂肪酸也可干扰采用 RIA 测定的 rT_3 结果。

一般而言，血清 rT_3 水平与 TT_3、TT_4 变化相一致，rT_3 几乎没有生物活性，在某些情况下，如禁食、新生儿、严重营养不良或全身性疾病时，机体能量代谢降低，外周组织中 T_3 生成减少，rT_3 生成增加（低 T_3 综合征）。测定血清 rT_3 有助于各种急慢性疾病时伴发的低 T_3 综合征与甲减的鉴别诊断，前者血清 T_3、T_4 降低，rT_3 增高，TSH 大多正常，而后者 T_3、T_4、rT_3 均降低，TSH 升高。

（二）血清甲状腺球蛋白测定

血清甲状腺球蛋白（Tg）是甲状腺滤泡上皮分泌的糖蛋白，每个 Tg 大约有 2 个 T_4 和 0.5 个 T_3 分子，储存在甲状腺滤泡腔内。血清 Tg 水平不受昼夜节律及季节变化影响。影响 Tg 水平的三个主要因素为：①甲状腺大小；②甲状腺存在炎症或损伤，引起 Tg 释放入血；③TSH 受体受到 TSH、hCG 或 TRAb 等刺激的强度。

Tg 在分化型甲状腺癌（DTC）术后随访中具有重要作用。DTC 具有分泌 Tg 的能力，术前约有 2/3 患者 Tg 水平升高，但由于许多甲状腺良性疾病也可伴有 Tg 水平升高，故作为 DTC 鉴别诊断缺乏特异性，但在手术后 Tg 水平的变化是一个很好的随访监测指标。如果在术前给予患者甲状腺激素抑制 TSH 水平分泌后，术后的第 3~4 天血清 Tg 水平会急剧下降。一般而言，切除一叶甲状腺后血清 Tg 水平小于 10μg/dl，次全切患者小于 2μg/dl，全切患者应检测不到。因此，如 TSH 被抑制，甲状腺全切者血清 Tg 升高往往提示有残余肿瘤组织或转移灶。DTC 患者术后接受 L-T_4 替代治疗过程中，TSH 被抑制，TgAb 阴性，血清 Tg 检测不到时，可用重组人 TSH 刺激 Tg 分泌试验来判断是否有复发，如 Tg 升高提示有残余甲状腺组织存在，这种试验往往比仅测定基础状态下 Tg 的水平更加敏感。

（三）甲状腺自身抗体检测

1. 甲状腺过氧化物酶抗体　甲状腺过氧化物酶抗体（TPOAb）过去称为甲状腺微粒体抗体（TmAb），是自身免疫甲状腺病（AITD）的标志性抗体，出现于几乎所有的桥本甲状腺炎患者、2/3 的产后甲状腺炎患者以及 70%~80% 的 Graves 病患者中，抗体主要来源于甲状腺内浸润的淋巴细胞，研究显示 TPOAb 水平反映了淋巴细胞浸润的程度。桥本甲状腺炎患者，TPOAb 参与了组织破坏的过程并与甲减的发生相关。大量临床研究表明，TPOAb 的存在提示潜在的甲状腺功能损伤。

TPOAb 是诊断桥本甲状腺炎的重要指标，该指标灵敏、准确、无损伤。TPOAb 阳性可作为诊断 Graves 病的佐证，特别对于 TRAb 阴性的病例。

2. 甲状腺球蛋白抗体　正常情况下，甲状腺球蛋白（Tg）以胶质形式贮存于甲状腺滤泡腔内。尽管可有极少量的 Tg 进入外周血液循环，但一般不会诱导产生自身抗体。当甲状腺发生自身免疫性疾患致滤泡破坏时，大量 Tg 入血可使机体产生抗甲状腺球蛋白抗体（TgAb）。TgAb 是最早发现的甲状腺自身抗体，是一组针对 Tg 不同抗原决定簇的多克隆抗体，以 IgG 型抗体为主，其病理意义尚不明确，TgAb 的滴度与甲状腺功能、甲状腺肿等的程度并不相关，提示 TgAb 是自身免疫反应的继发结果，目前普遍认为 TgAb 是自身免疫性甲状腺疾病的标志性抗体。甲状腺自身免疫异常时 TgAb 往往伴随 TPOAb 同时出现，但在 Graves 病患者，血清 TgAb 的阳性率低于 TPOAb。TgAb 也是甲状腺癌预后和随访中的重要指标，用于监测血清 Tg 浓度检测结果的可靠性，如果患者血清中 TgAb 为阳性，提示 Tg 的检测结果干扰较大，可靠性低。因此，甲状腺癌患者在检测 Tg 的同时需要测定 TgAb 的浓度。有人认为，当甲状腺癌患者 TgAb 阳性时，可连续监测 TgAb 可代替 Tg 作为术后肿瘤复发的监测指标。如 TgAb 阳性的甲状腺癌患者在根治术后，TgAb 浓度会逐渐下降，通常 1~4 年转阴，但如 TgAb 持续升高可能是肿瘤复发的征象。

3. TSH 受体抗体　TSH 受体抗体（TSH-receptor antibodies，TRAb）为体液免疫 B 淋巴细胞产生的一类针对 TSH 受体的甲状腺特异免疫球蛋白，其主要类型包括：①甲状腺刺激抗体（thyroid-stimulating antibody，TSAb），也称为甲状腺刺激免疫球蛋白（thyroid-stimulating immunoglobulin，TSI）；② TSH 刺激阻断抗体（TSH-stimulation blocking antibody，TSBAb）或称 TSH 结合抑制免疫球蛋白（TSH-binding inhibitor immunoglobulin，TBII）。临床上通过对血清 TRAb 或 TSAb 的检测有助于临床对自身免疫性甲状腺疾病发病机制的研究、诊断与鉴别诊断、预后与疗效判断等。

TSAb 具有类似 TSH 的生物效应，但生物作用比 TSH 更强和持久，通过刺激 TSH 受体引起甲状腺功能亢进，是 Graves 病的直接致病原因。TSBAb 与 TSH 受体结合则阻断 TSH 与受体的结合，抑制甲状腺增生和甲状腺激素的合成。TBII 可采用受体分析方法测定，其阳性说明受检者血清存在针对 TSH 受体的抗体，但不能区分抗体的生物活性。TSAb 检测可以用于甲状腺毒症的鉴别诊断、预测 Graves 病的复发。同时 TSAb 是 Graves 病妊娠妇女的新生儿发生甲亢的致病性抗体。

（四）下丘脑 - 垂体 - 甲状腺轴功能的评价

下丘脑 - 垂体 - 甲状腺轴是机体调节甲状腺激素分泌的重要调节系统，下丘脑分泌促甲状腺激素释放激素(TRH)促进腺垂体合成和分泌TSH,TSH再促进甲状腺的生长和激素分泌,而甲状腺分泌的甲状腺激素,主要是T_3又可反馈抑制TRH和TSH的分泌,从而达到调节和维持体内代谢的平衡作用。

1. 血清TSH测定　TSH是由脑垂体分泌的激素,其生物半衰期约30分钟,成人一天的生成量约40~150mU。当甲状腺功能异常时,TSH的合成、分泌和血浓度的变化较TT_3、TT_4、FT_3、FT_4及rT_3的变化更为迅速而显著。TSH的测定方法较多,目前最常用的方法为化学发光免疫分析法(ICMA)、时间分辨免疫荧光法(TRIFA)以及免疫放射分析法(IRMA),其检测TSH的灵敏度和特异度较传统方法提高了很多倍,故又称为超敏TSH(ultra-sensitive TSH)分析,其正常范围约为0.5~5.0mU/L,不同仪器测定的正常值有一定差异。

uTSH已被广泛应用于甲状腺功能亢进的筛查、诊断、病情追踪、药效评价和预后判定,是甲状腺疾病诊断的基础检查项目。对于甲状腺癌患者,根治手术治疗或^{131}I清甲治疗后,血清TSH测定结果是抑制治疗药物剂量调整的主要依据。

2. T_3抑制试验　正常人服用外源性T_3后,血T_3浓度明显升高,强烈抑制垂体TSH细胞,致TSH分泌减少,甲状腺的摄碘能力下降(被抑制,抑制试验阳性)。Grave病患者T_3、T_4过度分泌不是通过TSH刺激,而是由于甲状腺兴奋性自身抗体模拟TSH的作用刺激引起甲状腺的兴奋,给予外源性T_3后,并不影响摄碘功能,故呈阴性结果(不被抑制)。多发性结节性甲状腺肿或毒性腺瘤患者,由于基础T_3、T_4分泌已增多,TSH分泌处于抑制状态,应用外源性T_3已无进一步抑制TSH分泌作用,故呈阴性结果。另外,非毒性甲状腺肿,尤其是缺碘性甲状腺肿患者,外源性T_3可显著抑制TSH分泌,故呈阳性结果。因此,本试验的主要用途是鉴别非毒性甲状腺肿和Grave病。本实验的禁忌证为不能耐受大剂量T_3的患者,如老年人、冠心病、心力衰竭及全身健康状况不佳者。

3. TRH兴奋试验　TRH促进TSH的合成与释放。正常情况下,注射TRH后20分钟,血浆TSH升高,其升高程度可反映垂体TSH细胞贮备量和对TRH的敏感性。无反应者,表示TSH细胞功能不足或细胞量减少。反应延迟者提示下丘脑病变,TSH细胞长期得不到TRH的足够刺激,故在使用TRH开始,反应迟钝,但继之又有正常或高于正常的兴奋反应。甲亢患者由于高浓度的T_3、T_4对TSH细胞的强烈和持久抑制,故注射TRH后不能兴奋垂体TSH细胞,TSH无升高反应。

TRH兴奋试验可以用于鉴别TSH瘤伴甲亢(多为无反应)和垂体性TSH抵抗综合征(全部有反应)。TRH兴奋试验也可用于鉴别引起甲减的病因,原发性甲减时血清T_4降低,TSH基础值升高,对TRH的刺激反应增强。继发性甲减者的反应不一致,如病变在垂体,多无反应;如病变来源于下丘脑,则多呈延迟反应。

(五)甲状腺摄^{131}I率测定

碘是甲状腺合成甲状腺激素的重要原料之一,故甲状腺具有选择性摄取和浓聚无机碘的功能,其摄取碘的速度和数量与甲状腺功能状态相关。^{131}I与稳定性碘具有相同的生化性质和生物学特性。口服^{131}I后可被甲状腺滤泡上皮细胞摄取、浓聚,利用甲状腺功能仪探测甲状腺部位^{131}I发射的γ射线,获得不同时间甲状腺部位的放射性计数率,根据甲状腺摄取^{131}I的数量和速度、释放的速率来判定甲状腺功能状态。目前主要用于指导甲亢患者^{131}碘治疗前用药剂量的计算,以及甲状腺癌根治术后清甲治疗前残留甲状腺质量的评估。

孕妇及哺乳期妇女禁做本试验,试验前 2 周停用一切含碘较高的食物或药物,如海产品、胺碘酮、甲状腺激素、含碘造影剂等。另外一些药物虽不含碘,但通过干扰甲状腺激素合成的不同环节而影响摄 ^{131}I 率,如泼尼松、利血平、保泰松等。

甲状腺摄 ^{131}I 率测定时,患者空腹口服 Na^{131}I 74kBq。服药后 2 小时方可进食。服药后 2 小时、4 小时(或 6 小时)、24 小时分别测定本底、标准源及甲状腺部位的放射性计数率,按下列公式计算出不同时间甲状腺摄 ^{131}I 率。

$$甲状腺摄\ ^{131}I\ 率(\%) = \frac{甲状腺计数 - 本底计数}{标准腺计娄 - 本底计数} \times 100\%$$

正常情况下,甲状腺摄 ^{131}I 率在 24 小时达到峰值,2~4 小时摄 ^{131}I 率约为第 24 小时值的 1/2 左右,两者比值范围为 0.37~0.60。不同地区和不同实验室测定的正常值之间有较大差异。

甲状腺摄 ^{131}I 率升高:摄 ^{131}I 率 3 小时≥25%(0.25),24 小时≥45%(0.45),一般提示为摄 ^{131}I 率升高(可同时伴有高峰提前及尿排 ^{131}I 率下降),最主要见于甲状腺功能亢进症的患者,其中甲状腺摄碘高峰提前最具诊断价值。甲状腺摄 ^{131}I 率升高只表示甲状腺摄碘功能亢进,不反映甲亢病情的严重程度。甲状腺摄 ^{131}I 率还可用来鉴别不同病因的甲亢,如血清甲状腺激素水平增高,但摄 ^{131}I 率降低时,则可能是甲状腺炎伴甲状腺毒症,或者为外源性甲状腺制剂引起的甲状腺毒症,在分析摄 ^{131}I 结果时还需要结合受检者的疾病情况,例如肾病综合征、腹泻等均可使摄碘率减低。

摄 ^{131}I 率降低:通常见于原发性甲减患者,其摄 ^{131}I 率特点为曲线上升速度缓慢,数值小,各时间点的摄取率均低于正常值范围。严重患者几乎看不到有摄取率,至 24 小时仍明显降低,有时至 48 小时才出现"峰值",且常 <10%,最高 24 小时摄取率不超过 25%。摄 ^{131}I 率对部分原发性甲减的诊断率较低。例如,酪氨酸碘化或偶联障碍时,甲状腺摄取无机碘的功能仍正常,故摄 ^{131}I 率亦可正常。造成摄 ^{131}I 率下降的其他原因包括亚急性甲状腺炎患者的摄 ^{131}I 率可明显降低,而临床上却有甲亢表现,血 T_3、T_4 亦可轻度升高。

（王中京　陆涤宇）

参 考 文 献

1. 邝安堃. 临床内分泌学. 上海:上海科学技术出版社,1979

2. McAninch EA,Bianco AC.Thyroid hormone signaling in energy homeostasis and energy metabolism.Ann N Y Acad Sci,2014,1311:77-87

3. Fekete C,Lechan RM.Central regulation of hypothalamic-pituitary-thyroid axis under physiological and pathophysiological conditions.Endocr Rev,2014,35（2）:159-194

4. 中华医学会检验分会. 甲状腺疾病诊断治疗中实验室检测项目的应用建议. 中华检验医学杂志,2012,35（6）:484-492

5. Iervasi A1,Iervasi G,et al. Serum thyroglobulin measurement:clinical background and main methodological aspects with clinical impact. Biomed Pharmacother,2006,60（8）:414-424

第四节 甲状腺疾病的组织病理学诊断

一、常见原发肿瘤的病理特征

（一）乳头状癌

甲状腺乳头状癌是甲状腺滤泡上皮分化的高分化恶性肿瘤,细胞核具有一组特征性表现。

大体标本特征

通常,乳头状癌标本表现为边界不清,外形不规则的单发结节。除滤泡亚型乳头状癌,一般无包膜。切面灰白色或黄白色,外形不规则,质地一般为中等硬度,或坚实较脆,颗粒状切面提示乳头状结构。常见不规则白色纤维化区域,偶见纤维性包膜。许多肿瘤可见多灶性囊性变,部分肿瘤有广泛囊性变。少见的弥漫硬化亚型病例中,甲状腺呈弥漫性改变,无明显肿块可见,偶见钙化。

镜下特征

乳头状癌多呈浸润性生长,具有不规则的浸润边界,有些呈推进性的边界。除滤泡亚型乳头状癌外,罕见真性包膜。

乳头状癌的典型镜下特征包括:

1. 乳头状结构（图 1-9） 在组织学诊断标准中,是国际上认同度较高的支持诊断的特征,是肿瘤细胞向滤泡上皮分化的组织学证据之一。然而,不是所有的乳头状癌都具有乳头状结构,也不是所有的甲状腺乳头状结构都是乳头状癌。滤泡亚型乳头状癌可以完全没有乳头状结构,而结节性甲状腺肿和滤泡型腺瘤都可以有乳头状增生。诊断乳头状癌的关键不在于所谓的乳头真假,而是在于覆盖乳头的滤泡上皮细胞是否具有乳头状癌核特征性。

2. 肿瘤细胞 较附近的非肿瘤性甲状腺细胞大,通常具有丰富淡染嗜伊红性胞质,胞核呈现特征性改变,是诊断乳头状癌的核心要求。其核特征包括:核增大,核排列拥挤重叠,核轮廓不规则,核内假包涵体,核沟,毛玻璃样,"裸核仁"（图 1-10）。尤其是核增大、核轮廓不规则这两项,是乳头状癌最常见、最特异的特征。

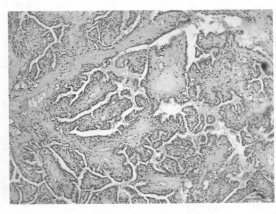

图 1-9 乳头状结构

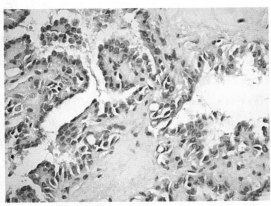

图 1-10 毛玻璃样核,可见核内包涵体

3. **砂粒体** 是可见于近半数乳头状癌的特征性钙化。砂粒体的形成被认为是以单个或小团的坏死肿瘤细胞作为钙质沉淀的核心,逐层钙化而成(图 1-11)。

4. **肿瘤纤维化** 乳头状癌常见散在的纤维化区域。致密的嗜伊红性纤维化并不是乳头状癌特有的,但与其他肿瘤相比,乳头状癌的纤维化还是比较有特征性的。

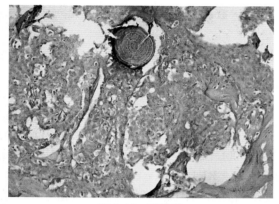

图 1-11 砂粒体

镜下亚型

1. **乳头状微小癌** 2004 年 WHO 肿瘤分类中提出,甲状腺乳头状微小癌是指偶然发现的直径在 1cm 或以下的乳头状癌。在因良性甲状腺疾病而切除的甲状腺组织中,乳头状微小癌可见于 5%~17% 的病例。

2. **滤泡亚型** 是乳头状癌一个常见的亚型,占 15%~20%。其滤泡结构超过 50%,完全没有典型乳头状结构,具有乳头状癌的典型核特征。

3. **高细胞亚型** 高细胞亚型乳头状癌以高柱状肿瘤细胞占优势(超过 50%)为特征,细胞高度至少是其宽度的 3 倍。

4. **实体亚型** 这一类乳头状癌全部或大部分瘤体(>50%)呈实体、梁状或巢状(岛状)生长。实体亚型占成人乳头状癌的 1%~3%,年轻人发病率较高,尤其是那些受到电离辐射的儿童。成人实体亚型预后稍差,更常伴有远处转移,尤其是转移到肺。

5. **弥漫硬化亚型** 一般见于儿童和青年人,以甲状腺单叶或双叶被肿瘤组织弥漫性累及为特征。

6. **柱状细胞亚型** 是乳头状癌的罕见亚型,其特征是以显著核复层的柱状细胞为主。

7. **嗜酸细胞亚型** 本型乳头状癌罕见,瘤细胞具有乳头状癌核的特征,同时具有胞质丰富、致密红染、颗粒状等嗜酸细胞特征。

8. **透明细胞亚型** 此种罕见亚型主要有胞质透明、核具乳头状癌特征的细胞构成,此型透明细胞必须占所有肿瘤细胞的 50% 以上。

9. **筛状 - 桑葚状亚型** 一般表现为多个境界清楚的或有包膜的肿瘤结节,结节呈筛状、梁状、实体、乳头状、滤泡状混合的生长方式,伴梭形细胞形成旋涡状或桑葚状,桑葚状细胞无角化特征,显著的筛状结构核桑葚状是此亚型最独特的标志。

10. **乳头状癌伴筋膜炎样间质** 此罕见亚型的特征是出现大量类似结节性筋膜炎的富细胞性间质。

免疫组化特征

诊断甲状腺乳头状癌常用的免疫组化抗体:

1. **甲状腺球蛋白(Tg)** 向甲状腺滤泡细胞分化的最特异性标志物。

2. **甲状腺核转录因子(TTF-1)** 几乎所有乳头状癌病例呈弥漫性核强阳性。

3. **甲状腺转录因子(PAX8)** 乳头状癌显示强而弥漫的核阳性。

4. **甲状腺转录因子(TTF-2)** 乳头状癌亦显示强而弥漫的核阳性。

5. **细胞角蛋白(CK)** 在乳头状癌中表达与正常甲状腺相同的有 CK7 阳性,CK20 阴性。

6. 波形蛋白（vimentin） 这是一个很熟悉的间叶组织抗原,但甲状腺乳头状癌几乎总是阳性。

7. 降钙素、CEA及神经内分泌标记物 重要的阴性标志物。

分子诊断

（1）BRAF:BRAF突变是乳头状癌或相关恶性肿瘤的可靠标志物。V600E BRAF突变占甲状腺全部检测到的BRAF突变的绝大部分,可见于约45%的乳头状癌,而源于乳头状癌的低分化癌和未分化癌中检出率较低。而良性甲状腺病变中未能检出此种突变,因此检出V600E BRAF突变实际上可以做出恶性的诊断。

（2）RET/PTC:RET/PTC重排可作为乳头状癌的另一个诊断性标志物。在常规病理标本中,RET/PTC检测的诊断价值相对有限,因为大部分RET/PTC阳性的肿瘤是经典的乳头状癌或弥漫硬化亚型乳头状癌。然而,它对甲状腺细针穿刺标本具有较高的诊断价值。

（3）RAS:RAS突变并不限于乳头状癌,其检测不能确定恶性的诊断,但提供了肿瘤的强有力证据。RAS突变检测的重要性在于它是滤泡亚型乳头状癌的标志物。

（二）滤泡癌

滤泡癌是一种缺乏乳头状癌诊断性核特征的甲状腺滤泡细胞高分化恶性肿瘤。

大体标本特征

滤泡癌大体标本一般为卵圆形或圆形有包膜的结节。大部分为2~4cm大小。瘤体多呈灰白色,嗜酸细胞性滤泡癌一般为棕褐色或红褐色。肿瘤常有一层厚的纤维包膜包裹,包膜越厚肿瘤恶性的可能性越大。

镜下特征

滤泡癌一般具有境界清楚的完整包膜,较厚。与滤泡性腺瘤的结构类型相似,仅依据生长方式、包膜厚薄、细胞学特征,常难区分。对于滤泡癌唯一的诊断标准是包膜侵犯和（或）脉管侵犯。典型的包膜侵犯为癌细胞侵犯并突破包膜,然后呈流沙样散开（图1-12~图1-14）。

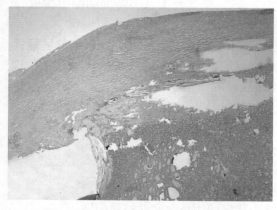

图1-12 甲状腺滤泡样癌厚厚的包膜

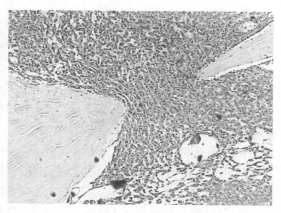

图1-13 肿瘤细胞侵犯包膜,并呈流沙样散开

镜下亚型

1. 嗜酸细胞亚型滤泡癌是常见亚型,占20%~25%。

2. 透明细胞亚型滤泡癌罕见亚型。

3. 黏液亚型滤泡癌。

4. 滤泡癌伴印戒细胞。

免疫组化

通过免疫组化,诊断滤泡癌有两方面作用:①做出恶性诊断;②证实远处转移灶或具有不常见表现的原发甲状腺肿瘤的甲状腺滤泡细胞起源。

针对后一种情况,一般用甲状腺球蛋白核 TTF-1 的免疫组化染色。另外,两种甲状腺转录因子 PAX8 及 TTF-2 也可用于证实滤

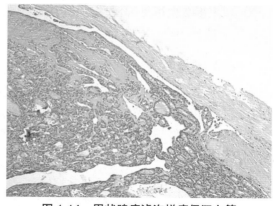

图 1-14　甲状腺癌滤泡样癌侵犯血管

泡细胞起源。角蛋白在滤泡癌中的表达类似于正常甲状腺细胞。重要的阴性标志物有降钙素、CEA 及神经内分泌标记(嗜铬粒蛋白、Syn、CD56、NSE)。

分子诊断

PAX8/PPARγ 重排可见于约 35% 的常见类型滤泡癌。查见 PAX8/PPARγ 重排则对诊断恶性提供了强有力的证据。经过彻底检查无侵犯的重排阳性肿瘤仍然视为滤泡性腺瘤。在生物学行为上极有可能代表了侵犯前期或原位滤泡癌。

RAS 突变对恶性缺乏特异性,其检测主要用以提高 FNA 细胞学诊断的准确性。此外,由于 RAS 突变可能使滤泡性腺瘤更易转变为滤泡癌,且可使肿瘤进一步去分化,因此外科切除 RAS 突变阳性的腺瘤以阻止其进展也是合理的。

(三)低分化癌

甲状腺低分化癌是滤泡细胞起源的侵袭性、恶性肿瘤,其特点是部分丧失甲状腺分化、形态学及生物学行为上介于高分化的乳头状癌 / 滤泡癌核全部去分化的间变性癌之间。

大体标本特征

低分化癌常为突破甲状腺包膜的明显浸润性肿物。切面实性,褐色或灰褐色,常呈多彩外观,伴局灶性出血坏死。

镜下特征

低分化癌的肿瘤细胞呈实片状生长,其镜下诊断取决于肿瘤部分去分化的检出。诊断标准包括:①实性 / 小梁状 / 岛状结构;②缺乏乳头状癌的高分化核的特征;③以下几点之一,卷曲的核、肿瘤坏死、每个高倍视野 3 个或以上的核分裂(图 1-15)。

免疫组化

免疫组化可用来证实低分化癌的甲状腺滤泡上皮起源。肿瘤常呈甲状腺球蛋白阳性,但其阳性不是弥漫性的。TTF-1 阳性为弥漫性,且可出现在几乎所有的低分化癌。

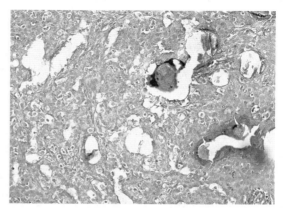

图 1-15　甲状腺低分化癌细胞呈实片状生长,
可见核分裂象

PAX8 和 TTF-2 也可见弥漫性表达。CK 的表达为弥漫性强阳性。低分化癌细胞的 Ki-67 标记指数一般在 10%~30%。

（四）未分化癌

甲状腺未分化癌（undifferentiated thyroid carcinoma，UTC）又称甲状腺间变性癌，是指大部分或全部由未分化癌细胞构成的高度恶性肿瘤。它来源于甲状腺滤泡上皮，在组织形态、免疫组化及超微结构上一定程度显示上皮样分化，却没有明显的甲状腺滤泡上皮的形态学及免疫表型特征。

大体标本特征

肿瘤一般体积较大，多数大于 5cm。大体呈现多种外观，质地较硬、脆或鱼肉状，灰白色至棕褐色或多彩，常伴有出血坏死。

镜下特征

UTC 的基本组织学特征就是病变由未分化的肿瘤细胞构成，组织学改变复杂多样，但多数具备以下共同的组织学特点：

1. 显著的结构及细胞异型性。
2. 明显浸润性生长。
3. 广泛肿瘤性坏死。
4. 核分裂象多见（核异型性明显，可见核仁和病理性核分裂象）（图 1-16）。

免疫组化

免疫组化主要是用来证实 UTC 的上皮分化，但是上皮标记阴性不能排除 UTC 的诊断。CK 是 UTC 最常见的阳性上皮标记，超过 80% 的 UTC 表达 CK，并经常为局灶性弱阳性。当出现弥漫性 CK 强阳性一般提示为分化型癌。另外，UTC 可以出现灶状 EMA 阳性，但程度较低。甲状腺球蛋白的免疫标记结果尚存争议，UTC 的肿瘤细胞不应该表达 Tg，但报道的阳性率平均达 18%，现在认为，这种阳性可能是由多种因素造成的：①肿瘤中残存分化型癌成分；②肿瘤浸润性生长，包裹了正常甲状腺；③周围甲状腺实质的 Tg 弥散。大部分 UTC 有肿瘤基因 p53（TP53）基因突变，TP53 在过半的 UTC 病例中呈强表达。β-catenin 在大部分未分化癌表达。UTC 细胞的高增殖率可用 Ki-67 检测，其增殖指数约为 50%（图 1-17）。

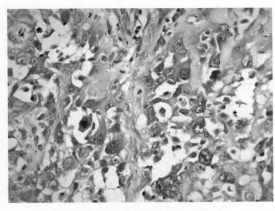

图 1-16　肿瘤细胞核异型性明显，可见核仁和病理性核分裂象

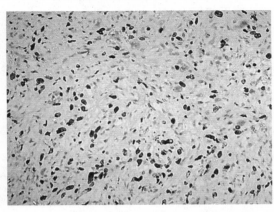

图 1-17　甲状腺未分化癌免疫组化 Ki-67 高表达

（五）髓样癌

甲状腺髓样癌显示 C 细胞分化的甲状腺恶性肿瘤。

大体标本特征

髓样癌一般境界清楚,但无包膜,但极少数病例也可有清楚的纤维包膜。髓样癌通常质地坚实,切面可有砂粒感。颜色从白色至淡灰色或黄褐色。

肿瘤直径 <1cm 者称为微小癌。

髓样癌通常发生在两侧叶的中部,此部位所含 C 细胞密度最大。除非肿瘤很大,否则很少累及侧叶的两极和峡部。

镜下特征

髓样癌在生长方式和细胞学两个方面可能呈现范围广泛的组织学特征。最常见的是被纤维脉管间质分隔呈片状或巢状细胞的实体性生长,癌巢大小和形态各异。

髓样癌细胞一般呈圆形、卵圆形或多边形,但也常有成角或梭形外观,这些细胞形态常混杂出现(图 1-18)。细胞核在特定的肿瘤内形态较一致,胞核常呈斑点状或"胡椒盐样"外观,这是神经内分泌肿瘤共有的特征,双核细胞常见,核仁不明显,核质比较低。

髓样癌的间质呈淀粉样变,间质中可见残存的滤泡(图 1-19)。灶性钙化常见,常和淀粉样沉着物有关,最近的研究显示淀粉样物来自降钙素。周围甲状腺组织中可见明显的淋巴管和血管侵犯。

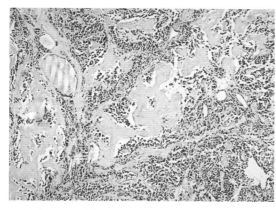 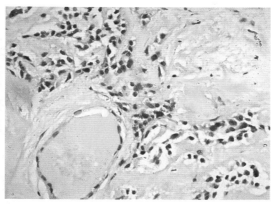

图 1-18 甲状腺髓样癌细胞呈片状、巢状分布 **图 1-19 甲状腺髓样癌间质淀粉样变,可见残存的滤泡**

镜下亚型

1. 微小髓样癌定义是最大径 <1cm 的肿瘤。相对较大的肿瘤预后较好。约 10%~30% 的患者有淋巴结转移,约 5% 可能有远处转移。

2. 梭形细胞亚型在髓样癌中很常见,约占所有病例的 20%。

3. 乳头状或假乳头状亚型。

4. 嗜酸细胞亚型。

5. 透明细胞亚型。

6. 腺性 / 梁状 / 滤泡样亚型。

7. 双重分泌亚型。

8. 副神经节瘤样亚型。

9. 小细胞亚型。

10. 巨细胞亚型。

11. 血管肉瘤样亚型。

12. 产黑色素亚型。

13. 鳞状细胞亚型。

免疫组化

淀粉样物可通过刚果红或甲紫染色证实。Grimelius 染色大多数甲状腺髓样癌含有嗜银颗粒。阿辛蓝染色、PAS 染色大多数髓样癌显示黏蛋白阳性。

最具诊断价值的免疫组化染色有降钙素、CEA、CgA、突触素和降钙素基因相关肽。甲状腺肿瘤中免疫组化降钙素阳性在证实髓样癌诊断及鉴别其各种表现中有实质性帮助。95%以上的肿瘤降钙素染色阳性,大多数髓样癌呈弥漫性阳性。

二、罕见原发肿瘤的病理特征

(一)黏液表皮样癌

是一种恶性上皮性肿瘤。有两种组织学类型:黏液表皮样癌(mucoepidermoid carcinoma, MEC)和硬化性黏液表皮样癌伴嗜酸性粒细胞增多(sclerosing mucoepidermoid carcinoma with eosinophilia, SMECE)。

黏液表皮样癌约 20% 的患者有甲状腺外侵犯。切面黄褐色到黄白色,境界清楚,很少有包膜。囊性变常见。免疫组化指标显示角蛋白、局灶性甲状腺球蛋白及 TTF-1 阳性,在大多数 MEC 见到 β-cadherin 表达,降钙素阴性。

硬化性黏液表皮样癌伴嗜酸性粒细胞增多肿瘤在伴有大量嗜酸性粒细胞和淋巴细胞、显著的硬化性背景中呈表皮样和腺样分化。肿瘤境界不清,白色到黄色,坚硬,质实。极少囊性变。最具特征性的镜下表现是间质硬化伴大量嗜酸性粒细胞和淋巴细胞、浆细胞浸润。

(二)鳞状细胞癌

甲状腺原发的鳞状细胞癌(squamous cell carcinoma, SCC)完全由鳞状上皮分化的细胞组成,没有黏液样细胞,但必须排除邻近器官肿瘤的直接侵犯。SCC 临床表现类似甲状腺未分化癌,表现为迅速增大的颈部肿块,常伴喉返神经受压。颈部淋巴结增大常见。少许患者合并桥本甲状腺炎。少数可伴有副肿瘤综合征。免疫组化,肿瘤细胞 CK-pan,CK19、p63 强阳性。CK7 和 CK18 局灶性阳性。

(三)黏液癌

其特征是肿瘤细胞呈巢状,漂浮于大量细胞外黏液形成的黏液湖中。

(四)显示胸腺样分化的癌

是组织形态学及细胞学上类似胸腺上皮肿瘤的原发性甲状腺癌。大多发生于甲状腺下极,境界清楚,略呈分叶状。镜下表现近似于胸腺癌。

（五）伴胸腺样分化的梭形细胞肿瘤

是一种非常少见的甲状腺恶性肿瘤,其特征是周边分叶状,轻度腺样结构的梭形上皮细胞具有双向分化。

（六）透明样小梁状肿瘤

是一种少见的、非侵袭性的、滤泡细胞来源的甲状腺肿瘤,伴特征性的小梁状生长方式和小梁内透明样变。此肿瘤的恶性潜能很低。

（七）原发性甲状腺血管肉瘤

是一种呈血管内皮细胞分化的恶性肿瘤。主要临床表现为长期的甲状腺肿突然迅速增大,可伴压迫症状及咳嗽、声音嘶哑、放射性疼痛等。镜下甲状腺血管肉瘤与软组织相应肿瘤相似,不同病例或同一病例的不同区域形态可以有很大的差异。是从高分化到低分化形态的一个动态形态学谱系。

（八）畸胎瘤

颈部畸胎瘤有如下特点:①肿瘤占据部分甲状腺;②与甲状腺直接相连或有紧密的解剖学关系;③伴甲状腺完全缺失。这三种情况可视为甲状腺畸胎瘤。在成人患者中,50% 为恶性畸胎瘤。镜下,必须在肿物中见到甲状腺实质,但在恶性畸胎瘤中,残余的甲状腺滤泡常萎缩或消失。存在胚胎性癌或卵黄囊瘤成分者可直接诊断为恶性。

（九）平滑肌肉瘤

甲状腺原发性平滑肌肉瘤是显示平滑肌分化的或来源于平滑肌的恶性肿瘤。由于极为罕见,其明确诊断需要免疫组化证实。平滑肌肉瘤展现了一般肉瘤的特征,即杂乱的束状生长方式,细胞丰富,显著非典型性及多形性,核分裂增多,非典型性核分裂易见及肿瘤性凝固性坏死。

（十）恶性外周神经鞘瘤

发生于甲状腺内、来源于外周神经及显示神经鞘细胞或神经束衣细胞分化的恶性肿瘤。镜下显示肿瘤侵犯周围甲状腺实质,包裹并破坏滤泡。此外,出血、坏死及脉管浸润均为其典型特点。

（十一）原发性甲状腺淋巴瘤

甲状腺淋巴瘤几乎全是 B 细胞性淋巴瘤。最常见的两种类型是:弥漫性大 B 细胞淋巴瘤（DLBCL）和黏膜相关淋巴组织型结外边缘带 B 细胞淋巴瘤（EMZBCL）。发生于甲状腺的滤泡性淋巴瘤很少见,Hodgkin 淋巴瘤就更罕见。

镜下特点:① EMZBCL 中的异质性 B 细胞呈境界不清的结节状、滤泡状,直至弥漫性浸润性生长。被肿瘤细胞克隆化的反应性生发中心是经常出现的。常见的特征是淋巴上皮病变,即肿瘤性 B 细胞浸润甲状腺滤泡。淋巴上皮病变可特征性地表现为圆形小球或小体,充满滤泡或使其扩张。② DLBCL,其特征性表现为均匀一致或多形性的大淋巴细胞在甲状腺组织中呈弥漫浸润性生长。常见残存甲状腺组织的萎缩和纤维化,有时肿瘤组织完全破坏残余的甲状腺滤泡。

三、甲状腺细胞学基础和针吸涂片诊断

(一)甲状腺细胞学特点

1. 甲状腺的正常结构　滤泡是构成甲状腺的结构单元,甲状腺滤泡是闭合的球形结构,其上皮形态从扁平到柱状不等。甲状腺滤泡上皮细胞的形态反映了其功能活性。有活性的甲状腺上皮细胞一般呈立方状或柱状,如甲状腺功能亢进时其细胞结构为高柱状,无活性的滤泡则为扁平状。甲状腺滤泡充满胶质,为均质嗜伊红物质,其着色特点也与其功能性密切相关,稀薄的嗜酸性胶质多为有功能活性的甲状腺滤泡结构,而稠密的嗜酸性胶质多为非功能性滤泡以及一些甲状腺恶性病变。

另外,甲状腺中还存在有常规 HE 染色不易识别的 C 细胞,其存在于甲状腺组织中,是分泌降钙素(calcitonin)的内分泌细胞,单个嵌在甲状腺滤泡壁上,贴近基膜,或成群散在滤泡间组织中,又称滤泡旁细胞。

2. 甲状腺细胞学的基本概念　细针穿刺活检是获得甲状腺微小组织的主要方法,其细胞学标本中胞质的分化程度以及细胞核的病理学形态都能被细致地观察,而细胞病理学检查包括对标本组织的结构以及单个细胞或成簇细胞的形态进行观察分析。

(1)组织碎片的结构:甲状腺组织的排列结构对其病理诊断至关重要,甲状腺细胞学标本一般分为单层细胞片、合胞体样组织碎片、伴异常血管的细胞簇、微滤泡结构以及乳头状结构 5 种类型。

单层细胞片为甲状腺细胞学标本最常见的排列结构,在标本制备中单层细胞片可能发生折叠但折叠厚度一般为 1~2 层,一般比较容易与合胞体细胞碎片鉴别。甲状腺细胞学标本中单层细胞片代表了甲状腺的大滤泡结构,但它并不限于大滤泡,乳头的上皮层脱落同样也能产生单层细胞片,故单层细胞片也常见于甲状腺乳头状癌,鉴别两者的关键点在于有无核的特征性,甲状腺乳头状癌的细胞核排列拥挤,细胞之间边界不清,结构混乱。

合胞体样组织碎片中的细胞之间排列紊乱,细胞边界不清晰,细胞核聚集,合胞体样结构有助于区分组织的肿瘤成分和正常成分。

伴异常血管的细胞簇主要见于嗜酸细胞肿瘤,镜下可见肿瘤性新生血管形成。嗜酸性细胞组织碎片中可见异常血管是嗜酸性细胞肿瘤的特征之一。

微滤泡结构见于任何的甲状腺病变,少量的微滤泡结构不足以诊断肿瘤,只有当微滤泡结构在细胞学标本中占优势时才有诊断意义。

乳头状结构与甲状腺乳头状癌联系紧密,其表现为细长的手指样碎片,轴心伴有纤维血管组织,若缺乏纤维血管组织轴心则为乳头样结构。

(2)细胞核特征:细胞核的特征包括细胞核的大小、形状、核染色质类型、核膜、核仁、核沟、核内假包涵体及核分类象等。乳头状癌细胞核有核大小不一、异核的特征,一般为圆形或椭圆的毛玻璃样结构,其中可见核沟或假包涵体。

(3)形态学判读:由于大多数甲状腺癌分化良好,典型的异型细胞较为少见,其判读不如间变性癌容易,只能通过组织的结构类型及细胞的形态学特征来鉴别。

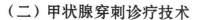

（二）甲状腺穿刺诊疗技术

根据使用不同的穿刺针种类,将甲状腺穿刺术分为细针和粗针穿刺术,目前应用较多的是甲状腺细针穿刺术。根据实际情况,可在超声引导下进行该操作或者徒手进行,细针穿刺术分为细针穿刺细胞学(fine needle aspiration cytology,FNAC)检查以及单用细针穿刺法(fine need sampling,FNS)两种。

1. 细针穿刺细胞学检查　甲状腺细针穿刺细胞学检查作为一种微创诊断技术,具有安全、创伤小、可重复性等诸多优点,对甲状腺结节诊断和鉴别诊断具有重要价值。同时由于只有获取高质量的细针穿刺标本才能做出准确的诊断,因此该操作具有一定难度,超声引导下穿刺有助于提高穿刺的成功率。

（1）穿刺的适应证:根据 2012 年我国甲状腺结节和分化型甲状腺癌诊疗指南的建议,凡是直径 >1cm 的甲状腺结节均可考虑行细针穿刺细胞学检查,但对于以下情况,FNAC 检查不作为常规检查:①经甲状腺核素显像证实为有自主摄取功能的"热结节";②超声提示为纯囊性的结节;③根据超声影像已高度怀疑为恶性的结节。

而对于直径 <1cm 的甲状腺结节,不推荐常规行 FNAC 检查。但如果存在下述情况,可考虑超声引导下 FNAC 检查:①超声提示结节有恶性征象;②伴颈部淋巴结超声异常;③童年期有颈部放射线照射史或辐射污染接触史;④有甲状腺癌或甲状腺癌综合征的病史或家族史;⑤ ^{18}F-FDG 显像阳性;⑥伴血清降钙素水平异常升高。

（2）穿刺的禁忌证:对于有以下情况的患者,应避免行 FNAC 检查:①有出血倾向的患者;②高度焦虑,不能配合的患者;③全身情况较差,不能耐受检查者;④拟穿刺部位有急性炎症反应者;⑤结节部位过深,与周围神经、血管或重要组织毗邻者;⑥结节过小,不易穿刺成功者。

（3）穿刺前的准备工作及操作步骤:穿刺前患者或相关人员需签署该诊疗的知情同意书,包括 FNAC 检查的意义及其优势和缺点,操作的风险及并发症,并告知患者在穿刺过程中配合医生的操作,避免穿刺过程中说话、吞咽和咳嗽。

准备物品包括 10ml 一次性无菌注射器,8 号(21G)穿刺针,无菌纱布、消毒巾、75% 和95% 乙醇、消毒棉签、载玻片,若为超声引导下穿刺还需准备超声机。一次性无菌探头套、杀菌性耦合剂等。

操作步骤:患者一般取仰卧位,肩颈部垫高,头部偏向对侧以充分暴露穿刺部位,将一次性无菌消毒巾铺在患者颈胸部,用 75% 乙醇消毒穿刺部位,在超声引导下通过横向和纵向两个方向确定好最佳穿刺点,操作者右手拇指和示指持接好 21G 穿刺针的 10ml 注射器在超声引导下在事先确定好的穿刺点将针快速地经皮肤刺入结节内,确定针尖在理想位置后保持注射器负压,然后在结节内以每秒 2~3 个来回的频率连续前后提插针头 10 次左右,针头方向不要有明显的改变,以免损伤周边组织。穿刺完成后用无菌纱布按压穿刺部位 5~10 分钟。

足量的标本对甲状腺细针穿刺的细胞学诊断是绝对重要的,研究表明,选择的穿刺针道越多,越容易获得满意的标本(满意的标本应含有至少 6 组滤泡上皮,每组应含有 15~20 个滤泡细胞,呈片状或滤泡样结构),能否获取满意的穿刺标本受操作者经验、所取到的标本质量、病灶大小和性质等因素相关,大多数穿刺者选择 2~5 个针道就能获取满意的标本,一般情况下推荐对每个结节穿刺 1~3 次,穿刺的次数主要依据获得的标本量而定,多次穿刺的好处是能从结节的不同区域获取标本,提高获取有效标本的几率,但更多次的穿刺后抽吸出来的标本多为血性成分,诊断价值较低,且穿刺次数越多,患者的耐受性越差,同时出现并发症的几率越高。

(4)甲状腺细针穿刺的并发症:FNAC检查并发症一般较少,最常见的是穿刺后血肿,大多数明显的血肿是由腺体被膜的撕裂引起的,患者在穿刺过程中说话、吞咽或者咳嗽会增加被膜撕裂的风险。较少见的风险是颈部血管、迷走神经、喉返神经、气管、食管损伤的偶发事件。

(5)标本制备:甲状腺穿刺标本的常用制备方法包括直接涂片、薄层制片、细胞块和离心涂片。选择哪种方法根据穿刺者的技能、病理医师的诊断经验以及实验室条件来决定。

(6)甲状腺细胞学检查报告系统:甲状腺细胞病理学 Bethesda 报告系统(TBSRTC)已在美国广泛使用,并逐渐在世界各地被广泛采纳,介绍见表 1-3、表 1-4。

表 1-3　甲状腺细胞病理学 Bethesda 报告系统推荐的诊断总体分类

Ⅰ.标本无法诊断或不满意

仅有囊液

标本几乎无细胞

其他(血液遮盖、凝固假象等)

Ⅱ.良性病变

符合良性滤泡性结节(包括腺瘤样结节、胶质结节等)

符合淋巴细胞性(Hashimoto)甲状腺炎(在恰当的临床背景下)

符合肉芽肿性(亚急性)甲状腺炎

其他

Ⅲ.意义不明确的细胞非典型病变,或意义不明确的滤泡性病变

Ⅳ.滤泡性肿瘤或可疑滤泡性肿瘤

如为 Hürthle 细胞(嗜酸细胞)型,需注明

Ⅴ.可疑恶性肿瘤

可疑乳头状癌

可疑髓样癌

可疑转移性癌

可疑淋巴瘤

其他

Ⅵ.恶性肿瘤

甲状腺乳头状癌

低分化癌

甲状腺髓样癌

未分化(间变性)癌

鳞状细胞癌

混合细胞癌(注明成分)

转移性癌

非霍奇金淋巴瘤

其他

表 1-4 甲状腺细胞病理学 Bethesda 报告系统:恶性风险程度和推荐的临床处理

诊断分类	恶性风险(%)	通常处理 [a]
标本无法诊断或不满意—超声引导下重复穿刺		
良性	0~3	临床随访
意义不明确的细胞非典型性病变,或意义不明确的滤泡性病变	5~15	重复细针穿刺
滤泡性肿瘤或可疑滤泡性肿瘤	15~30	甲状腺腺叶切除术
可疑恶性肿瘤	60~75	甲状腺近全切除术或腺叶切除术 [b]
恶性肿瘤	97~99	甲状腺近全切除术 [b]

注:a. 除了细针穿刺外,实际处理可能还取决其他因素(包括临床表现、超声表现、术中冷冻切片结果等);b. 如诊断为"可疑转移性肿瘤"或提示转移性而非甲状腺原发的"恶性肿瘤",可能无需手术

甲状腺细针穿刺具有方便操作、价格低廉、创伤小、成功率高、可重复操作等优点。穿刺操作可在触诊下直接进行或在超声引导下进行,前者一般适用于能触诊到的较大的甲状腺结节的穿刺,后者一般适合触及不到的甲状腺肿块的穿刺。在甲状腺癌的诊断中,FNAC检查的敏感性和特异性都比较理想,分别为 65%~98%(平均值 83%)和 72%~100%(平均值 92%)。患者检查出有甲状腺结节后,面对的一个重要的临床抉择就是是否需要行 FNAC 检查,按照美国甲状腺学会(American Thyroid Association,ATA)指南的建议,除了超声显示为纯囊性或核素显像证实为"热结节"之外,凡直径 >1cm 的甲状腺结节,均可考虑 FNAC 检查,对于直径≤1cm 的结节,超声提示有恶变征象、颈部有射线暴露、有甲状腺乳头状癌(PTC)家族史时可行超声引导下细针穿刺抽吸活检(ultrasound assisted fine-needle aspiration cytology,US-FNAC)。穿刺时尽量选择有钙化灶、边界不清的部位进行取材,以提高 PTMC 的早期诊断率。但目前国内甲状腺结节术前穿刺检查率较低,可能与该操作有创伤以及患者对细针穿刺检查的认知有限有关,需要医务工作者对患者多进行宣教以促进该工作的开展。另外,近年来有学者提出 FNAC 检查的穿刺液进行免疫组化分析,可提高甲状腺乳头状癌的检出率、减少误诊及漏诊,目前常用的标记物为 BRAF、半乳凝集素 -3、CK19、TPO 等。在今后的研究中可能会寻找更多特异性免疫组化抗体来提高甲状腺乳头状癌的细胞学诊断水平。

2. 甲状腺粗针穿刺术 目前甲状腺细针穿刺细胞学检查已被广泛应用于甲状腺疾病诊断,但细针穿刺获取的标本仅供细胞学检查,无法反映组织学特点,对于甲状腺疾病的诊断具有一定的局限性。而近期国内外均有较多研究比较 FNAC 检查和粗针组织学穿刺活检(CNB)对于诊断甲状腺结节的敏感性及准确性,认为 CNB 较 FNAC 检查有较高的准确性,对于恶性结节有更高的敏感性。但是由于 CNB 需要局麻、创伤相对较大、患者耐受较差、操作更复杂、培养周期较长、对结节要求更加苛刻,所以其应用受到了明显限制。

(1)粗针穿刺术的适应证与禁忌证:粗针穿刺适合于甲状腺Ⅱ度以上甲状腺或肿块直径大于 1.5cm,对于甲状腺位置过低者,或者不到Ⅱ度肿大者、有出血倾向者、一般情况较差者不适合行甲状腺粗针穿刺术。

（2）穿刺前准备：包括物品准备和患者准备。行甲状腺粗针穿刺需要准备的物品有2%利多卡因，无菌纱布，活力碘，穿刺包，穿刺针一般选用 Tru-Cut 针和 Silverman 针。患者准备基本同细针穿刺。

（3）操作方法：患者一般取平卧位，肩颈部垫高，头后仰，颈部过伸 20°~30°，暴露穿刺部位后常规消毒皮肤，2% 利多卡因行局部浸润麻醉，用刀片刺破穿刺点皮肤。助手将甲状腺从头侧固定，术者将穿刺针管推向针芯尖端与甲状腺呈 20°~30° 角，从穿刺点刺入约 1~2cm，通过肌层达甲状腺表面。固定套管部，再将针芯推入甲状腺组织内约 1.5~2.0cm，使甲状腺组织嵌入标本槽内。固定针芯，将套管向前推进，此时套管端将已嵌入标本槽内的组织切下。拔出穿刺针，推出针芯可见甲状腺组织，送光镜病理检查，拔针后，无菌纱布覆盖并局部压迫止血，观察 30 分钟后方可离开。一般建议在超声引导下行该操作，这样穿刺更加精准和安全。

3. 甲状腺穿刺术的治疗价值　甲状腺穿刺术除了对甲状腺结节的诊断有着重大意义之外，它对甲状腺结节的治疗也有一定的意义。通过穿刺来治疗甲状腺结节的方法主要包括经皮无水乙醇消融治疗（percutaneous ethanol injection treatment，PEIT）和经皮热消融治疗。

（1）甲状腺结节的经皮无水乙醇消融治疗：早在 20 世纪 80 年代，PEIT 就已开始应用于甲状腺结节的治疗。根据国内外文献报道，超声引导下的 PEIT 治疗良性的甲状腺结节有效率在 80% 左右。PEIT 主要的适应证包括：甲状腺囊肿、甲状腺囊性腺瘤、功能自主性甲状腺结节、良性孤立实质性甲状腺冷结节。其中，FNAC 检查已排除恶性的复发的囊性结节是首选，对于较大的（体积大于 5ml）的结节或者 FNAC 检查不能排除恶性的结节仍以手术治疗为主。另外，有文献报道应用 PEI 治疗甲状腺乳头状癌转移性淋巴结并取得有效成果。

（2）甲状腺结节的热消融治疗：甲状腺热消融治疗主要包括射频消融（radiofrequency ablation，RFA）、微波消融（microwave ablation，MWA）和激光消融（laser ablation，LA）。RAF 于 2006 年首次用于治疗甲状腺结节，近些年来备受关注。RAF 主要用于良性结节的治疗，也可用于手术风险较高而不宜手术的复发的甲状腺癌患者。行 RAF 治疗前，需行 FNAC 检查确定为良性结节，对于 FNAC 检查结果为良性，但超声提示恶性征象的结节应谨慎处理。作为一种新的技术，RFA 仍有许多问题有待探讨，包括它的适应证以及治疗效果，这些都需要在临床工作中进一步去探索。

（苏鑫宇　杨　桦　袁静萍）

参 考 文 献

1. Cooper DS，Doherty GM，Haugen BR，et al. Revised American thyroid association management guidelines for patients with thyroid nodules and differentiated thyroid cancer. Thyroid，2009，19（11）：1167-1214

2. Gharib H，Papini E，Paschke R，et al. AACE/AME/ETA task force on thyroid nodules. American Association of Clinical Endocrinologists，Associazione Medici Endocrinologi，and European Thyroid Association Medical Guidelines for Clinical Practice for the Diagnosis and Management of Thyroid Nodules. Endocr Pract，2010，16：

468-475

3. 刘运江,王学良,刘北辰.甲状腺结节细针穿刺细胞学检查的临床价值.临床外科杂志,2012,20(7):453-454

4. 殷志强,张云,徐曙光,等.穿刺细胞学结合免疫组化诊断甲状腺癌.外科理论与实践,2009,14(2):179-184

5. Kim EK,Park CS,Chung WY,et al. New sonographic criteria for fine-needle of recommending aspiration biopsy nonpalpable solid nodules of the thyroid. Am J Roentgenol,2002,178:687-691

6. Gharib H,Papini E,Paschke R,et al. AACE/AME/ETA Task Force on Thyroid Nodules.American Association of Clinical Endocrinologists,Associazione Medici Endocrinologi,and European Thyroid Association Medical Guidelines for Clinical Practice for the Diagnosis and Management of Thyroid Nodules. Endocr Pract,2010,16:468-475

7. Lewis BD,Hay ID,Charboneau JW,et al. Pecutaneous ethanol injection for treatment of cervical lymph node metastases in patients with papillary thyroid carcinoma. AJR,2002,178;699-704

8. Arne Heilo,Eva Sigstad,et al. Efficacy of ultrasound-guided percutaneous ethanol injection treatment in patients with a limited number of metastatic cervical lymph nodes from papillary thyroid carcinoma. J Clin Endocrinol Metab,2011,96(9):2750-2755

9. Lee ST,Kim SW,Ki CS,et al. Clinical implication of highly sensitive detection of the BRAF V600E mutation in fine-needle aspirations of thyroid nodules:a comparative analysis of three molecular assays in 4585 consecutive case in a BRAF V600E mutation-prevalent area. J Clin Endocrinol Metab,2012,97:2299-2306

10. Boerner SL,Asa SL. Biopsy Interpretation of the thyroid. Philadelphia:Lippincott Williams & Wilkins,2010:25-45

第五节　超声显像在甲状腺癌诊疗中的应用

　　甲状腺疾病是内分泌系统最常见的疾病,甲状腺疾病发病率较高,并且女性发病多于男性,并呈逐年上升趋势,近两年来甲状腺癌发病率已与乳腺癌一样位于女性恶性肿瘤发病率前三甲。然而甲状腺疾病病变早期临床表现往往不明显,早期和正确诊断有赖于详细实验室检查和先进的影像学检查。影像学检查主要包括超声检查、放射性核素扫描、CT、磁共振显像及正电子断层扫描。在超声应用于甲状腺检查之前,甲状腺结节的检查主要靠触诊,直径大于1cm的结节通常可以触及,这还取决于结节在甲状腺的位置,患者颈部结构和检查者的经验。长期以来放射性核素扫描一直是检查甲状腺结节性病变的常规影像学方法,但其图像分辨率较低,良恶性判断准确率低,远不如超声检查精准。CT、磁共振、正电子断层扫描价格昂贵,敏感性及准确性均没有超声检查高,高频超声的高分辨率决定了其在甲状腺结节检查方面的优势。超声检查对甲状腺外科专科医生对甲状腺疾病种类的判断,甲状腺疾病的诊断,以及指导治疗方面有无可替代的地位。因此,掌握一定甲状腺超声知识,对临床诊断和治疗有着非常重要的作用。

一、甲状腺超声检查学

（一）超声仪器的重要参数调节

优良的超声图像决定了超声诊断的质量,清晰的超声画面是诊断的基础。一般高档超声都会有甲状腺彩超预设值,大多数情况不需要调整超声选项,但是有时也会遇到各种特殊情况,只有充分了解设备的性能,学会精细调节,才能发挥超声的最佳性能,帮助诊断。

深度 部分患者甲状腺或者病灶异常肿大,偶尔也会遇到受检者颈部软组织较厚的情况,适当地调节深度,既能满足超声医师对病灶的整体观察需要,也不会造成细节的遗漏,超声检查时应将被观察的对象置于画面中央,甲状腺检查的合适深度为 3~4cm,如果病灶较大,则应适当加深深度,不至于遗漏图像细节。

增益 每位受检者颈部结构不相同,因此超声图像的明暗不一,合适的调节增益,有利于显示图像细节。

焦点 通过聚焦能使聚焦去的声束变细,进而改变超声图像的横向和侧向分辨力,甲状腺检查预设值多点聚焦,并且随深度变化,焦点位置也会动态变化,适当地调整焦点数目有利于画面流畅性,焦点位置应根据肿块位置适当调节,以利于显示画面细节。

局部放大 局部放大功能是用来观察组织器官内部细微结构变化的有效手段,例如针对病灶内的微小强回声,利用局部放大功能可以了解微小强回声到底是微钙化还是纤维分隔,有助于判断肿瘤良恶性。

全景成像 一般常规超声只能为临床提供视野很小的超声扫描图像,其成像距离或宽度受探头尺寸的制约,因此使用全景成像技术,有利于全面、一体地显示较大病灶,使测量更加精确。并且全景成像能更直观地体现病灶与周围组织之间的相对空间关系。

（二）甲状腺超声检查的过程及内容

体位 受检者采取合适的体位,充分暴露受检区域,可以减少超声扫描死角,减低漏诊几率,受检者常取仰卧位,颈后部放置厚度适当柔软的枕头,使颈部处于过伸位,并压低下巴。如果视野暴露不充分,会影响甲状腺及病灶观察,此时可嘱受检者头偏向对侧,开阔视野,便于观察。

探头选择 甲状腺超声检查一般使用高频线阵探头,探头频率 7.5~12MHz,探头频率越高,分辨率也越高,图像质量就越好,如遇肿瘤较大,深部组织显示不清,可选用低频探头或特殊深部探头观察病灶。

甲状腺测量 甲状腺腺体或病灶的测量一般包括三条径线:上下径、前后径和左右径。甲状腺体积的估算一般参考公式:体积 = 长径 × 厚径 × 宽径 × π/6,一般甲状腺峡部体积不算入总体积。

病灶的测量 病灶一般取最大长轴面冻结图像,测量其上下径及前后径。最大短轴面冻结图像后测量其左右径。对于外周包绕暗带的病灶,测量应包括暗带。

（三）正常甲状腺超声图像

甲状腺形态与包膜 横断面左右侧叶的形态类似等边三角形,三条边分别为前包膜、后包膜和内侧缘。前包膜大致与体表平行,后包膜与前包膜夹角大于60°,小于90°。侧叶的内侧缘与气管壁紧贴。峡部为连接双侧叶的带状结构。纵断面扫描时,甲状腺形态类似椭圆形或橄榄状,前后包膜略呈弧形,在上下极汇合。峡部纵断面类似梭形。甲状腺包膜清晰,回声高亮,辨识容易。嘱咐受检者做吞咽运动,甲状腺与周围组织发生相对运动。

甲状腺实质回声　正常甲状腺回声致密均匀,与唾液腺相类似。

二、甲状腺结节的超声评价

高频超声的使用已使图像分辨率明显提高,目前灰阶超声对甲状腺结节检出并不困难,更重要的是对结节性质的判断。甲状腺结节超声评估的临床意义在于对甲状腺结节的形态学及声学特性的描述,如数目、大小、边缘、回声等,以及综合分析这些改变而做出良、恶性判断。另外,检查资料对甲状腺结节患者长期随访和治疗,特别是对甲状腺癌患者术前、术后的超声检查,以及对颈部淋巴结的超声评估,都有着很重要的价值。

(一)常规超声检查

1. 灰阶超声　灰阶超声是目前评估甲状腺结节最普及、最方便和最重要的方法。灰阶超声的诊断基础源于器官本身的病理改变,甲状腺良、恶性结节不同的生物学特征和病理改变可通过灰阶超声看出,利用灰阶超声检查甲状腺结节数目、大小、形态、边界、声晕、内部回声、后方回声及钙化,优化仪器条件和手法技巧,利用标准化的评分标准,并结合临床及病理,剖析病情,可使甲状腺外科医生更精准地判断甲状腺疾病,特别是甲状腺良、恶性肿瘤。

(1)甲状腺结节数目与大小:结节的数目对结节良、恶性的鉴别意义不大,单发结节和多发结节都有可能是甲状腺癌。因此,对结节数目的评估意义在于提高超声检查的全面性,调整仪器参数,连续地进行扫描,避免遗漏微小结节,尤其是有恶性特征的肿瘤。检查中要注意探头与皮肤之间的耦合,探头与皮肤垂直能使反射声能最大化,获得清晰的图像。甲状腺外科专科医生对于结节的数目也十分重视,结节的数目位置直接决定了手术范围,而且结节的大小动态变化也有十分重要的作用。对于每个结节应测量结节的最大切面径,如果结节短时间生长过快则多应考虑手术治疗。

(2)甲状腺结节形态、边界、边缘、声晕、内部结构及周围结构:甲状腺良、恶性结节的灰阶超声特征方面已达成共识。良性结节常常呈椭圆形,结节的前后径和横径比值(纵横比)<1;良性结节边界清晰,边缘规则,部分结节膨胀性生长形成假包膜,在结节周围形成完整均匀的声晕,此现象预测良性结节的特异性极高。良性结节内部结构可为实性、囊实性、囊性,结节内部出现囊性成分提示恶性可能性较小,良性结节内部回声可呈低回声、等回声、高回声、无回声,高回声结节恶性可能性小,结节后方回声可增强或无变化。恶性结节常常呈跨越正常组织平面的生长方式,使与皮肤垂直的前后径的增加大于与皮肤平行的横径增加,则纵横比>1。恶性结节常具有侵袭性的生物学特性,浸润周围甲状腺组织,不形成假包膜,使结节周围超声影像边界模糊,边缘不规则,形成厚薄不一浸润性声晕或声晕缺失,肿瘤内部多为实性或以实性为主,液性部分少,并多呈低回声结节,极低回声结节。恶性结节组织致密,后方回声可衰减。

(3)钙化:超声检查评估甲状腺结节内钙化应明确钙化大小、形态和分布。临床上最常见的病理性钙化有微钙化、粗大钙化和环状钙化。小于1mm且数目较多、针尖样散在分布或簇状分布的钙化多见于恶性结节。粗钙化和环状钙化一般是继发于组织坏死的营养不良性钙化,数目较少,大而不规则,多分布在结节的周边部位或结节壁上,多见于良性结节。需要强调的是,任何甲状腺肿瘤内钙化都有恶性的危险,需结合结节形态、边缘、内部结构、回声水平等其他征象来鉴别。

2. 彩色多普勒血流显像　甲状腺位置表浅,加上甲状腺癌组织高代谢和快速生长、血管形成较多,高性能的多普勒超声仪可敏感性地扫查到微小癌灶内的血流信号。一般彩色多普勒血流显像在甲状腺结节诊断是有两种血流分布状况:①边缘血管,指位于甲状腺边缘部位附近的血管;②中央血管,指位于甲状腺中央部位的血管。根据彩色多普勒超声上是否显示血管,以及血管在甲状腺结节内的分布状况,基本可归纳为4种基本类型:①无血管型,超声未能显示结节血流信号,主要见于弥漫性或结节性增生及少数甲状腺癌;②边缘血管为主型,超声主要显示边缘血管,中央血管稀少或不显示;③中央血管为主型,超声主要显示中央血管,边缘血管稀少或不显示,多见于恶性结节及部分结节性甲状腺肿;④混合血管型,超声显示边缘血管和中央血管丰富程度相似,多见于甲状腺腺瘤、部分甲状腺癌及甲状腺淋巴瘤。甲状腺微小癌体积太小,因此内部血供细节常显示不佳,加上不同仪器对血流信号的敏感性不同等原因,多数甲状腺微小癌内部未能显示明显血流,少数内部可见点棒状血流。甲状腺结节性病变的彩色血流研究报道很多,希望通过观察病变的血流状态以鉴别良恶性病变。

起初有报道提出在一例甲状腺滤泡性腺癌周围探及高频多普勒信号,认为彩色超声可能有助于甲状腺良恶性病变的鉴别,但也有人发现在良性结节中也有类似情况,如与核素扫描相结合分析,在冷结节周边及内部血流增加,则高度提示恶性病变。彩色血流信号与病变的良恶性无关,能否探测到血流信号依赖于病变的大小,结节大于或等于1cm时易探及血流信号,而在恶性肿瘤未发现有特殊血流类型。多数恶性结节周边无明显环绕血管,而良性结节则相反,但如在实性病灶内检出大于70cm/s高速血流信号,除考虑毒性结节外,应高度考虑癌的可能。彩色超声对Graves病的诊断应用较为肯定,对其他甲状腺弥漫性病变如单纯性甲状腺肿与慢性淋巴细胞性甲状腺炎也有一定的鉴别作用。但在甲状腺结节性病变良恶性的鉴别诊断中,各家的研究结果不一。

因为无论良性还是恶性病变多以增生为主,尤其在功能自主性结节和甲状腺素相对不足时,在TSH增高刺激下组织增生活跃,需要良好的血供。这可能是在甲状腺良恶性结节中皆可能检出血流信号的原因。检出高速血流或血流信号增加并不一定代表是恶性结节。功能自主性结节或增生活跃的良性结节所需血供增多,可以出现高速血流或血流信号增加。相反,在一些生长相对缓慢的恶性肿瘤,血管可以很少。血流信号不丰富,流速也不高。有研究表明,肿瘤组织新生的血管形态及结构与正常组织的血管不同,其管壁薄,很少分化成熟,常有不规则的狭窄、扩张或扭曲、走行紊乱等。因此,除了分析肿瘤组织的血流速度以外,反映肿瘤血管性状的其他多普勒参数,以及血管走行、分布、形态等均有待于深入研究。尽管如此,有些学者认为,在诊断甲状腺癌中,超声仍是筛选的影像学检查方法。高分辨力两维超声图像与彩色多普勒血流图相结合,多数情况下有助于确定恶性肿瘤的特征,在超声检查基础上,对可疑病变进行多方向负压抽吸细针细胞学和组织学活检,可以进一步明确诊断。所以彩色多普勒本身或其与灰阶超声相结合预测恶性甲状腺结节相对于单纯灰阶超声特征预测恶性结节并无明显优势(图1-20、图1-21)。

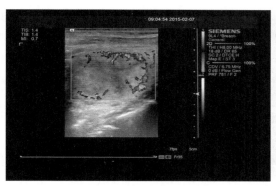
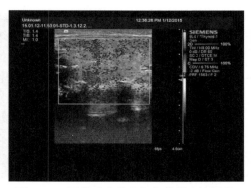

图 1-20　甲状腺良性肿块的彩色多普勒血流显像　　　图 1-21　甲状腺癌的彩色多普勒血流显像

3. 频谱多普勒超声　通过脉冲多普勒超声对甲状腺结节内的血管进行定点测量,可获得血管流速和阻力方面的参数信息,常用的参数包括阻力指数(RI),阻力指数是评估甲状腺结节很好的多普勒参数,目前常以 0.70 作为分解。阻力指数大于等于 0.70 多发生于恶性结节,这可能与恶性肿瘤内新生血管管壁薄,缺少平滑肌,无正常血管应有的弹性有关。阻力指数小于 0.70 多见于良性结节。

(二)甲状腺结节良、恶性病变的超声特征

某些超声征象有助于甲状腺结节的良恶性鉴别(图 1-22、图 1-23)。下述两种超声改变的甲状腺结节几乎全部为良性:①纯囊性结节;②由多个小囊泡占据 50% 以上结节体积、呈海绵状改变的结节,99.7% 为良性。下述超声检查甲状腺结节出现以下多个特征时,就应考虑恶性病变的可能:①边缘模糊或界限不清;②形态不规则;③实质性回声、低回声;④同时伴有颈部淋巴结超声影像异常,如淋巴结呈圆形、边界不规则或模糊、内部回声不均、内部出现钙化、皮髓质分界不清、淋巴门消失或囊性变;⑤结节周围声晕消失;⑥微小钙化、针尖样弥散分布或簇状分布的钙化;⑦结节内的血流丰富。

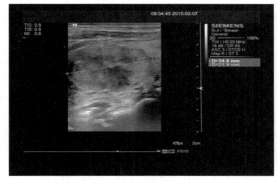
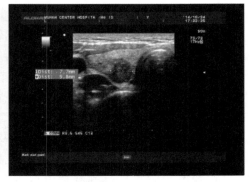

图 1-22　甲状腺良性结节　　　图 1-23　甲状腺癌肿块纵横比 >1,伴有点簇状钙化

(三)TI-RADS 分级在诊断甲状腺结节良恶性方面的应用

长期以来,由于缺乏统一的专业用词,超声报告用语的规范化及标准化不足,导致在评估甲状腺结节时同一时期、相同病例、同一医师在不同时期可能得出不同结论,这将影响超

声科与临床科室交流的顺畅性,影响到诊断质量,2003年美国放射学会提出乳腺超声图像的影像报告与数据系统,根据检查中得到的影像,对肿瘤的特征进行分类,分级,有专家把这套系统改良制订为甲状腺超声影像报告与数据系统(thyroid imaging reporting and data system, TI-RADS US),使甲状腺超声报告更加规范化地用于临床诊断。

TI-RADS US 将甲状腺病变分为 7 个级别:

0级:需要附加其他检查后再评估,一般建议 MRI 检查。

1级:阴性,甲状腺腺体内未见肿块、结构扭曲或微小钙化等任何异常。

2级:良性,单纯囊肿、稳定的术后改变及长期观察没有变化的腺瘤、囊腺瘤、术后瘢痕改变等。

3级:倾向于良性,恶性风险 <2%。超声表现:病变形态呈圆形、椭圆形、边缘完整,腺瘤或囊腺瘤可能性大,建议 3~6 个月复查。

4级:恶变可能,恶性风险 3%~94%,需要超声引导穿刺,明确诊断,尤其观察边缘欠规则,毛糙,有明显包膜,内部低回声,出现无回声区或强回声细小钙化。

5级:高度提示恶性,恶性风险 >95%,需要尽快采取适当措施。超声表现:病变形态大多不规则,边缘毛刺,呈“蟹足状”等,尤其低回声,内部回声不均匀,可见微小沙粒状钙化、血流信号杂乱等,纵横比 >1。

6级:已知活组织检查的恶性病变。

使用 TI-RADS US 标准描述甲状腺肿块克服了传统超声诊断主观性较强的特点,规范了甲状腺结节超声诊断标准,减少描述混淆,提高了对病灶良、恶性鉴别能力,为临床诊断提供了良好的参考价值,并且可以减少新入职培训超声医师的学习曲线时长,达到快速培训甲状腺超声专科医生的目的。

(四)甲状腺癌颈部淋巴结转移超声评估

甲状腺良性疾病除少数炎症疾病可导致淋巴结形态结构改变外,大多数颈部淋巴结影像学改变都是由恶性疾病造成的。甲状腺癌亦可出现颈部淋巴结转移,而且颈部淋巴结转移可以是甲状腺癌最早出现的临床表现,超声检查对甲状腺癌颈部淋巴结转移的诊断准确度非常高,可以作为甲状腺疾病颈部淋巴结转移筛查的常规手段。

颈部淋巴结通常分为 6 个区域。甲状腺癌淋巴结转移,通常最早累及中央区(Ⅵ区)淋巴结,累及Ⅲ区及Ⅳ区的几率接近中央区,较少累及Ⅴ区,几乎不会累及Ⅰ区淋巴结。甲状腺癌颈部淋巴结与周围肌肉相比大多表现为低回声,但甲状腺乳头状癌的颈部淋巴结常表现为高回声,且常出现特征性的细小或点状钙化,也可出现液性坏死。当淋巴结内出现微钙化、囊性坏死,形态为圆形、淋巴门消失,以及内部团状高回声等特征时甲状腺癌转移的可能性较大。

甲状腺术前应常规行颈部超声检查,明确是否有可疑淋巴结(尤其Ⅵ、Ⅲ、Ⅳ区),术前超声发现可疑淋巴结,无论大小均强烈建议行细针穿刺细胞学检查,超声发现短径大于 5~8mm 的淋巴结应行病理学检查,穿刺洗脱液甲状腺球蛋白水平测定,小于 5~8mm 的可疑淋巴结如果出现增大或威胁到重要结构,可不行细针穿刺细胞学检查,直接手术治疗。

三、甲状腺超声的弹性成像

（一）原理

不同组织生物学特性不同,因此其弹性系数不同,超声弹性成像是根据组织在施加外力后形态变化的不同,比较加压前后组织弹性信息的超声图像及病变的应变来说明组织的硬度。弹性成像需要有外力施加的压缩动作或低频振动,也可以由诸如心脏的跳动,血管的波动让组织产生变形或位移,通过采集组织形变前后的信号,进行分析比对,得到组织内部的应变分布。

甲状腺超声弹性成像最常见的就是由探头提供外界压力。把探头轻置于感兴趣区上方皮肤表面,由超声医师人工按压,软件将分析感兴趣区内部多点及周围正常组织的形变,并比较形变系数。感兴趣区内各点的相对硬度会以彩阶形式在二维声像图上叠加反映。

（二）分型

甲状腺弹性成像定量分析一般采取以下分型原则:Ⅰ型:病灶90%以上为绿色覆盖,其余少量组织为黄色或蓝色覆盖。Ⅱ型:病灶为红、绿、蓝多色覆盖,所占比例大致相同,混杂分布。Ⅲ型:病灶中央为绿色覆盖,绿色覆盖区外为蓝色区环绕,Ⅳ型:病灶90%以上为蓝色覆盖。Ⅴ型:病灶完全为蓝色覆盖,病灶外少量腺体也为蓝色覆盖。

（三）常见疾病的弹性成像表现

1. 甲状腺乳头状癌　甲状腺乳头状癌除了有乳头状结构外,间质多数有纤维化,这些纤维化区域可能局限甲状腺肿瘤,甲状腺恶性肿瘤部分钙化,这些钙化和纤维化会增加肿瘤的硬度,导致乳头状癌质地坚硬,弹性成像表现为Ⅳ型,这种情况在微小癌更多见(图1-24)。还有少量肿瘤周围侵犯较多,肿瘤硬度可能会更硬,弹性成像甚至为Ⅴ型。但并非所有乳头状癌结节都表现为高硬度,用Ⅳ或者Ⅴ型作为诊断标准容易造成误诊。

2. 甲状腺良性结节　一些胶样结节如果内部以液体为主,弹性成像可以表现为典型RGB显像,即结节内部可以观察到红色(RED)、绿色(GREEN)、和蓝色(BLUE),三种颜色呈带状分层分布,这种征象可以成为囊性结节的典型表现。结节性甲状腺肿结节之间的硬度与结节所处不同病程有关,同时组成成分也影响了弹性成像模式,当其发生一系列继发性改变,如出血、纤维化或者钙化时,结节质地发生变化,弹性评分也相应改变。

弹性成像是一项发展中的成像技术,其应用价值还有待不断验证。以应用最为广泛的实时弹性成像为例,其成像结果受限于很多因素,例如操作者的技术。操作者手法不同,成像结果差异很大,尽管目前很多设备都配有压力弹性柱来标准化操作手法,但是很多诊断结果可重复性差,此外,结节本身的位置,病灶大小,结节的液化和钙化都对弹性成像评分有影响。弹性成像作为一项深挖的超声技术,价值还有待发掘(图1-25)。

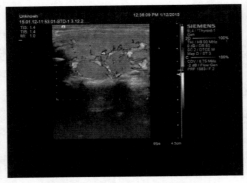

图 1-24　甲状腺癌的弹性成像

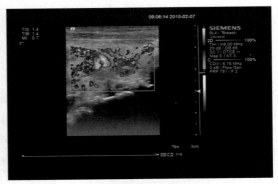

图 1-25　甲状腺良性结节的弹性成像

3. 甲状腺弥漫性病变的超声表现　在甲状腺弥漫性病变,弥漫性甲状腺肿可以表现为等回声,甲亢、慢性淋巴细胞性甲状腺炎多表现为弥漫性回声减低。这些声像图特征也缺乏特异性。彩色多普勒技术有助于甲状腺病变血流动力学的研究。国内外有关弥漫性毒性甲状腺肿(Graves disease)的研究报道较多,且结论一致。甲状腺功能亢进者,甲状腺上动脉流速及甲状腺内动脉流速明显高于甲状腺功能正常者,一般上动脉流速超过 70cm/s,可达 200cm/s 以上,腺内动脉流速达 50~120cm/s,阻力减低。血流量参数增加,为正常的 8~10 倍,甲状腺上动脉及甲状腺内动脉可呈湍流频谱,甲状腺内血流呈"火海征"。经过治疗,甲状腺功能恢复正常时,甲状腺体积缩小,甲状腺内血流减少,甲状腺上动脉及内动脉流速下降。因此,未经治疗的典型 Graves 病单凭彩超即可作出诊断。

甲状腺"火海征"不是甲亢所特有的,在甲状腺功能低下时也可出现。甲减时的"火海征"和流速增高可能与甲减时 TSH 增加刺激甲状腺增生有关,因此当出现"火海征"时应进一步查 TSH 或进行甲状腺核素扫描以明确是甲减还是甲亢。当慢性淋巴细胞性甲状腺炎发展为功能低下且不可逆转时,表现为甲状腺增大、回声减低、边界不清、内部呈网状分叶状改变,甲状腺实质内彩色血流呈"火海征",以动脉性为主。然而甲状腺炎在病变早期可表现为局限性回声减低区,边界不规则,几乎无血流信号,甲状腺可以增大,这时难以与其他甲状腺结节性病变鉴别,晚期又可表现为腺体萎缩,边界不清,回声不均匀,血流信号减少或缺如。单纯性甲状腺肿表现为甲状腺体积增大、边缘变钝、回声可均匀或略粗糙,内部血流信号增加,但流速增加不明显。

四、甲状腺结节的超声检查与细针穿刺抽吸活检

1972 年 Goldberg 首先报道超声引导下细针穿刺细胞学检查(ultrasound guided-find needle aspiration,UG-FNA),其后 1977 年,Walnsh 将此项技术运用于甲状腺结节,由于其安全准确的特点,甲状腺结节超声引导下细针穿刺细胞学检查被广泛应用在甲状腺结节评价上,可以提高甲状腺结节良恶性鉴别准确率。由于细针穿刺抽吸活检操作简单,结果精确,甚至有外国学者把此方法誉为甲状腺结节诊断的"金标准"。

超声引导法是在超声检查明确穿刺目标,在实时监控引导下,穿刺针能够精确进入结节内部,UG-FNA 具有如下优点:实时操作,操作者能够掌握整个过程,定位精确,能够对临床触诊不到的较小肿块进行定位穿刺。还能对呈现可疑征象的部位定向穿刺。

中国《甲状腺结节和分化型甲状腺癌诊治指南》建议:术前 FNAB 检查有助于减少不必

要的甲状腺结节手术,并帮助确定恰当的手术方案。术前通过 UG-FNA 诊断甲状腺癌的敏感度为 83%（65%~98%）,特异度为 90%（72%~100%）,阳性预测率为 75%（50%~96%）,假阴性率为 5%（1%~11%）,假阳性率为 5%（0~7%）。凡是直径 >1cm 的甲状腺结节,均可考虑 UG-FNA 检查。但下述情况下,UG-FNA 不作为常规:①经甲状腺核素显像证实为有自主摄取功能的热结节;②超声提示为纯囊性的结节;③根据超声影像已高度怀疑恶性的结节。直径 <1cm 的甲状腺结节,不推荐常规行 UG-FNA。但如存在下述情况,可考虑行 UG-FNA:①超声提示结节有恶性征象;②伴颈部淋巴结超声影像异常;③童年期有颈部放射线照射史或辐射污染接触史;④有甲状腺或甲状腺癌综合征的病史或家族史;⑤ PET 显像阳性。为提高细针穿刺的准确性,可采取下列方法:在同一结节的多个部位重复穿刺取材;超声提示可疑征象的部位取材;在囊实性结节的实性部位取材,同时进行囊液细胞学检查。

与中国指南不同的是,美国甲状腺协会（ATA）在 2009 年修订的甲状腺结节指南中,首先要求询问患者是否具有甲状腺癌的高危病史。高危因素包括:童年时期放射性暴露史,结节生长迅速,声音嘶哑,声带麻痹,吞咽困难,甲状腺癌家族史或多发性内分泌肿瘤综合征。如果患者具有前述高危因素,则建议对于任何超过 5mm 具有可疑特征的甲状腺结节施行穿刺活检。对于没有前述高危因素的患者,该指南要求下一步（查体或超声检查）检查颈部是否存在异常的淋巴结。如果有,应该对淋巴结本身施行活检,而对可疑的甲状腺结节可以施行或不施行穿刺活检。微钙化对于甲状腺乳头状癌具有高度特异性。因此,建议对所有可见微钙化并且超过 1cm 的结节施行穿刺活检。对于那些不具有前述高危因素、异常淋巴结或微钙化的病例,ATA 建议根据甲状腺结节的内部构成对结节进行分类。将结节分为:完全实性、囊实混合型、海绵状或纯囊性。ATA 建议对所有的超过 1cm 的完全实性的低回声结节施行穿刺活检;超过 1~1.5cm 的等回声或高回声结节可以施行穿刺活检;建议对超过 1.5~2cm 的囊实混合型结节如果具有以下可疑超声特征时施行穿刺活检:不规则边界,微钙化或周围组织浸润;对于不具有上述可疑超声特征的囊实混合性结节,如果超过 2cm 也可以穿刺活检。对于海绵状结构的结节,仅仅在直径超过 2cm 后才考虑穿刺活检。对所有的纯囊性结节 ATA 都不建议穿刺活检。

但是无论哪种指南都对甲状腺结节超声引导下细针穿刺活检的地位进行了阐述,使微小结节利于穿刺,从而增加穿刺准确性,降低穿刺难度,提高诊断精度,利于临床诊断。

根据国际相关标准和国内相关报道,判定 FNA 结果方面采用以下分类（表 1-5）。

表 1-5 FNAB 结果判定

FNAB 结果	结节为恶性的可能性	可能的病变类型
取材无法诊断或不满意	1%~4%	细胞成分太少或仅为炎性成分
良性	0~3%	胶质结节、桥本甲状腺炎、亚急性甲状腺炎或囊性病变
不确定	5%~30%	细胞增生较活跃或滤泡性病变
可疑恶性	60%~75%	可疑乳头状癌、髓样癌、转移癌或淋巴瘤
恶性	97%~99%	乳头状癌、髓样癌、转移癌或淋巴瘤

五、超声引导下的甲状腺结节射频消融

甲状腺超声引导下射频消融是近年来热门的技术,此技术的基础是建立在超声引导下

的 FNA 上的,在此基础上穿刺针附带射频消融功能,可消融较小甲状腺结节,但因此技术存在不能病检的重大缺陷,因此在甲状腺疾病治疗的应用上受到极大制约。在常规甲状腺疾病治疗中不推荐此此治疗方法。

结语　甲状腺疾病超声检查目前已成为临床评估和处理甲状腺疾病的基石,然而要正确评估甲状腺结节并不容易,甲状腺疾病诊疗必须规范化,这不仅包括甲状腺结节的超声扫查过程需要规范化,而且对甲状腺结节的超声评估指标也应该规范化。甲状腺癌合并颈淋巴结转移的发生率较高,因此除了对甲状腺结节本身的评估外,还应该同时对颈部淋巴结进行评估,从而指导手术方案的制订,对临床分期,判断预后及合理制订术后综合治疗的方案提供重要的依据。

(张晓毅　江学庆)

参 考 文 献

1. Gallo M, Pesenti M, Valcavi R. Ultrasound thyroid nodule measurements: the "gold standard" and its limitations in clinical decision making. Endocr Pract, 2003, 9(3): 194-199

2. Wei X, Li Y, Zhang S, et al. Thyroid imaging reporting and data system(TI-RADS)in the diagnostic value of thyroid nodules: a systematic review. Tumour Biol, 2014, 35(7): 6769-6776

第六节　甲状腺肿瘤的 CT 和 MRI 诊断

甲状腺癌已成为内分泌系统最常见的恶性肿瘤,大量病例报道结果显示,术前影像学能够定性诊断的比例约为 70%,提高影像学的诊断率对于甲状腺结节的临床治疗具有重要的意义。

一、CT 检查

(一)CT 检查的应用

CT 检查对甲状腺癌结节内的钙化灶具有很高的敏感性,但也具有一定局限性:对病变周围软组织的细微结构显示不如 MRI 清晰,必须做薄层扫描;对伴有甲状腺功能亢进的甲状腺肿瘤患者,不能用含碘的造影剂,故不能行增强扫描。

(二)正常甲状腺 CT 显像特征

正常甲状腺在 CT 横断面图像上位于环状软骨以下,颈部气管两侧,通过峡部相连,呈三角形均匀的高密度区,境界清楚;左右叶的前后径为 20.5~22.5mm,最宽径为 18.5~20.0mm,纵径为 40.0~50.0mm。因甲状腺滤泡中储存的碘吸收 X 线量多,所以甲状腺在 CT 上显示的密度高于人体所有软组织密度,CT 值为 72~152HU,密度一般均匀,且其边缘光滑完整,与邻近软组织分界清楚。当甲状腺组织发生癌变或其他病变时,贮碘细胞被破坏,甲状腺组织中含碘量下降,形成 CT 图像上的低密度区。甲状腺由于其血供丰富,增强扫描正常甲状腺组织强化显著,密度明显增高(图 1-26)。

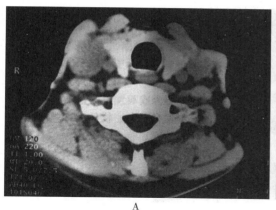 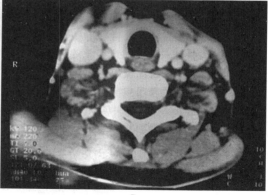

图 1-26 正常甲状腺 CT

平扫（A），增强（B）

（三）甲状腺肿瘤 CT 显像特征

1. 甲状腺腺瘤 通常表现为正常甲状腺实质内的低密度结节，边缘光滑，密度均匀，有包膜，增强扫描时病灶可有增强。病变多为单发。腺瘤可缓慢长大，通常不超过 4cm。腺瘤突然增大可为自发出血所致。少数腺瘤可有钙化，钙化可为颗粒状或不均匀斑块状（图 1-27）。

2. 甲状腺癌 甲状腺癌在 CT 平扫多表现为病变区甲状腺肿大，肿瘤呈形态不规则、边界不清的不均匀低密度区，内可见散在钙化及更低密度坏死区，病变与周围组织分界不清。CT 增强常见不均匀强化，强化低于正常甲状腺组织，能良好显示周围血管，颈总动脉和颈内静脉受累时表现为病变与之分界不清甚至病变包绕血管。甲状腺癌术后复发表现与上述类似。淋巴结转移表现为淋巴结增大，长径与短径比值≤2，淋巴结不均匀强化，可见内部强化减低或无强化区，增大淋巴结边界不清时提示有包膜外侵犯。

3. 特征性改变 甲状腺癌 CT 诊断的观察指标主要有癌灶的密度、癌灶内钙化特点、癌灶边界、强化程度、与周围组织关系和转移情况等：

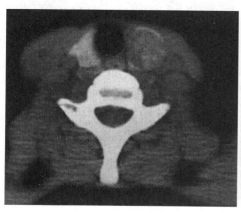 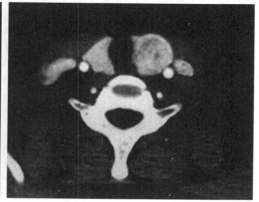

A   B

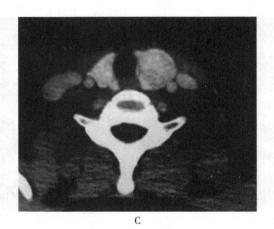

图 1-27　甲状腺腺瘤并出血
A. CT 平扫；B. CT 动脉期；C. CT 静脉期

（1）癌灶的密度：部分学者认为肿瘤的密度不均匀是恶性肿瘤的一个征象，肿瘤组织的非均质性改变有助于非均质性癌的诊断，其病理基础是瘤组织出现囊变、出血、坏死、钙化等，导致 CT 上密度不均匀。但由于甲状腺良性病变也容易发生出血、囊变、钙化等，如结节性甲状腺肿的 CT 诊断就主要依赖于病变成分的不均一性。因此，不能仅就此作为鉴别肿瘤良恶性的依据。增强扫描能更好地显示甲状腺内病灶密度的差异，增强扫描后肿瘤强化环内壁附有明显强化的乳头状结节、强化环不完整或囊壁厚薄不均匀，是甲状腺癌较特征性的表现。

（2）癌灶内钙化特点：甲状腺良、恶性病变出现钙化均比较常见，并不能作为诊断与鉴别诊断的特异征象。钙化形态多种多样，其中蛋壳样、大颗粒状、块状等较大钙化提示病变生长缓慢，多见于良性病变。有学者认为，≤2mm 的细沙粒状钙化是甲状腺癌的特征性表现，尤其是乳头状癌，其病理基础为典型的砂粒体。CT 见肿瘤囊性变及囊壁明显强化的乳头状结节，并有砂粒状钙化，是乳头状癌的特征性表现，其他类型的甲状腺癌无一有此表现，但仅有 10% 左右的乳头状癌有此表现（图 1-28）。

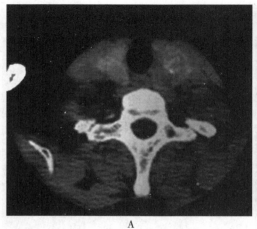
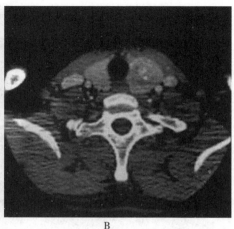

图 1-28　甲状腺癌伴轻度钙化
A. CT 平扫；B. CT 动脉期

（3）癌灶边界：CT增强时,肿瘤周边呈完整的环状均匀强化,是腺瘤较为特性的表现。而瘤周"半岛状"瘤结节及瘤周"强化残圈"征对甲状腺癌诊断具有重要参考价值(图1-29)。

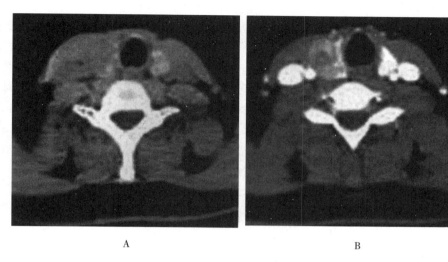

A　　　　　　　　　　　　B

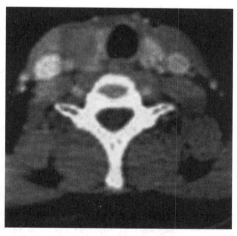

C

图1-29　甲状腺癌突破包膜
A. CT平扫;B. CT动脉期;C. CT静脉期

较多学者认为,甲状腺肿物边缘规则与否是鉴别良、恶性的重要指征。由于瘤细胞向周围组织浸润的深度不同,以及瘤内不规则坏死与尚存血供的瘤组织交替存在,瘤周"半岛状"瘤结节在CT上表现为不规则低密度区周边的"半岛样"强化结节。而瘤周"强化残圈"征在CT上表现为肿瘤周边不完整强化环,甲状腺癌虽很少有包膜,但周围组织受到肿瘤生长的不断刺激而发生反应性纤维增生,从而形成假包膜,假包膜在CT上表现为低密度带。病理上强化环是肿瘤压迫周围正常甲状腺组织形成,且出现率在甲状腺良、恶性肿瘤中差异有显著性,是诊断良性肿瘤的特征性CT表现,恶性肿瘤极少表现为此。

（4）强化程度：正常甲状腺组织含有较高的碘含量，与邻近组织相比，其CT值较高；而肿瘤内还存在有供血动脉，所以会出现较明显的强化。

（5）与周围组织的关系：正常甲状腺表面有完整的双侧被膜覆盖，边缘光滑完整，与邻近组织结构分界清楚。甲状腺周围器官的侵犯是诊断甲状腺癌的确定征象，这点文献报道较多且无异议。正常甲状腺与邻近颈前肌肉及气管壁之间无脂肪间隙，而与邻近食管壁、颈鞘血管存在脂肪间隙。脂肪间隙在CT上显示为无强化的低密度带。甲状腺恶性病变外侵时，脂肪间隙消失。因此一般用甲状腺病变与气管、食管及颈部血管等结构之间的脂肪间隙存在与否为诊断指标，提示上述结构受侵可能。甲状腺三面环绕气管，出现病变时易压迫、推移、侵犯气管。但气管的移位和狭窄不是诊断恶性病变的有力证据，影像学上以局部器官内壁是否光整锐利作为诊断标准，判断气管受侵最为可靠的征象是其管壁呈锯齿状或气管腔内出现软组织占位。由于不同病理类型的恶性程度不同，未分化癌最易侵犯腺外结构，其次是滤泡状癌、鳞癌，乳头状癌侵犯周围比例最小。

（6）转移情况：甲状腺与周围组织和气管之间具有丰富的淋巴网，发生甲状腺癌时易出现淋巴结转移（50%~75%），双侧转移率亦较高（25.9%），主要与肿瘤的病理类型及局部浸润程度有关。最常见转移部位为颈静脉周围淋巴结。头颈部淋巴结一般以5mm作为大小分界标准，越大的淋巴结提示转移的可能性越大。转移性淋巴结可有与原发病灶相似的表现，如乳头状癌的转移性淋巴结可以出现特征性的囊变区、内壁的乳头状结节和多发钙化。尤其是肿大淋巴结内见细沙粒样和斑块样钙化高度提示甲状腺内占位为恶性。淋巴结中央出现坏死区是转移性的特征表现（图1-30）。

二、磁共振成像技术

（一）磁共振成像原理与应用

磁共振成像（magnetic resonance imaging，MRI）信号的强弱有赖于局部组织氢离子的分布及有序排列，能够反映受检部位细胞的功能状态、水分子的微观活动以及局部微循环的通透性，能够在一定程度上反映肿瘤组织的生长及凋亡情况、病灶的组织特点及分布等。

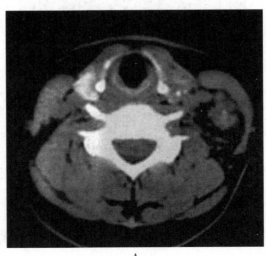

A

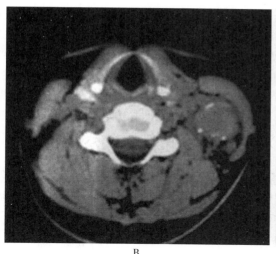
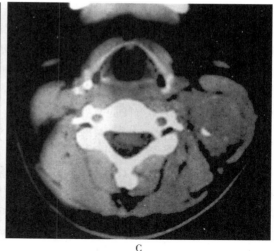

图 1-30 甲状腺癌伴颈部淋巴结转移
A. CT 平扫；B. CT 动脉期；C. CT 静脉期

MRI 可多方位成像，扫描面广，软组织分辨率极佳，能更好地显示病灶本身并有利于发现肿瘤对邻近组织器官侵犯和颈部淋巴结转移；MRI 增强使用的是不含碘的对比剂 Gd-DTPA，可对伴有甲状腺功能改变的甲状腺肿瘤患者进行增强扫描；另外，MRI 可显示出不易发现的小囊变及出血，对甲状腺癌术后有无残留或复发有较高的诊断价值，是甲状腺癌术后随访重要的检查方法。

（二）甲状腺肿瘤的 MRI 显像特征

1. 甲状腺腺瘤 MRI 平扫上 T_1WI 呈境界清楚的低等或高信号强度结节；T_2WI 信号强度升高较明显，边缘光整，病灶较大者周围可见明显包膜，与周围组织分界清晰。增强扫描 T_1WI 上显示稍低信号，增强扫描可见腺体强化，包膜轻度强化。

2. 甲状腺癌 MRI 平扫时同绝大多数腺瘤一样，由于肿瘤细胞内和（或）细胞外自由水增多，在 T_1WI 呈低信号或等信号，如有高信号多为滤泡型腺瘤腺体内胶样物和（或）出血所致，信号表现为不均匀。T_2WI 上为以高信号为主的混杂信号，形态不规则，边缘模糊不清，可侵犯周围组织并淋巴结肿大，Gd-DTPA MRI 增强时强化明显。平扫时部分肿物中心 T_1WI 呈现低信号，T_2WI 呈现高信号，部分病灶可见 T_1WI 及 T_2WI 均为低信号的钙化病灶。增强扫描可见肿瘤呈不均匀强化，与周围组织的界限不清晰，无明显包膜形成，或可见周围血管僵硬、管腔不规则及周围环形强化或不规则强化影。较为特殊的是滤泡状癌可在 T_1WI 和 T_2WI 上均表现为高信号。有学者报道，肿瘤周边在 T_1WI、T_2WI 上均呈"不完整的包膜样"的低信号影是甲状腺癌的 MRI 特征性表现。

3. 甲状腺癌术后复发 MRI 对甲状腺癌术后有无复发有较高的价值，甲状腺癌复发部位 T_2WI 表现为高信号，而术后瘢痕组织则呈低信号。

（三）与周围组织的关系

有学者认为，MRI 鉴别良、恶性甲状腺肿瘤的关键在于相邻结构受侵与否，良性肿瘤相邻结构无受侵表现。在判断甲状腺病变有否气管、食管及颈鞘血管侵犯时,应以局部气管内壁是否光整锐利等 MRI 表现作为诊断标准,气管壁呈锯齿状或肿物突入管腔是确定的受侵征象,以气管、气管 - 食管沟及颈鞘血管与甲状腺之间高信号脂肪间隙消失为诊断指标。肿瘤与邻近食管壁、颈鞘血管之间高信号脂肪间隙消失时,应警惕食管和颈鞘血管受侵的可能性。肿瘤组织对周围的侵犯可表现为淋巴结≥8mm 或呈囊性改变。气管软骨或管腔内 T_2 加权像出现高信号区。食管壁被癌组织侵犯;肿瘤环绕颈总动脉超过 3/4。

(四)磁共振频谱及灌注加权成像

1. 磁共振频谱 磁共振频谱(MRS)是通过分析不同病变内代谢物质量分数的差异来描述病变的特征。实现了影像学由单一形态描述向功能型转变。King 等通过研究证实在甲状腺癌组织(体积 >1cm)中能检测到隆起的胆碱(Cho)峰,而在正常甲状腺组织中并未检测到,并且能经常在甲状腺癌组织中检测到肌酸(Cr)峰,这样就使计算 Cho/Cr 比值成为可能,论证了 ^{1}H-MRS 对于评价体积 >1cm 甲状腺恶性肿瘤是切实可行的技术。

2. 灌注加权成像 灌注加权成像(PWI)是动态团注磁敏感性对比剂示踪 MR 成像技术,对比剂通过毛细血管网引起周围组织磁场的暂时变化,MR 信号强度随之改变,属于外源性示踪技术。能够较准确地反映肿瘤内血管变化和血流动力学的改变,反映肿瘤细胞的增殖能力及分化程度,为肿瘤的良、恶性鉴别提供依据。有学者通过对比研究证明,利用 MR 灌注成像得到的信号强度 - 时间曲线可很好地反映甲状腺肿瘤细胞增殖能力以及确定肿瘤细胞的分化程度,其临床价值相当于检测增殖细胞核抗原(PCNA)——反映细胞增殖力的经典指标,PWI 可为良恶性肿瘤的鉴别提供帮助,并对确定甲状腺肿瘤的治疗方案起决定性作用。

（虞 翌 周 俊）

参 考 文 献

1. 庄奇新,顾一峰,王皖,等.甲状腺癌的 CT 和 MRI 诊断.中国医学计算机成像杂志,2000,6:386-388
2. 张雪林,医学影像学.北京:人民卫生出版社,2006:131
3. 石木兰,罗德红,罗斗强,等.中华影像医学——头颈部卷.北京:人民卫生出版社,2002:318-321
4. 谢榜昆,关玉宝,袁小平,等.甲状腺癌的 CT 表现与病理相关性研究.癌症,2003,22(2):192-197
5. 关玉宝,谢榜昆,袁小平,等.甲状腺癌的 MRI 诊断.癌症,2003,22(7):739-744
6. 叶叔文,吴建超,林黎明,等.甲状腺癌的 CT 和 MR 诊断,浙江临床医学,2007,9(5):711

第七节 甲状腺肿瘤的核素显像诊断

当甲状腺的解剖学改变已不足以满足人们对甲状腺肿瘤诊断的需求时,核素显像作为一种新型功能性显像凸显出其在甲状腺功能改变上的优势,其中甲状腺静态显像和亲肿瘤显像主要用于甲状腺结节良恶性的鉴别诊断,^{131}I 全身显像主要用于甲状腺癌转移病灶探查和核素治疗疗效观察,^{99m}TcO$_4^-$ 由于其不参与甲状腺碘的有机化,且物理性能优良,现已成为甲状腺显像最常用的显像剂。^{18}氟 - 脱氧葡萄糖(^{18}F-FDG)全身显像一般作为 ^{131}I 全身显像的补充。临床上常用的甲状腺核素显像剂及其特性见表 1-6。

表 1-6　常用甲状腺核素显像剂及其特性

显像剂	$T_{1/2}$	主要 γ 射线能量（keV）	适应证	注意事项
^{131}I	8 天	364	甲状腺静态显像尤其是异位甲状腺肿及寻找甲状腺癌转移灶	辐射剂量大,短期内不能重复使用
^{123}I	13 小时	159	甲状腺显像	国内无供货
$^{99m}TcO_4^-$	6 小时	140	甲状腺血流及静态显像,婴儿、儿童均可用	不宜用于胸骨后甲状腺肿显像及寻找甲状腺癌转移灶
^{201}Tl	73 小时	79	结节的良恶性鉴别,寻找甲状腺癌转移灶,显示功能被抑制的甲状腺组织	加速器生产,价格贵,不能随时得到
^{99m}Tc-MIBI	6 小时	140	同 ^{201}Tl	目前常用
^{67}Ga	78 小时	93 185	分化不良的甲状腺癌显像	特异性差,桥本甲状腺炎、淋巴瘤也能摄取
^{99m}Tc-octreotide	6 小时	140	甲状腺髓样癌及其转移灶显像	
^{18}F-FDG	109 分钟	511	未分化甲状腺癌,不摄 ^{131}I 的甲状腺癌及其转移灶等	价格贵,需用 PET 仪显像

一、甲状腺显像

（一）原理

正常甲状腺组织有较强的选择性摄取、浓聚碘或锝的能力。将 $^{99m}TcO_4^-$ 或放射性碘（^{131}I 或 ^{123}I）引入人体后,即可被有功能的甲状腺组织所摄取。引入人体的放射性核素发射具有一定穿透能力的 γ 射线,通过 γ 照相机及单光子发射型计算机断层采集,可得到包括甲状腺的位置、形态、大小和局部功能的图像（图 1-31）。

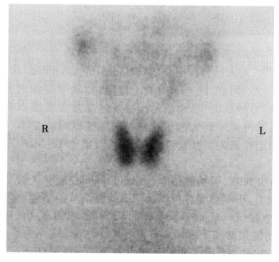

（二）方法

1. 甲状腺静态显像

（1）平面显像:最常用。

（2）断层显像:不常规使用,只用于精确计算甲状腺质量和定位深而小的甲状腺结节。

2. 甲状腺动态显像　反映甲状腺的血流灌注,又称血流显像。

图 1-31　正常甲状腺 $^{99m}TcO_4^-$ 显像

（三）临床与显像特征

甲状腺具有摄取和浓聚放射性碘的能力，$^{99m}TcO_4^-$ 显像代表甲状腺的摄取功能，^{131}I 或 ^{123}I 显像反映甲状腺对放射性碘的摄取和有机化能力；通过显像可以显示甲状腺位置、大小、形态以及放射性分布状况。根据结节的摄取示踪剂（放射性核素）能力与周围正常甲状腺组织的比较在显像上分为热结节、温结节和冷（凉）结节。

1. 热结节　即结节部位放射性分布明显高于周围正常组织，表明此结节组织摄取示踪剂的能力高于周围正常组织，即为热结节。常见于自主功能性甲状腺结节，热结节的恶变几率仅为 1%，故极少数为甲状腺癌。自主功能性甲状腺腺瘤在临床上可以伴有或不伴有甲亢表现（图 1-32）。

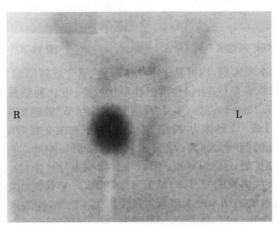

图 1-32　甲状腺"热结节"

2. 温结节　结节组织摄取示踪剂的能力与周围正常甲状腺组织相近，即为温结节。但当冷（凉）结节较小、位置较深，则被较大量的正常甲状腺组织遮挡，使得结节部位的放射性分布与周围正常甲状腺组织差异无显著性。"温结节"常见于甲状腺腺瘤，也可见于分化程度较高的甲状腺癌。温结节的恶变几率平均为 5.3%，多属良性腺瘤。

3. 冷（凉）结节　结节组织对核素的摄取能力低于周围正常组织或不摄取，表现为放射性分布稀疏或缺损区，即为冷（凉）结节。"冷结节"是甲状腺腺瘤较常见的显像类型，见于甲状腺囊肿、结节性甲状腺肿、甲状腺炎、甲状腺癌及腺瘤囊性变、出血、钙化等。在冷结节中，甲状腺癌占 5%~10%，常规甲状腺显像检查时颈部淋巴结不显影。当甲状腺显像为冷结节时，进行甲状腺亲肿瘤显像有助于结节良恶性的鉴别诊断（图 1-33、图 1-34）。

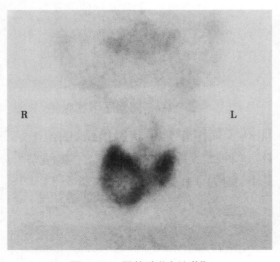

图 1-33　甲状腺"凉结节"

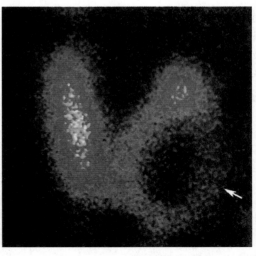

图 1-34　甲状腺"冷结节"

二、甲状腺亲肿瘤显像

（一）临床应用及影像特征

在甲状腺静态显像显示结节部位为放射性分布稀疏区或缺损区时,可进一步注射亲肿瘤显像剂并显像,如出现放射性填充现象时,视为亲肿瘤显像阳性,提示该结节恶性病变的可能性较大。

（二）显像剂及显像原理

不同类别的亲肿瘤显像剂阳性提示不同类别的甲状腺癌,如 ^{201}Tl、^{99m}Tc-MIBI 显像阳性提示分化型甲状腺癌,其特异性为 70%~80%,少部分良性结节也可以显像阳性;如 ^{99m}Tc-DMSA 显像阳性提示甲状腺髓样癌,其灵敏度大于 80%,特异性 100%。常用的几种显像剂的显像原理见表 1-7。

表 1-7 常用的几种显像剂的显像原理

显像剂	显像机制
^{201}Tl	^{201}Tl 的生物行为类似 K^+,甲状腺癌细胞膜上 Na^+/K^+ATP 酶活性增强,另外,肿瘤组织生长快、局部血供丰富,造成阳性显像结果
^{99m}Tc-MIBI	^{99m}Tc-MIBI 为正 1 价脂溶性化合物,细胞内线粒体内膜负电位是促使 ^{99m}Tc-MIBI 浓集的主要原因,甲状腺癌组织代谢快、线粒体增殖明显,使得显像呈阳性
^{99m}Tc-DMSA	^{99m}Tc-DMSA(二巯基丁二酸)被肿瘤细胞浓集的机制还不清楚,可能与其进入肿瘤组织后水解产生锝酸根有关
^{131}I-MIBG	甲状腺癌 ^{131}I-MIBG(间位碘代卞胍)的摄取可能是通过胺类物质 I 型摄取机制(主动摄取)、II 型摄取机制(弥散作用)或存在肾上腺素能受体实现。该方法也可出现假阴性和假阳性的结果,亲肿瘤显像阴性不能完全除外甲状腺癌

三、甲状腺 ^{18}F-FDG PET/CT 显像

（一）显像原理

^{18}F-FDG 为葡萄糖的类似物,是葡萄糖代谢的显像剂。^{18}F-FDG 衰变过程中发射正电子。血液中的 ^{18}F-FDG 也经细胞膜上葡萄糖转运体(GLUT)进入细胞,在细胞内通过己糖激酶的作用生成 6- 磷酸脱氧葡萄糖(FDG-6-P),其不被细胞内的酶进一步代谢,因此在细胞内堆积,其数量与病灶细胞对葡萄糖摄取和利用能力相一致,恶性肿瘤的这种能力异常增高。

（二）临床应用

^{18}F-FDG PET/CT 主要用于血清 Tg 水平升高但 ^{131}I 全身扫描阴性的甲状腺癌随访,可以探测局部复发和远处转移癌灶。若癌灶分化好、摄 ^{131}I 能力高则 ^{18}F-FDG 浓聚程度低,若癌灶分化差、摄 ^{131}I 能力低则 ^{18}F-FDG 浓聚程度高。必须指出,相当部分甲状腺良性病变可以

浓聚 ^{18}F-FDG，特别是甲状腺腺瘤，可以表现很高的 ^{18}F-FDG 摄取，另外，咽部组织的 ^{18}F-FDG 非特异摄取（尤其是咽部炎症以及显像剂注射后患者说话时），咽淋巴环的摄取、胸腺的摄取（容易误诊为纵隔淋巴结转移）和颈部肌肉的摄取（特别是年轻女性在注射显像剂后肌肉紧张）也容易干扰甲状腺的 PET/CT 结果。甲状腺 PET/CT 的假阴性主要见于生长慢、分化好的病灶或过小的原发或转移灶。

一般情况下不主张常规使用 ^{18}F-FDG PET/CT 检查诊断原发甲状腺癌，尤其是分化好的甲状腺滤泡癌和甲状腺乳头状癌，但对于未分化癌、髓样癌，术前的 ^{18}F-FDG PET/CT 检查有一定意义。

四、^{131}I 全身显像

分化好的甲状腺癌与正常甲状腺组织相似，能选择性摄取和浓聚碘。在去除正常甲状腺组织 [手术和（或）^{131}I 治疗] 或给予促甲状腺激素（TSH）刺激后，约 75%~80% 的甲状腺癌复发或转移灶具有摄取 ^{131}I 功能，故将一定量的 ^{131}I 引入体内后进行全身显像，可检出甲状腺癌复发或转移灶（图 1-35、图 1-36）。转移病灶可出现在甲状腺、淋巴结、肺、骨、肾、脑等部位，最常见于颈部淋巴结、骨、肺。

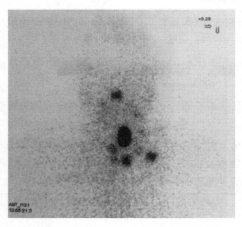 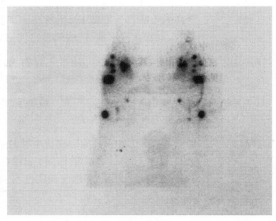

图 1-35　分化型甲状腺癌 ^{131}I 局部显像　　图 1-36　分化型甲状腺癌 ^{131}I 全身显像提示多发转移

（一）检查方法

检查前应停服甲状腺激素及影响甲状腺摄碘功能的药物和食物 2~4 周。当血清 TSH>30mU/L 时显像效果较好，如采用注射 TSH 的方法可不停用甲状腺激素药物。

1. 诊断剂量法　治疗前给患者空腹口服 74~185MBq（2~5mCi），24~48 小时后采用单光子发射计算机断层成像术（SPECT）进行前、后位全身显像，通常一旦发现转移病灶后，立即给予 ^{131}I 治疗。有学者认为，由于先给予诊断剂量的 ^{131}I 后可能产生"顿抑"效应，甲状腺癌病灶或残余甲状腺组织摄取 ^{131}I 功能受到抑制而明显降低，从而影响疗效。一些学者经过临床实践后认为，74~111MBq（2~3mCi）的小剂量 ^{131}I 不会引起"顿抑"效应，但由于给予剂量较低可能影响病灶的检出。

2. 治疗剂量法　给予 ^{131}I 3.7~7.4GBq（100~200mCi）治疗后 5~7 天进行前、后位全身显像。

（二）显像特征

大多数甲状腺癌的复发或转移灶均可浓聚 ^{131}I，在图像上表现为大小、形态、数量、部位及浓集程度不同的示踪剂浓聚灶。SPECT 与 CT 图像同机融合技术，可以对可疑病灶进行准确定位，同时 CT 图像还可能提供病变部位的形态学信息，从而改进单纯 ^{131}I 平面显像的局限性，提高诊断的灵敏度和特异性。

除甲状腺癌复发或转移灶外，一些组织和器官的生理性摄取经常发生，如唾液腺、胃、肝脏等，尤其应注意舌下腺、颌下腺、腮腺显像应与相应部位淋巴结转移相鉴别。^{131}I 全身显像时尚可见到一些假阳性病灶。尽管并不多见，但它的存在或多或少干扰了甲状腺转移癌的诊断和治疗，甚至造成患者接受不必要的照射，故应该对体内摄 ^{131}I 的病灶进行分析。假阳性产生的原因包括：生理性摄取，病理性浓聚，分泌物的体内潴留以及外部污染。由于 SPECT 显像的分辨率较低，通常小于 1cm 的病灶容易漏诊导致假阴性结果。

（三）临床应用

^{131}I 全身显像常用于甲状腺癌患者术后或 ^{131}I 治疗前肿瘤灶残余、复发或转移的探查，对选择治疗方案及确定治疗剂量具有极其重要的参考价值；此外，^{131}I 全身显像还被用于甲状腺癌患者治疗后的随访。^{131}I 全身显像诊断甲状腺癌复发或转移的敏感性为 42%~62%，特异性高达 99%~100%。如病灶有明显的 ^{131}I 摄取，是进行大剂量 ^{131}I 治疗的指征；相反，如病灶摄 ^{131}I 功能较差，则预示 ^{131}I 治疗效果差；如未见病灶浓聚 ^{131}I，则不适宜 ^{131}I 治疗，应考虑选择其他治疗方案。治疗前进行诊断剂量的 ^{131}I 全身显像不仅可帮助临床医生筛选适宜 ^{131}I 治疗的病例，而且还可根据显像发现的转移灶部位来确定治疗剂量。大剂量 ^{131}I 治疗后 1 周，还可进行治疗剂量的 ^{131}I 全身显像，评价甲状腺癌复发或转移灶的摄 ^{131}I 情况；此外，还可能发现比诊断剂量的 ^{131}I 全身显像更多的病灶。有研究表明，治疗剂量的 ^{131}I 显像较诊断剂量的 ^{131}I 全身显像更易发现病灶。治疗剂量的 ^{131}I 显像实施简便，患者无需另外服用显像药物，不会给患者带来附加的辐射损伤。

^{123}I 在甲状腺显像组织吸收剂量较小，是相同剂量 ^{131}I 的 1/15；无"顿抑"效应，诊断剂量的 ^{123}I 不会影响病灶对 ^{131}I 的摄取；可早期显像且图像质量好，有希望代替 ^{131}I 用于甲状腺癌患者的治疗后的随访并指导是否进一步行 ^{131}I 治疗。

综上所述，各种影像学检查方法因其成像原理不同，均有自身的优势，又有一定的局限性，但无论何种检查工具或经验丰富的医师检查均无法做到 100% 的准确，临床医师应根据患者个体差异及特点选择合适的影像工具，在影像检查的基础上结合其他指标进行综合诊断。

（虞　翌　程小杰）

参 考 文 献

1. 冯学民. 甲状腺癌的影像学研究进展. 国际放射学核医学杂志,2006,30(5):275-280

2. 周前,屈婉莹. 中华影像医学影像核医学卷. 北京:人民卫生出版社,2002:245-259

3. 谭建. 核医学在甲状腺癌诊断和治疗中的应用. 中国实用内科学杂志,2007,27(17):1339-1342

第八节 甲状腺癌的流行病学研究

一、甲状腺癌的发病率

国际癌症研究权威机构发布:近 30 年来,甲状腺癌发病率在世界范围内明显增加,约占所有诊断恶性肿瘤的 1%;全球甲状腺癌发病率呈逐年增加趋势,且增长速度较快。是近 10 年 7 种增长较快的恶性肿瘤之一,排在第 3 位;全球甲状腺癌发病率女性为 3.3/10 万,男性为 1.3/10 万。发达国家甲状腺癌发病率更高。明显高于发展中国家,二者比值为:女性 5.5/10 万:2.6/10 万,男性 2.2/10 万:1.0/10 万。从全球各国甲状腺癌发病情况看,韩国最高,为 67.9/10 万,非洲各国的甲状腺癌发病率最低,发病率在 0/10 万 ~3.9/10 万之间。美国派流行病监测计划(Surveillance,Epidemiology,and End Results Program,SEER)数据库显示,美国甲状腺癌发病率由 1975 年的 4.9/10 万增长至 2009 年的 14.3/10 万,发病率增长了近 3 倍,同时主要表现为甲状腺乳头状癌的增长,发病率从 3.4/10 万增长至 12.5/10 万。全球分化性甲状腺癌呈逐年上升趋势。尤以乳头状癌增加明显。1990 年后发生的分化性癌有如下特点:主要为微小乳头状癌,男性发病率也有增加;乳头癌与滤泡癌比例由 4 倍增加到 10 倍。学术界公认,上述发现与广泛使用颈部 B 超、甲状腺癌筛查及早期诊断有直接关系,但诊断技术的改进不能解释全部变化。

据美国癌症协会统计,甲状腺癌发病率已从 20 年前的 13 位,逐年上升至 2010 年女性恶行肿瘤发病率的第 5 位。2013 年全美男性甲状腺癌发病率为 6.1/10 万,而女性发病率则高达 18.2/10 万,预计 2014 年甲状腺癌新发病例 62 980 人,死亡人数 1890 人,比 2013 年明显上升。2013 年韩国报道也表明,甲状腺癌发病率已经超过乳腺癌,成为韩国女性恶性肿瘤发病率的第一位。

2008 年,我国国务院批准成立国家癌症中心,首要任务是完善我国肿瘤登记报告系统。根据全国 32 个肿瘤登记处结果:① 2003—2007 年,中国甲状腺癌发病率和病死率呈上升趋势,每年分别以 14.51% 和 1.42% 的速度上升;②甲状腺癌发病率(标准化后)为 2.89/10 万,世界为 3.31/10 万;③甲状腺癌病死率(标准化后)为 0.21/10 万,世界为 0.29/10 万;④甲状腺癌分别占恶性肿瘤发病率和病死率的 1.67% 和 0.20%;⑤女性发病率和病死率明显高于男性,分别为男性的 3.38 倍和 1.75 倍;⑥城市人口发病率和病死率高于农村。

据 2014 年第六届全国甲状腺肿瘤学术大会报告,2003—2013 年来,我国甲状腺癌的发病率增长了约 4.6 倍。目前国内平均甲状腺癌发病率为 7.7/10 万,其中女性甲状腺癌发病率为 8.28/10 万,居女性恶性肿瘤发病率的第 8 位。北京甲状腺癌发病率为 15.74/10 万,比 2003 年(3.19/10 万)上升 393.42%;杭州男性甲状腺癌发病率为 19.0/10 万,女性发病率则高达 31.1/10 万。

另一组数据显示,中国北京市甲状腺癌发病率由 1995 年的 1.6/10 万上升至 2010 年的 9.9/10 万,增长了 518.8%;天津市甲状腺癌发病率由 1981 年的 1.2/10 万增长至 2006 年的 4.1110 万,女性从 1.8/10 万增加到 6.6/10 万,增长了 266.7%。

甲状腺癌包括乳头状癌、滤泡状癌、髓样癌、未分化癌、甲状腺罕见原发肿瘤等,现分别介绍其流行病学特点于下:

（一）甲状腺乳头状癌

甲状腺乳头状癌（papillary thyroid carcinoma，PTC）是甲状腺癌中最常见的类型。在美国和世界上许多其他国家，其发病率在绝对数量以及其他甲状腺肿瘤的比例方面均稳定上升。美国的乳头状癌年发病率在过去30年里几乎增长了2倍，1983年为2.7/10万，而2013年达到7.9/10万，据统计，1983年乳头状癌占所有甲状腺恶性肿瘤的74%，2013年该比例上升到87%，近期已高达90%以上。欧洲意大利的国家甲状腺癌诊治参照中心（Pisa大学）报告，在1979—2014年的35年间，甲状腺癌（主要为乳头状癌）明显增加，尤其1990年后增加迅速。乳头状癌常见于女性，欧美国家男女性别比约为1:3，亚洲国家一般为1:（6~9），男女发病率均有增长，但女性增长得更为显著。

发病率增长可能有以下几个原因，首先是超声检查的广泛应用，可以检测到小至0.2cm的甲状腺微小结节，并可在超声导引下对这些微小结节进行FNA检查，能够查出无临床表现、<1cm的隐匿性乳头状癌。隐匿性癌在普通人群尸检中常见，实际上，1cm或更小的乳头状癌约占发病率增长的50%，另50%增长仍来自1cm以上的肿瘤；其次，此增长可能是由于组织学分类的调整，一些以往分类为滤泡癌的病例，因其具有乳头状癌核的特征性而被分类为乳头状癌的滤泡亚型。与二三十年前相比，局部呈现乳头状癌核特征的肿瘤更可能被诊断为恶性，这可能并不是发病率增长的全部原因，因为标准的修改既影响了滤泡亚型乳头状癌，也影响了常见的乳头状癌。其他可能导致发病率上升的因素包括较为常见的暴露于射线和高碘饮食。

从世界范围内来讲，乳头状癌的发病率具有显著的地域性差异，很大程度上与不同地区甲状腺癌的总体发病率不同有关。发病率在不同种族间也不同，美国在1973—2003年，白种人女性的平均发病率为11.5/10万，男性为4.8/10万；黑种人女性发病率为8.1/10万，男性为3.7/10万，可见白种人发病率高于黑种人。以色列犹太人发病率也较阿拉伯人高。

尽管乳头状癌少见于儿童，但仍占此年龄段甲状腺肿瘤的绝大多数。青春期及青壮年发病率迅速上升，女性40~50岁达最高峰，男性50~70岁为最高峰。乳头状癌确诊时平均年龄46岁，滤泡状癌为50岁，而未分化癌为71岁。

（二）甲状腺滤泡状癌

甲状腺滤泡状癌（follicular thyroid carcinoma，FTC）是甲状腺癌中继乳头状癌之后第二种常见肿瘤。过去20~30年间所收集的数据表明，常见类型和嗜酸性滤泡状癌约占所有甲状腺癌病例的15%。最近几年，该数据降到了10%左右。此下降趋势可能有以下几个原因：首先，甲状腺乳头状癌的发病率在世界大多数国家都在上升，过去30年里，在美国的发病率几乎达到了以前的3倍，使得滤泡状癌所占比例相应地减少了；其次，滤泡状癌发病率较高与饮食碘缺乏有关。通过在食盐及其他食品中广泛加碘，严重缺碘有很大程度的下降或已消失；再次，在20世纪80年代末期到20世纪90年代早期，对于滤泡型乳头状癌的诊断标准得以进一步认识，因此许多以往诊断为滤泡状癌的病例，现在则被诊断为乳头状癌。

根据存活率、流行病学和最终转归登记，美国1983—2013年甲状腺滤泡状癌的每年发病率约为0.8/10万。过去的几十年间滤泡状癌的绝对发病率并无明显变化。

75%~80%的滤泡状癌是常见类型，20%~25%是嗜酸细胞亚型。女性受累较男性常见，常见类型滤泡状癌女性受累稍多,女性与男性之比为 2.5∶1,而嗜酸细胞型女性与男性之比为 1.7∶1。此肿瘤罕见于儿童。其发生率随年龄增大而上升,在 40~50 岁时常见类型滤泡状癌达到发病高峰,而嗜酸细胞亚型发生率在 50 岁以后继续升高。实际上,50% 以上的嗜酸细胞性滤泡状癌患者被诊断时大于 60 岁。

(三)甲状腺髓样癌

在不同的研究中,甲状腺髓样癌(medullary thyroid carcinoma,MTC)的发病率为 3%~12%。在美国,髓样癌占甲状腺恶性肿瘤的 3%~4%。髓样癌可为散发性或遗传性。大多数是散发性病例,发病年龄峰值在 40~60 岁。遗传性病例为常染色体显性遗传。大多数报道中男女性别比大致相等,但散发病例中女性发病率稍高。

1. 遗传性甲状腺髓样癌 遗传性甲状腺髓样癌占所有病例的 15%~30%,发病率约为 1/30 000。其有 3 种亚型:多发性内分泌肿瘤 2A 型(MEN2A)、多发性内分泌肿瘤 2B 型(MEN2B)和家族性髓样甲状腺癌(FMTC)。MEN2A 最常见,占家族病例的 75%~90%。FMTC 和 MEN2B 分别约占 15% 和 5%。遗传性髓样癌发病年龄一般较轻,典型的为 20~30 岁或更早,这取决于其特定的突变。由于分子生物学检测 RET 种系突变的应用,现在多数遗传性病例在早年可得到诊断和治疗。不过,甲状腺髓样癌仍然是 MEN2A、MEN2B 和 FMTC 患者最常见的死因。

(1)MEN2A:以甲状腺髓样癌、嗜铬细胞瘤和原发性甲状旁腺增生为特征。髓样癌常为 MEN2A 的首发临床表现,在受累家系中的外显率为 90%~100%,发病年龄通常低于 20 岁。约 50% 的 MEN2A 患者伴有嗜铬细胞瘤,10%~30% 的患者由于甲状旁腺增生而表现出甲状旁腺功能亢进症。极少数 MEN2A 病例伴皮肤苔藓样淀粉样病或先天性巨结肠症。

(2)MEN2B:患者 100% 会发展成甲状腺髓样癌,约 50% 的病例会发展为嗜铬细胞瘤。家族型病例以马方综合征、黏膜神经瘤、胃肠道神经节瘤病和角膜神经异常增厚为特征。受累个体罕见发生甲状旁腺增生。髓样癌通常发生在 10 岁以前。由于 MEN2B 发病早,并且很快进展为转移性,由此它是遗传性髓样癌中最为恶性的类型。

(3)FMTC:以仅患甲状腺髓样癌为特征。FMTC 通常在 40~60 岁发病,这种髓样癌通常表现为惰性临床病程。用于诊断 FMTC 的严格标准有助于避免将少数家族型 MEN2A 也错误地归类于 FMTC。诊断标准是:①在一个家族中超过 10 名携带者;②多数携带者或受累家族成员 >50 岁;③受累家族成员或髓样癌高危者无嗜铬细胞瘤或甲状旁腺功能亢进的证据。这些标准会将少数 FMTC 错误地归类为 MEN2A,但是可以减少漏诊嗜铬细胞瘤的可能性。

2. 散发性甲状腺髓样癌 散发性甲状腺髓样癌缺乏髓样癌以及与多发性内分泌肿瘤综合征相关的其他疾病的家族史。散发性病例比遗传病例更为常见,占所有髓样癌病例的 70%~85%。虽然大多数病例源自体细胞突变,但 1%~10% 或者更多表现为散发性的病例显示 RET 基因的种系突变,理应将它们的诊断修正为遗传性髓样癌。很多这样的个体具有自发的种系突变,因而成为家族性甲状腺髓样癌的始发者。

(四)甲状腺未分化癌

甲状腺未分化癌(undifferentiated thyroid carcinoma,UTC)好发于老年人,平均发病年龄

约 71 岁,诊断时的年龄低于 60 岁的患者少于 25%,40 岁以下少见。女性多见,女性与男性之比为(1.5~2.5):1。

甲状腺未分化癌在不同地区其发病率不同,在大部分地区占甲状腺癌的 1%~2%。在欧洲部分地区及部分碘缺乏性甲状腺肿地区发病率可达 8%。部分研究显示,较高的发病率与经济水平低有关,这可能与未分化癌的前身病变(即分化型甲状腺癌)的诊断及治疗不及时有关。

以前的部分资料显示 UTC 占甲状腺癌的 5%~10%,现在看来 UTC 的发病率远没有如此之高。并且,近年来未分化癌的发病率正在逐渐降低,导致其发病率降低的可能因素有:①加碘盐的使用减少了地方性甲状腺肿的发生;②对分化型甲状腺癌的早期诊断与治疗,使分化型癌进展为 UTC 的机会减少;③免疫组化、超微结构观察及分子生物学等方法的应用,使我们对低分化癌、髓样癌及淋巴瘤有了更准确的认识,并将它们从未分化癌中分离出来。

(五)甲状腺罕见原发肿瘤

1. 黏液表皮样癌 黏液表皮样癌是一种恶性上皮性肿瘤,占甲状腺恶性肿瘤的 0.5% 以下。女性较男性多见(比例约为 2:1)。年龄分布上呈 20~40 岁、60~80 岁好发的双峰型分布。

2. 硬化性黏液表皮样癌伴嗜酸性粒细胞增多 硬化性黏液表皮样癌伴嗜酸性粒细胞增多是一种极为少见的原发性甲状腺肿瘤。肿瘤在伴有大量嗜酸性粒细胞和淋巴细胞、显著的硬化性背景中呈表皮样和腺样分化。目前报道不超过 50 例。发生于成人,多见于女性。

3. 鳞状细胞癌 甲状腺原发的鳞状细胞癌完全由鳞状上皮分化的细胞组成,没有黏液样细胞,但必须排除邻近器官肿瘤的直接侵犯,如喉、器官或食管鳞癌。鳞状细胞癌占甲状腺恶性肿瘤的 0.5% 以下,大部分患者年龄为 50~70 岁,女性与男性比例约为 2:1。

4. 黏液癌 甲状腺黏液癌的特征是肿瘤细胞呈巢状,漂浮于大量细胞外黏液形成的黏液湖中。甲状腺黏液癌非常罕见,对其流行病学知之甚少。

二、甲状腺癌的致病因素

(一)家族史

约 5% 的甲状腺癌患者有同种类型甲状腺癌家族史。通常在乳头状癌中,家族性非髓性甲状腺癌最常见,占所有乳头状癌发病的 6.2%~10.5%。家族性的甲状腺癌通常比散在发生的甲状腺癌预后差。甲状腺癌也可见于基因存在某些缺陷者,比如乳头状癌可见于家族性腺瘤性息肉病,多发性内分泌腺瘤 2 型及其亚型 Gardner 综合征患者中。

(二)放射性辐射

放射性辐射是目前唯一确定的致甲状腺癌危险因素,如原子弹爆炸、前苏联切尔诺贝利核泄漏事故、日本福岛核泄漏等灾难性事件等。位于乌克兰首都基辅附近的切尔诺贝利核电站于 1986 年 4 月发生大爆炸之后,白俄罗斯女性甲状腺癌患者的数量增加了 12 倍。数据显示甲状腺癌患者数量的大幅增长始于 1986 年。在 1980—1986 年间,高危地区 14 岁以下女孩每 100 000 人中只有 0.15 例确诊甲状腺癌;而在 1997—2001 年间,该比率上升到了

43.84，同龄男孩的甲状腺癌发病率则从 0.08 上升到了 18.81。另外，儿童期接触诊断性放射线检查与成年后甲状腺癌发病、既往头颈部放射性接触史与甲状腺癌的发病均存在关联。

（三）摄入碘过量与不足

碘过量与不足均有可能导致甲状腺癌的高发，过量的碘摄入可能与甲状腺乳头状癌的增长有关，碘缺乏可能与滤泡性癌的高发有关。强化食品中的碘摄入与甲状腺癌的患病未发现统计学的关联，OR（95% CI）值为 0.49~1.60。

（四）BMI 及肥胖

一项针对 BMI 的 Meta 分析表明，BMI 与甲状腺癌的发病存在关联，BMI 值高易发病。Kitahara 等分析了 32 万例儿童 7~13 岁时的身高和 BMI 与其成年后甲状腺癌的关系，得出儿童期 BMI 与成年后甲状腺癌的发病存在相关性。Wolinski 等的 Meta 分析表明，在肢端肥大症患者中，甲状腺结节以及甲状腺癌的发生风险与对照组相比均增高。有研究表明，肥胖者或代谢性疾病患者体内的胰岛素抵抗或高胰岛素血症能够诱导甲状腺癌的发生。

（五）其他

关于饮食因素与甲状腺癌关联性的研究亦有报道，烟熏及腌制海产品、油脂、奶酪、淀粉等的过多摄入均可能增加甲状腺癌的发生风险，但仍需要进一步深入研究；关于女性生殖因素（如产次、处方性激素的使用、月经周期是否规律以及停经状态等）与甲状腺癌相关性的研究未发现较一致的结论。

三、甲状腺癌的预后及预后因素

甲状腺癌患者大多有 10~30 年生存期，因而多数研究涉及的甲状腺癌预后因素是指影响甲状腺癌复发的因素，而非影响生存的因素。

（一）性别与年龄因素

女性甲状腺癌发病率约为男性的 3 倍，但男性患者甲状腺外组织侵犯率、远端转移率、复发率及死亡率均高于女性。甲状腺癌患者确诊时的年龄影响预后，确诊时年龄大于 40 岁复发的风险会增加，确诊时年龄 <20 岁的患者，一般分期较晚且容易发生局部及远处转移，但是该年龄组的死亡率并不高，40 年的随访结果显示甲状腺归因死亡率仅为 2%，但发病年龄在 10 岁及以下的甲状腺癌患者一般恶性程度较高，预后较差，死亡率高。

（二）病理类型

恶性肿瘤的病理组织学类型是患者预后的一个重要决定因素。分化好的甲状腺癌预后通常很好，髓样癌预后较好，未分化癌通常预后很差。对于甲状腺乳头状癌，根据其组织学结构特征的不同又可分为很多亚型。高细胞型（长是宽的 2 倍）通常与疾病高分期相关，与典型的乳头状甲状腺癌相比，此类型甲状腺癌通常会在高龄人群中发病，通常发生局部或远处复发的风险较高，最后总体生存率较差。

尽管分化型甲状腺癌预后很好，但在随访近 30 年的过程中，约 30% 的甲状腺癌患者会

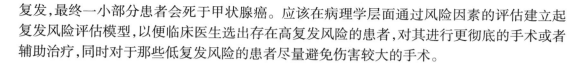

复发,最终一小部分患者会死于甲状腺癌。应该在病理学层面通过风险因素的评估建立起复发风险评估模型,以便临床医生选出存在高复发风险的患者,对其进行更彻底的手术或者辅助治疗,同时对于那些低复发风险的患者尽量避免伤害较大的手术。

(三) 肿瘤大小

肿瘤大小与甲状腺乳头状癌患者的预后相关。肿瘤越大越容易发生局部或远端转移。小于 1cm 的甲状腺癌通常不会致死,有研究表明小于 1cm 甲状腺微小癌患者的死亡率在 0~2.2% 之间。然而,甲状腺癌的复发风险以及归因死亡率与肿瘤大小却呈线性相关。

有研究表明,与 >4.5cm 的甲状腺癌患者相比,直径小于 1.5cm 的甲状腺癌患者 30 年归因死亡率仅 0.4%,而前者高达 22%。但也有研究表明原发灶直径是否大于 5cm 只会影响甲状腺癌的复发率,而对生存没有影响,肿瘤大小与甲状腺癌患者生存结局的关系需要进一步研究。

(四) 淋巴结转移

临床就诊时即发生淋巴结转移的构成比在不同研究中的结果不一致,主要原因是采用不同的检查方式或手段对于确定淋巴结是否转移有很大影响。在超声广泛应用之前,大约 15%~30% 的患者局部淋巴结转移,随着超声发现小结节能力的逐渐增强,使当前淋巴结转移发现率有轻微上升。

淋巴结转移对于患者预后的影响,目前并未获得一致性结论。有研究表明,出现淋巴结转移对于 45 岁以下甲状腺癌患者的生存率没有影响,只会增加局部复发风险,对于 45 岁以上的患者,淋巴结转移会增加患者的死亡风险。

四、甲状腺癌发病率快速增长的原因分析

针对全球甲状腺癌发病率快速增长的主要原因,目前有两种观点,第一种观点认为,新的影像学检查技术广泛应用、检查设备敏感性的提高、穿刺活检技术的发展、手术方式的改变、病理组织学分类标准的变化及医疗资源可及性的提高等因素是甲状腺癌发病率增长的主要原因,这种由于过度检查或分类标准的改变导致的检出率(发病率)增高并非真正意义上的增高;第二种观点认为,过度检查等是导致甲状腺癌发病率增高的原因之一,但不是唯一原因,仍存在其他需要进一步研究确认的真实的"危险因素"。

美国学者 Davies 和 Welch 等的研究支持第一种观点,认为过度诊断是美国甲状腺癌发病率增长的首要原因。其理由为:①美国 1975—2010 年 35 年间甲状腺癌发病率持续增长,但其间死亡率却一直保持平稳,未见增长;②女性甲状腺癌检出率约为男性的 3 倍,但从全死因尸检中发现的女性甲状腺癌患病率却低于男性患病率,显示过度诊断在女性中更为突出;③甲状腺癌发病率的增长主要表现为直径 2cm 或比其更小的甲状腺微小癌的增长。

但持第二种观点的研究者认为:①甲状腺癌的生存期很长,35 年的时间还不足以发现发病率增长对于死亡率的影响;②尽管甲状腺癌发病率增高,但是由于治疗水平的提高导致其死亡率并未增长。

对上述两条理由,Davies 和 Welch 也再次给出了反驳意见,假如 35 年时间还不足以发现发病率增长对于死亡率的影响则表明,甲状腺癌的诊断带来的领先时间必须长达 30 多年,才能保证死亡率在这个过程中没有变化;此外,假如由于治疗水平的提高导致了尽管发病率增长但死亡率却未见增长这一观点成立,那么则表明,治疗水平的提高恰好抵消了发病率增长带来的死亡率增长,才能保证 30 多年中死亡率一直保持平稳状态。

但是 B 超成像系统对于甲状腺癌的鉴别诊断能力有限,因而,单纯 B 超灵敏度的提高或者广泛应用似乎并不能最终导致甲状腺癌发病率的高增长。但是在 20 世纪 90 年代甲状腺细针穿刺活检技术的应用使之成为可能,因为细针穿刺活检能够在细胞水平上鉴别结节的良恶性。

换句话说,一方面 B 超灵敏度的不断提高使得甲状腺结节检出率增加,因而更多的人不得不去接受细针穿刺活检对于结节做出良恶性的判断,从而使更多的无症状的甲状腺微小癌被检出,进而也导致了甲状腺癌手术量的快速增长。在美国,甲状腺全切术为甲状腺癌推荐手术方式,因而手术量的快速增长可能会导致术后发现的偶发癌数量增加。

美国学者 Sosa 等的研究结果支持上述结论,其研究指出美国甲状腺癌发病率的增长与甲状腺细针穿刺及甲状腺癌手术量的快速增长相关。甲状腺癌发病率的增长主要表现为直径 1cm 或比其更小的甲状腺微小癌的增长,该结论支持影像学检查的进步及广泛应用是甲状腺癌快速增长的主要原因。

但是反对者的意见认为,假如由于检查技术手段的提高导致了更多的微小癌检出的话,则分期较晚或直径较大的甲状腺癌检出率本应该下降,而目前的研究结果表明不仅仅甲状腺微小癌的发病率在增长,直径大于 4cm 的,一些恶性程度高的甲状腺癌类型以及较晚期的甲状腺癌发病率也在增长,表明除了影像学技术提高是导致甲状腺癌高发的因素之外,仍有其他因素导致了甲状腺癌的实际高发。

曾有研究者比较过美国不同社会经济发展水平地区甲状腺癌的发病率,发现在经济较发达的地区,直径小于 4cm 的甲状腺癌发病率增长较经济发展较差地区快,但是对于直径大于 4cm 的甲状腺癌,不同经济发展水平地区的增长率相同,同样支持"仍有其他因素导致了甲状腺癌实际高发"的结论。

但反对者的意见认为,上述观点如果成立,需要满足一些前提条件:前提一,所有的甲状腺微小癌如不经过处理,必然会发展成直径较大的癌;前提二,所有直径较大的甲状腺癌都由患者自己感觉到颈部有肿物或者通过医生的触诊而发现;但是上述前提实际是不成立的,针对前提一,日本研究者的资料表明,随访甲状腺乳头状微小癌患者 10 年,仅有 8% 的患者出现增长(3mm 及以上)。

针对前提二,Malone 等的研究发现,不仅那些触诊无法发现的微小癌是通过影像学发现的,直径大于 4cm 的甲状腺癌患者中,仍旧有 38% 的患者是通过影像学检查发现的。换句话说,直径较大,分期较晚的甲状腺癌发病率的增长仍可以归因于影像学技术的发展,并不能说明另有其他危险因素导致了近年甲状腺癌的高发。

社会经济快速发展,医疗资源的可及性、公众防癌意识的逐年提高均可能导致更多的甲状腺癌检出,除此之外,在某些经济欠发达的国家和地区,由于肿瘤登记技术的发展以及上报数据完整性的提高也是导致甲状腺癌发病率上升的原因之一。

综上所述,目前诸多观点倾向于影像学技术的进步及广泛应用、检查技术水平的提高、

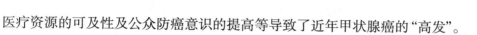

医疗资源的可及性及公众防癌意识的提高等导致了近年甲状腺癌的"高发"。

（杨浚沨）

参 考 文 献

1. 杨雷,王宁.甲状腺癌流行病学研究进展.中华预防医学杂志,2014,48（8）:746-748

2. 陈竞文,宋陆军.甲状腺癌的流行病学新特点.Chinese Journal of Clinical Medicine,2009,16（5）:812-813

3. 阎玉芹.全球甲状腺结节及甲状腺癌的流行趋势及其原因分析.Chin J Endemiol,2013,32（3）:239-240

4. 杨雷,孙婷婷,袁延楠,等.1995-2010年北京城区甲状腺癌发病趋势及病理特征分析.中华预防医学杂志, 2013,47（2）:109-112

第二章

甲状腺癌的外科治疗

第一节　甲状腺外科的麻醉

一、甲状腺手术麻醉的特点

（一）对呼吸功能的影响

巨大甲状腺及甲状腺肿瘤可向后方压迫气管或侵犯气管致呼吸道部分阻塞,使插管困难,另外,由于麻醉后颈部肌肉失去对肿瘤的牵拉和承托作用,会进一步加重气管的压迫症状。因此,对术前有气道受压的患者,麻醉前应做好充分准备。

甲状腺手术操作时,会不同程度地牵拉、压迫气管,从而影响正常的通气功能,同时也可能诱发喉痉挛和气管痉挛。喉痉挛和气管痉挛是正常声门闭合及气管的过度反应,去除刺激后可持续较长时间,甚至延续至术后。对于行气管内插管的患者,甲状腺手术的操作会引起气管与气管导管之间的反复摩擦,易损伤气道黏膜,影响患者的术后恢复,甚至引起喉头及气管水肿而危及生命。由于手术部位的原因,为给术者提供足够的术野和保证术野的无菌,麻醉医生通常距患者的头部较远,并且患者的头部被消毒布巾覆盖,给麻醉医生对患者面色、呼吸状况、呼吸通路的连接情况观察造成不便,不易发现患者呼吸系统的异常情况。

（二）对循环功能的影响

甲状腺血供丰富,有甲状腺动、静脉系统,它们与颈动、静脉系统互相交织,形成丰富的颈部血管网,加上颈部术野小,显露较困难,因此,术中出血的几率大增。对于有颈部手术史的患者,颈部炎症水肿致组织粘连,正常解剖结构遭到破坏,在行甲状腺手术时,尤其是行颈部侧方淋巴结清扫时,易损伤颈总动脉和颈内静脉,造成大出血。颈部静脉系统的压力较低,损伤后有吸入空气造成气体栓塞危险。

颈动脉分叉处有颈总动脉窦,是机体调节循环功能稳定的压力感受器,在甲状腺癌手术清扫Ⅱ区淋巴结时,手术操作若刺激该部位,则可导致严重的反射性心血管反应,出现血压急剧下降和心动过缓,甚至心搏骤停。尤其是老年人、动脉硬化的患者,这种现象更容易发生。

（三）甲状腺功能对机体的影响

甲状腺功能的异常对手术麻醉的影响很大。甲状腺功能亢进患者常常呈高代谢症状，并且长期在高水平甲状腺激素的刺激下，患者的心血管功能亦有不同程度的损伤。如果术前甲亢症状控制不佳，术中、术后易出现甲状腺功能亢进危象和严重的心血管功能紊乱。而对于甲状腺功能减退的患者，机体的代谢水平低下，心血管方面常表现为心排血量减少，心动过缓、压力感受器反射减弱等。此类患者对麻醉药物非常敏感，对手术和麻醉的耐受性减低。

（四）颈部神经损伤或阻滞后的影响

颈部是许多重要神经通过的径路，甲状腺手术牵扯激惹到这些神经，易导致声门和心血管功能的改变。颈交感神经节阻滞或损伤可导致 Horner 综合征；喉上神经损伤可导致声音低沉、饮水呛咳；一侧喉返神经损伤可导致声音嘶哑，双侧喉返神经损伤则可导致呼吸困难；膈神经受刺激可诱发严重的膈肌痉挛；副神经受损可导致患者抬上臂困难。手术过程中应注意避免这些不良反应的发生。

二、一般甲状腺手术的麻醉

（一）麻醉前准备

1. **病情估计**　充分了解病变的局部情况及全身状况，制订合适的麻醉方案。甲状腺手术的对象多为功能正常的良性甲状腺肿瘤或甲状腺癌（关于"甲状腺功能亢进患者的甲状腺手术"见特殊类型甲状腺手术），病情估计最重要的是准确判断肿瘤大小，手术方式、部位和范围，巨大甲状腺肿或瘤体、胸骨后甲状腺肿有无压迫气管、食管，肿瘤有无侵犯气管、食管、神经和血管，患者有无气管偏移、呼吸障碍、吞咽困难、声音嘶哑、饮水呛咳等不适症状。

2. **相关处理**　甲状腺手术前应常规行胸片、气管软化试验和喉镜检查，以了解声门闭合情况，以及气管和食管位置，明确有无声带损伤、气道受压及受压程度。必要时行 CT 检查，以明确巨大甲状腺肿或瘤体、胸骨后甲状腺肿累及范围。另外，对于术前考虑甲状腺癌（尤其是怀疑颈部淋巴结转移）的患者，必要时行颈部 CT 增强或 MRI 增强检测，以明确淋巴结转移部位及手术范围。有甲状腺功能异常的患者，应给予系统的内科治疗，改善甲状腺功能，充分术前准备。对于患有其他系统疾病的患者，如心电图、心脏彩超检查提示心功能异常、肺部感染、凝血功能异常、肾功能异常等患者，应联合相应科室及麻醉科，积极治疗，共同制订术前、术中及术后的管理方案，将手术风险降到最低。

3. **术前用药**　麻醉前用药（即术前用药）是手术麻醉前的常规措施，其主要目的有：①解除焦虑，使患者充分镇静和（或）产生遗忘；②稳定血流动力学内环境；③降低误吸风险；④提高痛阈，加强镇痛；⑤抑制呼吸道腺体分泌活动；⑥防止术后恶心、呕吐。

根据疾病的性质、患者的全身状况及麻醉方法考虑术前用药。如患者术前精神紧张、焦虑，可适当给予地西泮类药物，但如果患者存在呼吸功能障碍，则应尽量避免使用呼吸抑制药；高血压、冠心病患者，一旦血压进一步升高或心率增快可加重心脏负担，术前应酌情给予降压药物及减慢心率的药物；肺部感染的患者，术前抗感染治疗；咳嗽、咳痰、痰量较多的患者，可给予抗胆碱能药，减少呼吸道分泌物、松弛支气管平滑肌；凝血功能异常者，查明原因并治疗，必要时输注血小板或凝血因子；基础代谢率控制不理想的甲亢患者，常常需要使用较大剂量的镇静药，注意避免应用阿托品以免加快心率，可改用东莨菪碱或盐酸戊乙奎醚注射液（长托宁）；甲减患者对麻醉药敏感性增强，有时小剂量的镇静或镇痛药即可引起严重的呼吸循环功能抑制，因此应减量或不用。全身麻醉的患者，应尽可能选择术前用药，以增强麻醉效果，较少术中麻醉并发症的发生。

（二）麻醉选择

1. 麻醉方法　甲状腺手术可视情况选择局部浸润麻醉、颈丛神经阻滞、颈部硬膜外麻醉和全身麻醉。体积不大的甲状腺良性肿瘤切除术，可在局部浸润麻醉或颈丛神经阻滞麻醉下顺利进行。颈部硬膜外麻醉尽管也能取得较好的麻醉效果，但风险极大，最好不采用。对于甲状腺癌切除伴颈部淋巴结清扫、瘤体巨大压迫气管或侵犯气管壁、胸骨后甲状腺肿、气管软化试验阳性、术前伴有呼吸道压迫症状、小儿甲状腺肿和手术体位难以耐受者、患者高度紧张或手术范围广、手术时间长等情况，则应选择气管内插管全身麻醉，这是目前甲状腺手术最常用的麻醉方式。气道受压严重预计插管困难，给药后不能保持气道通畅的情况则应考虑清醒气管内插管。麻醉方法的选择可根据实际情况灵活运用，既可以采用单种麻醉方法，也可以联合麻醉（如颈丛阻滞＋局麻，局麻＋颈丛阻滞辅以少量静脉麻醉药）。但无论如何选择，前提必须是在必要时能迅速实施呼吸管理和循环支持。

2. 麻醉药物　临床上颈丛神经阻滞、颈部硬膜外麻醉常采用 1%~1.5% 利多卡因、0.25%~0.5% 布比卡因或罗哌卡因，给药剂量要严格控制在安全剂量范围内。全身麻醉可选用吸入麻醉药以及丙泊酚、咪达唑仑等静脉麻醉药物。

（三）麻醉管理

1. 管理原则

（1）保证呼吸道通畅，防止气管压迫和呕吐误吸。

（2）充分的镇痛和镇静，避免不良神经性反射。

（3）维持循环系统稳定。

（4）防止喉痉挛及支气管痉挛。

（5）严密监测机体重要参数，维持生命体征稳定。

2. 术中麻醉管理

（1）监测：严密监测血压、心率/律、SpO_2、心电图、潮气量、呼吸道内压、终末气 CO_2 分压、尿量等的改变，同时还要注意患者面色及体温的变化。

（2）术中管理：局麻、颈丛神经阻滞的患者，术中可适量辅以镇痛、镇静药物，以减轻或消除分离牵拉甲状腺组织所引起的患者不适反应或牵拉痛，避免手术刺激颈动脉窦，诱发血压下降、心动过缓等反射。颈丛神经阻滞麻醉持续时间有限，对于时间长的手术，术中麻醉作用减弱或消失时需要补充局麻或重复颈丛神经阻滞。气管内插管的患者可选择静-吸复合麻醉，可以取得较理想的麻醉效果。维持足够的麻醉深度和肌松程度是预防喉痉挛发生的关键，一旦术中出现喉痉挛应立即去除刺激因素，给予面罩纯氧正压呼吸。

3. 术后麻醉管理

（1）监测：重点监测呼吸功能，同时密切观察血压、脉搏和体温变化，持续监测 SpO$_2$，尤其是气管内插管的患者，术后拔除气管导管时应注意有无局部出血、水肿、气管塌陷、喉头水肿，以及舌后坠等容易导致呼吸困难的现象。另外，手术造成的双侧喉返神经麻痹或者损伤、颈部血肿形成也可以导致气道受阻，引起呼吸困难。

（2）术后处理：甲状腺手术创面出血、水肿，声带麻痹，气管软化塌陷，喉头水肿，喉痉挛，呼吸道分泌物堵塞等都可以引起急、慢性呼吸困难，应作出准确判断，有针对性地采取预防及救治措施。床旁常规准备气管插管和气管切开等急救装置。术后拔管时，要准确判断有无气管塌陷，一旦发现，应立即重新气管插管，必要时进行气管切开。气道分泌物过多所致的呼吸障碍，应及时吸出痰液，必要时给予抑制腺体分泌的药物。对于声带麻痹引起的呼吸困难，则需进行气管切开。

三、甲状腺功能亢进症手术的麻醉

甲状腺素的主要生理功能是促进细胞的氧化过程，增进机体的代谢。当甲状腺素分泌过多时即导致甲状腺功能亢进症（简称"甲亢"），甲亢患者可出现代谢和交感神经系统兴奋性增高表现，主要症状表现为：①基础代谢率增高，如食欲亢进、畏热、消瘦、多汗等；②高动力循环反应，如心率增快、血压增高、脉压增大，病情加重时可出现房颤及心衰等；③机体对甲状腺素的敏感性增加。

（一）术前准备

甲亢患者的术前准备极为重要，需要根据患者体征、精神状态、心率、心律、基础代谢率、体重、实验室检查和治疗情况进行详细的术前评估，除遇到危及患者生命安全的情况，未经充分治疗的患者不应该接受急诊手术。

甲亢患者需重点解决以下两个问题：

1. 控制甲状腺素在正常水平　可先用硫脲类药物，降低甲状腺素的合成。待甲亢症状基本得到控制后，开始口服碘剂，使甲状腺缩小变硬、血管数减少，以便手术操作，并减少术中出血量。碘剂宜在术前 2 周左右开始服用，不宜久用，因为碘剂只是抑制甲状腺素的释放，并不抑制其合成，一旦停服碘剂后，储存在甲状腺滤泡内的甲状腺素大量释放，甲亢症状可重新出现，甚至更加严重。因此，不手术者不要服用碘剂，碘剂也不宜久用，否则效果会适得其反。

2. 控制心血管症状　心率过快者可口服利血平或普萘洛尔、降压药，以控制好心率和血压。心衰患者可使用洋地黄控制症状。

经积极治疗后，甲亢患者临床症状消失，情绪稳定、睡眠良好、体重增加、心率不高于 90 次 / 分、基础代谢率小于 20%、血液中甲状腺激素降至正常水平，方可手术。对必须接受急诊手术的但甲亢症状又未控制好的患者，可口服 β 受体阻滞剂降低心率后再进行手术。

（二）麻醉选择

根据病情需要和患者要求综合考虑最佳麻醉方法，麻醉方法主要有：全身麻醉、颈部硬膜外麻醉、神经阻滞。目前常用的方法是在气管插管下实施全身麻醉。术中应维持满意的麻醉深度,以防止手术刺激诱发的过度应激反应,同时避免使用刺激交感神经系统的药物。

1. 全身麻醉　甲亢患者在气管插管下全身麻醉较为安全,患者术中也较为舒适,同时也使用于术前甲亢控制不理想,患者病情不稳定、甲状腺体积较大或气管受压患者。目前喉罩下全身麻醉在甲亢患者手术中的应用也在不断增加。麻醉诱导期间困难插管的发生率为5%~8%,因此气管插管前需做好处理困难插管的准备。术中可应用吸入麻醉药,如恩氟烷、异氟烷、七氟烷、地氟烷、N_2O 等,以及复合静脉麻醉药,如丙泊酚、阿片类镇痛药、咪达唑仑等。麻醉中应避免使用增强交感神经系统活性的药物,如氯胺酮和泮库溴铵等,因其具有交感作用。全身麻醉易控制麻醉深度,有益呼吸循环的调控。但全身麻醉下不易及时发现喉返神经的损伤。

2. 颈部硬膜外麻醉　此种麻醉镇痛效果良好,同时也阻滞了交感系统,因此有益于预防甲状腺危象的发生。同时麻醉中可适当使用少量的镇痛药,如芬太尼、哌替啶、氟哌利多等,可缓解手术中的牵拉不适,但剂量不可太大,过度镇静会引起呼吸抑制,加上呼吸管理不便,容易使患者窒息。

3. 颈丛神经阻滞麻醉　由于患者精神紧张,情绪不稳定,容易诱发甲状腺危象,因此局部浸润麻醉目前很少应用。颈丛阻滞效果较局部浸润麻醉好,必要时可补充局麻或重新阻滞,局麻药中一般不加肾上腺素,以防吸收入血后出现明显循环反应,但进行一侧颈深、浅丛阻滞加另一侧颈浅丛阻滞麻醉,仍难以克服上述缺点。当出现阻滞不全时,临时改全身麻醉时往往操作不便,应慎重选择。

无论是颈部硬膜外麻醉、局部浸润麻醉,还是颈丛阻滞麻醉,均需要复合应用静脉麻醉药以稳定患者情绪。同时常规吸氧,必要时面罩辅助呼吸。术中常规监测心率、血压、血氧饱和度、体温、呼吸情况以及患者的意识,尤其是对呼吸的监测,术中监测的目的是早期发现甲状腺危象的发生。对于体温异常升高的人,可降低体温。若心率加快或心律异常时可考虑使用 β 受体阻滞剂或利多卡因。突眼症状明显的患者因麻醉后眼睑闭合不全容易发生角膜干燥或溃疡,术中需注意保护。另外,还应选择对交感神经活性影响小的肌松药物。泮库溴铵会加快心率,产生类似交感神经兴奋的作用,因此要慎用。

(三) 并发症的防治

甲亢患者术后常见的并发症是甲亢危象。甲亢危象的发生多与术前准备不够、甲亢症状术前未得到很好的控制,以及手术应激有关,是甲亢术后最严重的并发症之一。因此,术前需进行充分药物准备,使甲状腺功能恢复正常,是防治关键,术中还控制好麻醉的深浅度,确保麻醉过程平稳,降低应激反应。甲亢危象主要表现为不安、烦躁、谵妄、高热、心率加快、呕吐、腹泻等。这是因甲状腺素过度释放,引起爆发性甲状腺素能兴奋现象,在很短时间内可发展至昏迷、休克,甚至死亡,死亡率 20%~30%,一旦发生,需紧急处理。处理方法有:①应用肾上腺素能阻滞剂,如利血平;②控制心血管症状,如 β 受体阻滞剂或钙离子通道阻滞剂;③碘剂:碘剂可有效降低血液中甲状腺素的水平;④降温:可用物理降温如酒精擦浴、退热剂、冬眠药物等综合方法,并可用丹曲林,其可选择性抑制钙离子进入肌质网,可有效控制恶性高热;⑤应用大剂量肾上腺皮质激素。如氢化可的松,以拮抗过多的甲状腺素的反应;

⑥镇静:如异丙嗪、氟哌利多等;⑦补充液体、能量、电解质、吸氧等。

呼吸道梗阻、双侧喉返神经麻痹和低钙抽搐等并发症见第三章第七节"甲状腺癌术后常见并发症及处理"。

四、甲状腺功能减退症手术的麻醉

与甲亢相反,当甲状腺素分泌不足时即导致甲状腺功能减退症(简称"甲减"),甲减患者可出现代谢和交感神经系统兴奋性降低表现,主要症状表现为:①基础代谢率降低,如食欲减退、畏冷、体重增加、情绪低落等;②低动力循环反应,如心动过缓、心排血量降低等;③出现非凹陷性水肿,如双下肢的黏液性水肿。

(一)术前准备

甲减患者术前应至少口服左甲状腺素片 10 天以上,血液中甲状腺激素处于正常水平,方可手术。

(二)麻醉选择

甲减患者如果没有明显的禁忌证,并在手术类型允许的情况下,可考虑局麻或神经阻滞麻醉。

采用全身麻醉的患者对麻醉药物的耐受力差,术后恢复时间长,循环系统不稳定,对麻醉剂和镇静剂较为敏感,因此不管是术前还是麻醉中用药,药物剂量均应偏小,术前也应避免镇静。

(三)麻醉管理

麻醉中需要注意给患者保暖,密切监测心功能的改变,防止充血性心力衰竭的发生。待患者清醒且体温恢复正常后再拔除气管插管比较安全。

五、颈部巨大肿物合并呼吸道梗阻手术的麻醉

大多数情况下患甲状腺肿瘤的患者甲状腺功能正常,肿物体积相对较小,这类患者手术切除术很少对麻醉产生影响,然而,某些患者的颈部肿物,如巨大甲状腺瘤、囊肿或甲状腺癌,压迫周围邻近的组织器官,如气管、食管、动脉、静脉和喉返神经等,麻醉风险大。肿物压迫气管会引起呼吸道梗阻,压迫食管会引起吞咽困难,压迫大静脉会引起头颈部静脉回流障碍导致患者颜面部水肿、发绀,压迫喉返神经会导致声音嘶哑。胸骨上窝以上的巨大甲状腺肿患者平时基本能保持正常呼吸,但常规麻醉体位下让患者头部尽可能后仰,则可出现呼吸道梗阻的症状。向胸骨下生长的甲状腺肿,常会发生危及生命的呼吸梗阻,对麻醉医生来说是一个巨大的挑战。

(一)术前准备

这类患者在术前最好先行血气分析了解呼吸功能的情况,并行气管软化试验了解气管有无塌陷情况,使用纤维支气管镜在患者清醒的状态下插管比较安全,气管插管前慎用麻醉药和镇静药。

（二）麻醉方法

采用清醒气管插管,可用利多卡因喷雾喷洒喉头,并可给予一定剂量的镇静剂,如丙泊酚、咪达唑仑等,让患者丧失意识,再行插管。一般不先使用肌松药,因麻醉诱导后的患者,颈部肌肉的支持依托作用消失,可能会加重呼吸道梗阻的症状。因此,清醒状态下插管更为安全。

插管时需注意以下几点:①因气管壁由于长期压迫而软化塌陷,在麻醉后可因支持依托作用消失而致气管塌陷而致窒息,可考虑使用不易被压瘪的内衬金属丝环的导管。②插管前准备好多种型号的导管以免插管困难时方便操作。③声门显露困难时可在纤维支气管镜引导下插管。纤维支气管镜在可视下显露声门,可增加插管的成功率。④导管应插至超过梗阻的部位,梗阻部位的气管因长期受到压迫可能会局部变薄、软化等,因此插管动作需轻柔,尽量减少对气管壁黏膜的损伤。

（三）麻醉管理

插管成功后的麻醉监测需特别关注通气情况,经常查看有无气管导管受压,特别是在手术切割甲状腺肿瘤时更应密切注意。若术中损伤喉返神经引起声门痉挛而致窒息,此时可使用肌松药物使内收的声带松弛后再行插管。若术中发现气管软化,可采用气管切开后行气管悬吊术。

甲状腺肿物切除后可能引起潜在的气管软化和气管塌陷,拔除气管插管也同样要谨慎操作。拔管时应警惕有无气管塌陷的可能性,因此拔管时机很重要,如有可能发生气管塌陷,应延迟拔管时间,或先将气管导管退至声门处观察患者有无呼吸梗阻的症状,如有则立即将导管重新插入,并随时做好气管切开的准备。

六、全腔镜下甲状腺手术的麻醉

随着腹腔镜技术的不断发展和新的腔镜器械设备的出现,以及患者对颈部美观越来越高的要求,许多学者开始探索如何运用腔镜进行甲状腺手术,使患者不仅完成治疗,而且颈部不留瘢痕。全腔镜下甲状腺手术的实施也给麻醉带来一定的挑战。

（一）腔镜甲状腺手术麻醉对机体的影响

建立人工隧道时注入的 CO_2 可吸收入血,影响血液循环功能。CO_2 的吸收量及速度与其溶解度、隧道压力和手术时间长短有关。腔镜甲状腺手术在一定程度上延长了手术时间,手术时间越长,吸收入血的 CO_2 越多。高碳酸血症可直接抑制心肌、扩张末梢血管,同时刺激中枢神经系统,增加交感神经活性,增加儿茶酚胺类物质的释放;间接兴奋心血管系统,影响血流动力学。通常注入 CO_2 的压力保持在 8~10mmHg,如果注入的压力过高,可造成广泛而且严重的皮下气肿,甚至纵隔气肿,进而影响患者的呼吸、循环功能。

（二）麻醉方法的选择

腔镜甲状腺手术以气管插管全身麻醉为主。全身麻醉能保证合适的麻醉深度,解除人工隧道内气压引起的不适感;采用气管插管来控制呼吸有利于保持气道通畅和维持有效的通气;使用肌松药可以解除颈部肌群的张力,有利于甲状腺、血管、神经的充分暴露;可以通过监测 $PaCO_2$ 及调节每分通气量将 $PaCO_2$ 控制在正常范围。

(三)术中麻醉监测

1. 心电图监测　心电图监测可早期发现心律失常、传导阻滞、心肌缺血、心肌梗死、电解质紊乱(如钾、钙等)等各种心电活动异常。心电图是任何一个接受麻醉的患者在整个麻醉过程中都必须进行的监测。

2. 心功能监测　心功能的监测主要依靠动脉压,根据动脉压的情况可以了解心功能的状况。动脉压的监测分为有创和无创,临床常采用无创。

3. 尿量　尿量的多少直接反映肾脏的灌注量,同时也可以反映其他脏器的灌注情况。对于有心脏、肾脏功能异常、高龄及危重患者,术前应留置尿管,以便术中监测尿量。

4. 呼吸功能的监测　呼吸功能是人体最重要的基本生理功能之一。在麻醉和手术期间易受影响而发生改变,尤其是使用 CO_2 的腔镜手术。术中要观察患者的皮肤黏膜颜色、呼吸运动,保持正常的肺通气,维持正常的呼吸功能,时刻监测患者的潮气量、每分通气量、气道峰压、平均气道压、吸入氧浓度、肺泡 - 动脉血氧分压差、动脉血氧分压、动脉血 CO_2 分压、血氧饱和度等。加强呼吸功能的监测,对确保麻醉和手术安全十分重要。

5. 麻醉深度监测　对麻醉深度的监测有助于防止患者术中知晓和对术中情况的回忆。麻醉深度的监测目前主要包括:神志、对手术伤害的反应、肌肉松弛、疼痛反应。

6. 其他监测　由于患者的年龄、疾病的性质、手术的大小、手术时间的长短都会对患者造成影响。例如年老或体温调节异常的患者,术中要进行体温检测。有心、肾及呼吸系统疾病基础或者手术大、手术时间长的患者,应进行电解质、酸碱平稳监测,以维持体积内环境的稳定。

(颜家琪　彭功玲)

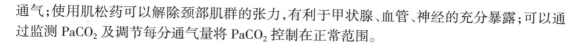

1. 郭曲练,姚尚龙.临床麻醉学.北京:人民卫生出版社,2011
2. 董师武.甲状腺次全切除术的麻醉选择.临床麻醉学杂志,2002,18:98-99
3. 曹洪源,吕正华,甲状腺手术与喉返神经损伤.山东医药,2007,47:75-77
4. 庄新良,曾因明,陈伯銮.现代麻醉学,第 3 版.北京:人民卫生出版社,2003:1189-1202

第二节　甲状腺癌的诊疗

一、甲状腺癌的病因学研究

甲状腺是人体最大的内分泌腺体,通过甲状腺素调控着人体的新陈代谢。甲状腺癌是最常见内分泌恶性肿瘤之一。最近几十年,甲状腺癌的发病率持续增高。超过 95% 的甲状腺癌来源于滤泡细胞,余下的占 3% 髓样癌则来源于 C 细胞(表 2-1)。目前髓样癌的发病原因,研究得比较彻底。而滤泡细胞来源(主要是乳头状癌和滤泡样癌)的甲状腺癌的病因研究仍在不断进展中。基于组织学和临床指标,滤泡细胞来源的癌症广义的分为高分化型、低分化型和不分化型三种。高分化型主要包括乳头状癌和滤泡状癌。尽管组织分型开始阶段是基于组织结构来分型,但是目前的诊断标准更加注重的是细胞核的特性和局部淋巴结转移的倾向。对于细胞核形态学特征的认识逐步加深,乳头状癌的诊断逐年增加。与之对应的,以血行播散为主的滤泡状癌的诊断不断下降。

表 2-1　甲状腺癌的临床病理特征

肿瘤类型	占比	性别比(女/男)	年龄	淋巴结转移	远处转移	5年生存率	参考文献
乳头状甲状腺癌	85%~90%	2:1~4:1	20~50	<50%	5%~7%	>90%	1,4,7
滤泡状甲状腺癌	<10%	2:1~3:1	40~60	<5%	20%	>90%	1,4,7
低分化甲状腺癌	极少~7%	0.4:1~2.1:1	50~60	30%~80%	30%~80%	50%	1,4,9,10
未分化甲状腺癌	2%	1.5:1	60~80	40%	20%~50%	1%~17%	1,4,8
甲状腺髓样癌	3%	1:1~1.2:1	30~60	50%	15%	80%	1,4
混合性髓样和滤泡细胞癌	极少	–	–	–	–	–	4

与之对比,未分化甲状腺癌的侵袭性和致命性表现得更为突出。这类肿瘤表现的是迅速增大的并向周围组织侵袭的颈部肿物。目前没有有效的治疗方法,绝大多数患者在确诊后一年内死亡。低分化甲状腺癌在形态学和行为学上都介于高分化和未分化甲状腺癌之间。

(一)碘与甲状腺癌

碘是甲状腺激素合成的必备物质,而碘缺乏导致甲状腺增生,形成甲状腺肿,从而代偿碘缺乏造成的合成原料的不足。流行病学调查也显示在碘缺乏地区的滤泡状癌的发病率高于碘富集地区。与之相对的是,在碘富集地区乳头状癌的发病率是最高的。有趣的是,在动物模型中,碘的摄入可以促使甲状腺癌在形态上从滤泡状癌转成乳头状癌。这说明碘主要调节甲状腺癌形态学上的变化,而不是引发癌症本身。尽管以上的大量研究,碘在甲状腺癌的发生发展中的作用仍不明确。碘是人体必需的微量元素,碘缺乏导致甲状腺激素合成减少,促甲状腺激素(TSH)水平增高,刺激甲状腺滤泡增生肥大,发生甲状腺肿大,出现甲状腺激素,使甲状腺癌发病率增加,目前意见尚不一致。而高碘饮食可能增加甲状腺乳头状癌的发生率。

(二)放射线与甲状腺癌

日本广岛、长崎的原子弹爆炸,马绍尔岛群岛和美国内华达的核试验,以及前苏联切尔诺贝利核泄漏事件都证实了放射线和甲状腺乳头状癌的紧密联系。切尔诺贝利事件后,儿童成了最大的受害者,至于原因不外乎儿童期甲状腺组织相对脆弱和摄入更多污染的牛奶进而增加了他们对放射性碘的暴露。儿童时期用于治疗头颈部良性肿物的柱状外放射也可以增加甲状腺乳头状癌的患病风险。放射性损伤的机制可能与基因内点突变造成染色质的重置从而引起异常基因的激活有关。此外,用 X 线照射实验鼠的甲状腺,能促使动物发生甲状腺癌,细胞核变形,甲状腺素的合成大为减少,导致癌变;另外,使甲状腺破坏而不能产生内分泌素,由此引起的 TSH 大量分泌也能促发甲状腺细胞癌变。

(三)促甲状腺激素慢性刺激与甲状腺癌

促甲状腺激素(TSH)是促进甲状腺细胞生长的主要因子,目前很多动物实验支持 TSH 在促进甲状腺癌发展中的作用。在高危患者中,抑制 TSH 可以明显减少死亡。而 TSH 在人类甲状腺癌的发展中是否起作用仍然不确定。一些基于血清 TSH 水平和甲状腺癌相互关系的研究发现两者确实有较为明确的相关性,并可以在一定程度上预测甲状腺癌的发生。最近大量的综述和 Meta 分析也支持以上观点,甚至正常水平的或者低于正常水平的 TSH 表达也有这种趋势。有实验证明,与没有 TSH 相比,如果 TSH 水平达到 4mU/L,甲状腺癌的发生率就会增加 3 倍,而这一倍数与甲状腺癌发病的男女比例相似。尽管如此,必须意识到单靠 TSH 的水平不能作为诊断甲状腺癌的标准,血清 TSH 水平也不能作为独立的诊断标准。目前的这些发现主要应用于慢性 TSH 升高患者甲状腺癌发病的筛查。

目前研究不能说明 TSH 在诱发甲状腺癌中的具体作用,而且其他的临床因素也影响了 TSH 作用的判定。TSH 水平的升高与甲状腺癌的预后有明确的相关性,但是肿瘤大小和分期与 TSH 水平的相互关系仍需要进一步的研究,而且 TSH 水平与甲状腺癌的转移没有明确的关系。

甲状腺滤泡高度分化,有聚碘和合成甲状腺球蛋白的功能,TSH 还通过 cAMP 介导的信号传导途径调节甲状腺滤泡细胞的生长,可能发生甲状腺癌,血清 TSH 水平增高,诱导出结节性甲状腺肿,给予诱变剂和 TSH 刺激后可诱导出甲状腺滤泡状癌,而且临床研究表明,TSH 抑制治疗在分化型甲状腺癌手术后的治疗过程中发挥重要的作用,但 TSH 刺激是否是甲状腺癌发生的致病因素仍有待证实。

(四)性激素的作用与甲状腺癌

绝大多数高分化甲状腺癌患者的年龄位于 20~50 岁,而且该疾病在女性中的发病率是男性的 2~4 倍。这些性别与年龄的分布都指向女性激素可能调节甲状腺癌的发生发展。实际上,滤泡细胞是表达雌激素受体的,雌激素也可以促进这些细胞的增殖。然而甲状腺癌与怀孕以及外用性激素之间的联系并不明朗。由于在分化良好甲状腺癌患者中,女性明显多于男性,因而性激素与甲状腺癌的关系受到重视,临床上比较分化良好的甲状腺癌的肿瘤大小时发现,通常青年人的肿瘤较成人大,青年人发生甲状腺癌的颈淋巴结转移或远处转移也比成人早,但预后却好于成人。10 岁后女性的发生率明显增加,有可能雌激素分泌增加与青年人甲状腺癌的发生有关,故有人研究甲状腺癌组织中性激素受体,并发现甲状腺组织中存在性激素受体:雌激素受体(ER)和孕激素受体(PR),而且甲状腺癌组织中 ER,但性激素对甲状腺癌的影响至今尚无定论。

(五)生甲状腺肿物质与甲状腺癌

动物实验证实,长时间服用生甲状腺肿物质可诱导出甲状腺癌,也可阻碍甲状腺激素的合成,使 TSH 分泌增多,刺激甲状腺滤泡增生,可能产生甲状腺的新生物,并伴有甲状腺的弥漫性肿大,而引起甲状腺肿瘤。但目前的这一病因的研究也受限于 TSH 促进甲状腺癌发病的机制不够明确,所以这一方面的研究还有待深入和进一步的研究。

(六)其他甲状腺疾病与甲状腺癌

1. 结节性甲状腺肿　结节性甲状腺肿中发生甲状腺癌一向受到重视,是甲状腺癌发病相关的危险因素,甲状腺癌在结节性甲状腺肿中的发生率可高达 4%~17%,但结节性甲状腺肿与甲状腺癌的相互关系也一向存在争议,从良性结节向分化良好癌进展的关系不清楚。

2. 甲状腺增生　甲状腺增生与甲状腺癌的关系尚不明确,有报道发现先天性增生性甲状腺肿长期得不到适当的治疗,最终发生甲状腺癌,因而及时发现先天性增生性甲状腺肿,并予甲状腺激素替代治疗,消除 TSH 的长期刺激非常重要。

3. 甲状腺腺瘤　多数人认为甲状腺癌是继发于单发性甲状腺腺瘤,如果甲状腺癌继发于甲状腺腺瘤,甲状腺癌的类型应该以滤泡状癌为主,但事实是甲状腺乳头状癌占绝大多数,甲状腺滤泡状癌的患者常有以前存在腺瘤的历史,但要证实两者的关系却相当困难,即使采用组织学观察也难以证实它们之间的关系。

4. 慢性淋巴细胞性甲状腺炎　淋巴浸润经常见于甲状腺乳头状癌,这就提示免疫因素有可能卷入该肿瘤的进程中。最新分子研究表明,慢性淋巴细胞性甲状腺炎存在潜在的恶性征象。近年来,在桥本甲状腺炎(Hashimoto thyroiditis,HT)中发现甲状腺癌的报道越来越多,发生率 4.3%~24%,差异较大,而且由于 HT 多不需要手术治疗,实际的发病情况较难于估计,HT 与甲状腺癌可以是两种无关联的疾病而同时共存于甲状腺的腺体中,另外,局灶性的 HT 也可能是机体对甲状腺癌的免疫反应,HT 可能导致甲状腺滤泡细胞破坏,甲状腺功能减退,甲状腺激素分泌减少,反馈性引起 TSH 增高,TSH 持续刺激甲状腺滤泡细胞,甲状腺滤泡细胞过度增生而癌变;也可能 TSH 作为促进因素,在甲状腺致癌基因过度表达的同时发生癌变;还有人认为 HT 与甲状腺癌有着共同的自身免疫异常的背景。

5. 甲状腺功能亢进症　由于甲亢患者的血清 TSH 呈低水平,既往认为在甲亢患者中不发生甲状腺癌,或甲状腺癌的发病率在甲亢患者和普通人群中(0.6%~1.6%)一致,甲状腺癌发生率为 2.5%~9.6%,而在甲状腺癌中,甲亢的发生率可达 3.3%~19%,而手术治疗的甲亢患者或是因甲状腺较大,或是因为已存在甲状腺结节,故实际的发病率不清楚,且大多数采用药物治疗,因此应重视甲亢合并甲状腺癌的临床情况,更应警惕甲状腺癌的存在。

(七)家族因素与甲状腺癌

甲状腺滤泡细胞派生的癌症也具有一定的遗传因素,如果一个家族中的父母或者子女发病,那么家族发病风险会增加 3.2 和 6.2 倍。特发性的家族性甲状腺非髓样癌占甲状腺病患总数的 3.5%~6.2%。甲状腺癌同时和很多肿瘤综合征密切相关,而这些综合征都与决定性别的基因上的突变有关,例如家族性结肠息肉病(与 APC 基因突变有关),考登病(与 PTEN 基因突变有关),再有沃纳综合征(与 WRN 基因的突变有关)。目前几种有可能引发乳头状癌的易感位点已经在其他家族性肿瘤中得到证实,例如乳头状肾细胞癌的(1q21)位点,透明细胞肾细胞癌的(3;8)(p14.2;q24.1)位点,以及多发结节性甲状腺肿的(19p13.2)位点。但是在更多散发的常见的肿瘤中,这些位点的突变并不存在。甲状腺癌较少作为独立的家族性综合征,但可作为家族性综合征或遗传性疾病的一部分,少数家族有患多灶性分化良好的甲状腺癌的倾向,甲状腺癌与家族性结肠息肉病(如 Gardner 综合征),包括结肠腺瘤性息肉合并软组织,以纤维瘤病最为多,合并纤维肉瘤,是常染色体显性遗传病,由位于染色体 5q21~q22 的 APC 基因突变所致,后者是参与细胞增殖调控的信号蛋白,在 TSH 刺激下,少数人可发生癌变,甲状腺癌。

(八)甲状腺癌发病的分子生物学机制

以上甲状腺癌的病因,最终都要归结于细胞分子层面的通路改变,从而诱发甲状腺癌,而目前对于这一层面的研究也是当今研究的热点。

与别的癌症相似,甲状腺癌也是由各种遗传和表观遗传变化逐渐积累引起的,包括体细胞突变的激活和抑制、基因表达谱的变化、miRNA 的失调和异常基因的甲基化。这些变化中体细胞突变是最终的结果,很多发生在正常组织向癌症转化的早期阶段。甲状腺癌发生最典型的两个分子机制是点突变和染色质重置。前者是 DNA 链上单个核苷酸的变化,后者是大范围的基因断裂重组的异常。而大量研究表明这两者都与甲状腺癌的发生密切相关。

1. 体细胞突变 甲状腺癌中绝大多数突变都涉及 MAPK 和 PI3K-AKT 通路。MAPK 的激活对于肿瘤的发生至关重要。突变的基因影响这些通路进而影响细胞膜上的酪氨酸激酶受体 RET 和 NTRK1,以及细胞内的信号处理基因 BRAF 和 RAS。这类变化见于 70% 的甲状腺乳头状癌患者中,并且与肿瘤的临床、组织病理和生物学特点相关(图 2-1)。

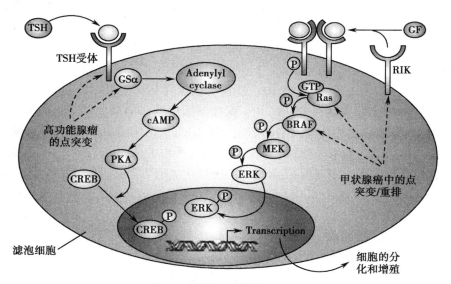

图 2-1　滤泡细胞的信号通路

在滤泡状甲状腺癌中,除了 *RAS* 的突变,另一种基因 *PAX8/PPARγ* 的重置也很常见。在甲状腺癌的进展和去分化阶段,许多的突变影响着 PI3K-AKT 通路和别的细胞信号通路(表 2-2)。

表 2-2　甲状腺癌的基因缺陷

基因变异	甲状腺高分化癌		甲状腺低分化癌	甲状腺未分化癌	切尔诺贝利儿童期甲状腺癌
	乳头状甲状腺癌	滤泡状甲状腺癌			
RET 重置	13%~43%	0	0~13%	0	50%~90%
BRAF 突变	29%~69%	0	0~13%	10%~35%	0~12%
BRAF 重置	1%	未知	未知	未知	11%
NTRK1 重置	5%~13%	未知	未知	未知	3%
Ras 突变	0~21%	40%~53%	18%~27%	20%~60%	0
PPARG 重置	0	25%~63%	0	0	未知
CTNNB1 突变	0	0	0~25%	66%	未知
TP53 突变	0~5%	0~9%	17%~38%	67%~88%	未知

甲状腺滤泡细胞呈递 TSH 的细胞表面受体,这些受体是拥有 7 个跨膜结构的 G 蛋白偶联受体。TSH 激活这一受体和 G 蛋白,如滤泡细胞表面的 GSα,进而引发腺苷酸环化酶制造 cAMP。cAMP 刺激蛋白激酶 A(PKA),该激酶进而磷酸化细胞质和细胞核内的靶蛋白。核转录因子 CREB 是 PKA 的反应底物,它被磷酸化后可以激活 cAMP 反应基因的转录。生长因子诱导酪氨酸受体激酶(RTK)二聚体化,导致细胞质尾部特定的酪氨酸残基磷酸化。磷酸化的 RTK 催化 GDP 被 GTP 代替从而激活 Ras。与 GTP 结合的 Ras 激活 BRAF 的激酶活性,以及它下游的信号通路。BRAF 磷酸化 MAPK 的激酶 MEK,后者可以磷酸化和激活 ERK。激活的 ERK 迁移到细胞核内,在那里激活和磷酸化大量的转录因子,这些因子都与细胞的增殖和分化有关,例如 MYC 和 ELK1。

(1) RET/PTC 和 TRK 重置:RET/PTC 是在甲状腺乳头状癌中发现的染色质重置现象。这种重置会造成 RET 基因的一部分与几个配体基因中的一种融合在一起。所有嵌合的基因包含有 RET 的一部分,并且可以编码不完全的 RET 蛋白的酪氨酸激酶区域,从而聚合在一起激活另一种基因的启动子区域,引发 RET/PTC 蛋白的表达和二聚体化,这就对 MAPK 通路形成了慢性刺激,从而促进甲状腺细胞的肿瘤化。RET/PTC1 和 RET/PTC3 是最常见的两种重置类型,RET 基因融合到 CCDC6 或者 NCOA4 上。这两种重置都是发生在染色质内的位于染色质 10 的长臂上。与之相对的是,RET/PTC2 和其他 9 种更常见的 RET/PTC 重置都是染色质间的重置,并且位于不同的染色质上。

RET/PTC 重置的特异性和普遍性随着甲状腺乳头状癌患者的不同有着显著区别。这一重置主要随着年龄和对于放射性碘的暴露史而变化。但是这一发现的意义又因为这一重置分布的地区差异和不同检查方法的灵敏性而有所削弱。RET/PTC 重置有可能可见于大量的肿瘤细胞(克隆重置),而检测方法也是多种多样,也可能只在一小部分肿瘤细胞里可见(非克隆重置),只能被超级灵敏的方法检测到。

RET/PTC 的克隆重置大概见于 10%~20% 的甲状腺乳头状癌患者,而且只见于这一类型的甲状腺癌。而 RET/PTC 的非克隆重置不仅见于乳头状癌,也广泛存在于别的类型的甲状腺癌和良性损伤中。

（2）RAS 基因突变：人类的 HRAS、KRAS 和 NRAS 基因编码高度保守的相关 G 蛋白，这类蛋白位于细胞膜的内表面，传递细胞膜上酪氨酸激酶受体上的信号到 G 蛋白偶联受体，同时激活 MAPK、PI3K-AKT 和别的信号通路。激活的点突变主要影响 RAS 基因的 12、13 和 61 密码子。在甲状腺癌中，*NRAS* 基因的 61 密码子和 *HRAS* 基因的 61 密码子的突变最为常见。*RAS* 基因的突变在甲状腺癌中极为普遍，包括 10%~20% 的乳头状癌，40%~50% 的滤泡状肿瘤和 20%~40% 的低分化和未分化癌。

在乳头状癌中，几乎所有的肿瘤都有 *RAS* 基因的突变，进而形成新生的滤泡和非乳头结构，这称为乳头状癌的滤泡样变。这种突变也见于 20%~40% 的良性滤泡腺瘤。这一发现表明 RAS 阳性的腺瘤可以发展成为 RAS 阳性的腺癌。进一步来说，RAS 突变可能预示着分化良好的癌症向去分化甚至不分化癌症的转变。

（3）BRAF 基因突变：BRAF 是一种丝氨酸 - 苏氨酸激酶，它被 RAS 活化和绑定后可以移位到细胞膜，进而磷酸化和激活 MAPK 激酶和别的一些 MAPK 信号通路的下游靶基因。在甲状腺癌中，BRAF 能被点突变、小的框移删除或插入以及染色质重置所激活。最常见的点突变的机制是 1799 位点的胸腺嘧啶被腺嘌呤所替代，导致残端 600 位点改变，缬氨酸被谷氨酸所代替（Val600Glu）。这一突变构成了 98%~99% 的甲状腺癌的 BRAF 突变。别的变化，如赖氨酸和谷氨酸的（Lys601Glu）突变。所有的点突变都会造成 BRAF 激酶对于 MAPK 通路的慢性刺激。

BRAF Val600Glu 氨基酸替代最易发生于乳头状癌，见于 40%~45% 的这一类肿瘤。也见于 20%~40% 的低分化甲状腺癌和 30%~40% 的不分化癌中。而这一突变也见于一些分化良好的乳头状癌中，这都说明这一改变促进肿瘤从良性向恶性发展。在乳头状癌中，BRAF Val600Glu 替代见于典型的乳头和高细胞组织，很少见于滤泡样变的组织。与之相对的是，BRAF Lys601Glu 替代主要见于乳头状癌的滤泡样变组织。

（4）PAX8/PPARγ 重置：这种重置导致编码一对转录因子区域的 PAX8 基因和 PPARγ 基因融合。这就引起嵌合体 PAX8/PPARγ 蛋白的强烈的过表达。目前这一机制还不太清楚。

PAX8/PPARγ 主要见于甲状腺滤泡状癌，发生率在 30%~35%。在多数研究中，这一重置也见于（2%~13%）滤泡状腺瘤和一小部分（1%~5%）乳头状癌的滤泡样变中。PAX8/PPARγ 重置和 RAS 的点突变很少重叠出现，这说明两者的促癌机制是截然不同的。

2. 肿瘤去分化的突变 BRAF 和 RAS 的突变既见于分化良好的甲状腺癌，也见于低分化甚至未分化的甲状腺癌中，因此可以推断为甲状腺癌的早期变化。未分化和低分化癌区别于高分化癌在于晚期的一些基因变化，从而促进肿瘤的去分化过程。这些晚期的机制既包括 TP53 和 CTNNB1 基因的突变，也有编码 PI3K-AKT 信号通路效应蛋白基因的突变。

TP53 基因（编码细胞周期调节蛋白 p53）的点突变见于 50%~80% 的未分化癌。它主要见于恶性程度较高的甲状腺癌而很少见于高分化癌。这一突变造成这一重要的肿瘤抑制基因功能的丧失。另一个常见于未分化癌中的突变是 CTNNB1，这一基因编码负责细胞黏附的 β 连环素和 Wnt 信号通路。3 号外显子的点突变囊括了 60% 的未分化癌的突变，而这些突变也见于低分化癌，但是数量要低于未分化癌。

3. 嗜酸细胞肿瘤的突变 嗜酸细胞肿瘤的特点就是在胞质里堆积了大量的不正常形

态的线粒体。引起线粒体变化和这一变化与肿瘤进程的关系仍然缺少研究。线粒体的异型可能与肿瘤的发生发展密切相关。

NDUFA13 基因的突变已经在嗜酸性细胞甲状腺肿瘤中发现。这一基因编码的蛋白可以调控细胞死亡促进凋亡,同时可以作为线粒体呼吸链中的复合物 I 的重要组成成分,影响线粒体的新陈代谢。在一些研究中,体细胞 NDUFA13 的错意突变见于 10%~20% 的嗜酸性滤泡癌和乳头状癌的嗜酸样变中。这些突变可能破坏抗凋亡肿瘤抑制基因的功能进而促进肿瘤的发生。然而,NDUFA13 突变的机制仍然晦涩不清楚。

4. 其他的分子机制　更多明显的分子水平的变化呈现在乳头状癌和其他类型的甲状腺癌中。这些变化包括掌管甲状腺某种功能的基因的下调(如甲状腺激素的合成);调控细胞黏附、运动和细胞间关系基因的上调;各种细胞因子和涉及炎症反应和免疫的相关基因的失调。尽管这些基因五花八门,大量基因在 mRNA 水平的失调被重复发现,如 MET、TPO、TIMP1、DPP4、LGALS3 和 KRT19。

在乳头状癌中,不同的 mRNA 表达谱被分门别类,如典型的乳头状癌、滤泡样变和高细胞变等。此外,BRAF、RAS、RET/PTC 和 TRK 基因的明显的相关性,并在不同的癌中具有的独特的表达谱。

许多 miRNAs 的失调也在甲状腺癌中发现。总体来说,乳头状癌的 miRNA 表达谱与滤泡状癌的其他种类的癌是截然不同的。几个特殊的 miRNAs,如在乳头状癌中是高表达的 miR-146b、miR-221 和 miR-222,可能在这些肿瘤的发生发展中起到一定的作用。这些 miRNAs 的目标基因可能是调节细胞周期的 p27(Kip1)和甲状腺激素受体基因(THRβ)。另外,几种异常表达的 miRNAs 也出现在滤泡状癌中,如 miR-197、miR-346、miR-155 和 miR-224 和未分化癌中的 miR-30d、miR-125b、miR-26a 和 miR-30a-5p。

其他的如基因启动子区域的甲基化或者组蛋白的修饰等表观遗传学上的变化都出现在甲状腺癌中,主要影响 PI3K-AKT 和 MAPK 信号通路。

二、甲状腺癌的临床分期和临床特点

大量的回顾性研究已经报道了影响甲状腺癌预后的因素及其死亡率和复发率。将这些研究数据组合起来,许多医疗机构都制订了甲状腺癌的分期标准及其临床特点。各个分期系统的目的是一致的,即提供一种能够更精确的描述肿瘤特点的方法,以帮助临床医生在治疗的过程中选择最好治疗方案,并协助预测特定疾病的死亡率。不同的分期系统所使用的判断预后的因素主要包括组织学类型,肿瘤分级,患者年龄,肿瘤大小,淋巴结转移情况,浸润相邻组织情况及肿瘤的远处转移。本章中描述的大多数分期系统都将用到这些预后因素,而有些还可能包括性别或甲状腺切除术式等因素。有些分期系统仅适用于低风险的甲状腺高分化乳头状癌(PTC)和滤泡甲状腺癌(FTCs)。其他分期系统则包括一些分化程度较低的甲状腺癌,如甲状腺髓样癌(MTC)和甲状腺未分化癌(ATCS)。

目前临床上大多数的甲状腺癌都是分化良好的 PTC 和 FTC,其死亡率和复发率明显优于 MTC 和 ATC 的患者。然而,任何类型的甲状腺癌,一旦其肿瘤突破了甲状腺包膜或转移到远处器官,其预后往往不良。远处转移在分化型甲状腺癌(WDTC)中比较少见,其中肺转移和骨转移相对多见,并且可以显著增加死亡率。取决于所使用的分期系统,不同类型甲状腺癌的死亡率和复发率可以变化很大。因此,在对甲状腺癌进行分期时,应将影响预后的不

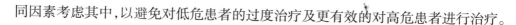

同因素考虑其中,以避免对低危患者的过度治疗及更有效的对高危患者进行治疗。

(一)甲状腺癌的 TNM 分期

TNM 分期系统最早诞生于 1940 年,是目前临床上使用的最早的癌症分期系统,其诞生至今经历了多次更新,目前的最新版本是 2010 年版(第 7 版)(表 2-3、表 2-4)。TNM 分期由国际抗癌联盟(UICC)和美国癌症联合会(AJCC)联合制订,该系统可以应用到多达 23 个不同人体器官和系统的癌症分期。TNM 即肿瘤大小(T),淋巴结转移情况(N)和远处转移情况(M)。肿瘤的大小是指临床发现发现的最大的肿瘤大小,淋巴结受累情况同时包括了中央区(第Ⅵ组)淋巴结和外侧区淋巴结的转移情况。

甲状腺癌第 7 版 TNM 分期相对于 2002 年发布的第 6 版有着如下的变化:将 T1 进一步分为甲状腺内肿瘤 T1a 期(≤1cm)和 T1b 期(1~2cm);单发甲状腺肿瘤现在定义为 s(而不是 a),多发肿瘤定义为 m(而不是 b);原来使用的术语"可切除的"和"不可切除的"未分化甲状腺癌被替换为"中等高级"和"非常高级"的未分化甲状腺癌。第 7 版、第 6 版与第 5 版的不同的在于原 T1 为甲状腺内肿瘤(≤1cm),T2 为甲状腺内肿瘤(1~4cm),T3 为甲状腺内肿瘤(>4cm)。同时,删去 MX(无法评估的远处转移)这一分类。第六版 TNM 分期中,所有类型的甲状腺未分化癌都归为Ⅳ期,但在第 7 版中,将其详细分为Ⅳa 期(甲状腺内肿瘤)、Ⅳb 期(甲状腺外肿瘤)及Ⅳc 期(所有远处转移的未分化甲状腺癌)。对于年龄在 45 岁以上的分化型甲状腺癌患者,第 7 版将肿瘤的甲状腺外侵详细分为Ⅳa 或Ⅳb 期,在这个年龄组所有出现远处转移的患者统一分为Ⅳc 期。

表 2-3　AJCC 第 7 版(2010)甲状腺癌 TNM 分期

T	原发灶
TX	不能评价原发肿瘤
T0	无原发肿瘤的证据
T1	局限于甲状腺内的肿瘤,最大直径 =2cm
T1a	肿瘤局限于甲状腺内,最大直径 =1cm
T1b	肿瘤局限于甲状腺内,最大直径 >1cm,=2cm
T2	肿瘤局限于甲状腺内,最大直径 >2cm,=4cm
T3	肿瘤局限于甲状腺内,最大直径 >4cm,或有任何大小的肿瘤伴有最小程度的腺外浸润(如侵犯甲状腺周围软组织)
T4a	较晚期的疾病。任何大小的肿瘤浸润超出甲状腺包膜至皮下软组织、喉、气管、食管或喉返神经
T4b	很晚期的疾病。肿瘤侵犯椎前筋膜、或包绕颈动脉或纵隔血管
N	区域淋巴结转移
	区域淋巴结包括颈部正中部淋巴结、颈侧淋巴结、上纵隔淋巴结
NX	不能评价区域淋巴结
N0	无区域淋巴结转移

续表

T	原发灶
N1	区域淋巴结转移
N1a	转移至Ⅵ区淋巴结［包括气管前、气管旁、喉前（Delphian）淋巴结］
N1b	转移至单侧、双侧或对侧颈部（Ⅰ、Ⅱ、Ⅲ、Ⅳ、Ⅴ区）、咽后或上纵隔淋巴结
M	远处转移
M0	无远处转移
M1	有远处转移

注：所有的分类可再分为 s（单个病灶），m（多发病灶，以最大的病灶确定分期）

表 2-4　AJCC 第 7 版（2010）DTC 的 TNM 分期

	T	N	M
年龄小于 45 岁			
Ⅰ 期	任何 T	任何 N	M0
Ⅱ 期	任何 T	任何 N	M1
年龄大于或等于 45 岁			
Ⅰ 期	T1	N0	M0
Ⅱ 期	T2	N0	M0
Ⅲ 期	T3	N0	M0
	T1	N1a	M0
	T2	N1a	M0
	T3	N1a	M0
Ⅳa 期	T4a	N0	M0
	T4a	N1a	M0
	T1	N1b	M0
	T2	N1b	M0
	T3	N1b	M0
	T4a	N1b	M0
Ⅳb 期	T4b	任何 N	M0
Ⅳc 期	任何 T	任何 N	M1

　　TNM 分期同时适用于所有四种类型的甲状腺癌，但肿瘤的具体类型在分期中起重要作用。例如，PTC 和 FTC 的分期可从Ⅰ期至Ⅳ期，而 ATC 则只分为Ⅳ期。患者的年龄在 TNM 分期系统中意义重大，例如一个有 PTC 远处转移的患者，如其年龄小于 45 岁，则分为Ⅱ期，如果其年龄在 45 岁以上则为Ⅳc 期。甲状腺癌是 AJCC 分期系统内唯一一个以 45 岁为分

界线对患者进行分期的疾病,即使有远处转移的小于45岁的年轻WDTC患者,也不能给予其Ⅲ期或Ⅳ期以上的分期。AJCC的分期数据(第7版)提示PTC的5年生存率从Ⅰ期至Ⅳ期分别为100%,100%,93%和51%;FTC为100%,100%,71%和50%;MTC是100%,98%,81%和28%;和ATC Ⅳ期是约7%。TNM分组可归纳为以下四种类型:临床分期(c)是指手术前根据物理检查及影像学检查进行分期,以利于治疗方案和手术方式的选择;病理分期(p)指根据术中状况及术后病理检查结果进行分期。复治分期(r)是指对复发的癌症进行分期。尸检分期(a)指在对尸检进行中被偶然发现的癌症进行分期。依据患者的情况进行具体分类后进行TNM分期将给医生提供更多有利的信息。根据TNM第7版,45岁以下没有转移的多病灶PTC患者根据手术及术后病理情况后将被分组为pT1mN0M0,1期。

(二)甲状腺癌的AGES分期

AGES分期是由梅奥医学院(Mayo Clinic)于1987年提出的适用于PTC的分期方式,其纳入分期的因素主要是患者的年龄,病理分级,肿瘤的外侵程度与肿瘤的大小。由于引入了病理分级,AGES通常只适用于患者的术后分期。这个系统于1993年被扩大后,加入了手术类型作为新的分期因素。

(三)甲状腺癌的DAMES分期

DAMES分期系统由Karolinska医学研究所设计开发,参与分期的因素包括DNA倍体,患者年龄,肿瘤转移情况和肿瘤的大小。与AGES分期系统相类似,DAMES分期系统目前应用较少,因为确定DNA倍体需要复杂的实验室检查并且成本颇高,因需使用细胞光度测定法分析DNA,创建直方图以显示细胞中的染色体。拥有非整倍体DNA的肿瘤细胞通常比整倍体肿瘤细胞更具侵略性。DAMES系统把PTC患者分为三类人群。低危组包括AMES分期低风险组与整倍体肿瘤。中间风险组包括AMES分期高危组与整倍体肿瘤。高风险组包括AMES分期高危组与非整倍体肿瘤,其预后较差。

(四)甲状腺癌的SAG分期

卑尔根大学(University of Bergen)在1993年公布了适用于PTC的SAG分期系统。SAG分期是一个预后评分系统,将PTC患者分成三个高危人群。SAG分别代表患者的性别,年龄和肿瘤等级。肿瘤等级的划分则是基于血管侵犯程度,癌细胞核异型程度和肿瘤坏死程度。FTC患者中常可见到肿瘤的血管浸润,但也可见于一些PTC患者。核异型性由Akslen所定义,指在一个高倍视野内所见的细胞核所具有的多形性及深染程度,也可以与DAMES期系统中涉及的非整倍体DNA数量联合起来得出结果。肿瘤坏死程度指肿瘤内坏死区的大小。血管侵犯程度也被称为VAN评分系统,1级(低级)即无血管侵犯,2级(高级)即存在血管侵犯。

三、甲状腺癌的诊断

(一)临床表现

甲状腺癌的病理类型较多,不同的病理类型其临床表现可有差异。总的来说,甲状腺癌早期临床表现大多不明显,常常是体检时超声检查发现。待肿块长大后,多数情况是患者(或家人)或医生偶然地发现颈部有肿块,而患者大多无自觉症状,颈部肿块往往表现为非对称性且质地较硬,并随吞咽可上下活动,肿块可逐渐增大。随着肿瘤进一步发展,肿瘤可侵犯气管而固定,也可产生压迫症状,如伴有声音嘶哑,呼吸不畅,甚至产生吞咽困难,或局部出现压痛等。当肿瘤增大到一定程度,压迫颈静脉时,可出现患侧静脉怒张与面部水肿等体征,是甲状腺癌的特征之一。

1. 甲状腺乳头状癌　约占甲状腺癌的 60%~70%。甲状腺乳头状癌表现为颈部肿块,患者无不适感,随着肿块逐渐增大,往往是被患者或家人无意中发现,因此往往就诊时间相对较晚,且容易误认为是良性肿瘤。当肿瘤压迫喉返神经时,可出现不同程度的声音嘶哑。甲状腺乳头状癌的患者一般不会有甲状腺功能的改变,但有部分患者可合并甲亢。颈部查体时,表现为甲状腺质地较硬的肿物,呈非对称性,肿块边界不清晰,表面凹凸不光滑。早期肿块可随吞咽上下活动,若肿瘤增大侵犯了气管或周围组织,则会变得较为固定。

2. 甲状腺滤泡状癌　约占甲状腺癌的 20%。颈部肿物是大多数甲状腺滤泡状癌患者的首发表现,肿块生长缓慢,质地中等偏硬,表面不光滑,边界不清楚,早期时甲状腺的活动度较好,当肿瘤发展侵犯甲状腺邻近的组织后则固定,也有患者开始表现为声音嘶哑,还有部分患者可能为转移症状,如股骨、椎骨等。

3. 甲状腺髓样癌　占甲状腺癌的 5%~7%。大部分甲状腺髓样癌患者就诊时,主要临床表现为颈部的硬实性肿块,无明显不适感,常伴有局部淋巴结肿大,部分患者以发现颈部淋巴结肿大成为首发症状。也有一些肿瘤患者伴有异源性促肾上腺皮质激素(adreno-cortico-hormone, ACTH),则可产生不同的临床症状,而来就诊。该病的最大特点是血清降钙素水平明显增高,因而血清降钙素成为诊断甲状腺髓样癌的检测标志物。一般情况下,若血中降钙素水平超过 0.6ng/ml,则应考虑甲状腺髓样癌的可能,当然也有可能为 C 细胞良性增生。患者颈部体检时发现甲状腺的肿物质地坚硬,表面凹凸不平,边界不清。而家族型及多发性内分泌肿瘤 2 型(multiple endocrine neoplasia, MEN2)的患者可表现为双侧甲状腺坚硬肿物。早期肿物可随吞咽上下活动,晚期侵犯了气管及邻近组织后则变得较为固定。

4. 甲状腺未分化癌　约占甲状腺癌的 10%~15%。大多数甲状腺未分化癌患者表现为进行性增大的颈部肿块,约占 60%~80%。甲状腺肿大,肿块硬实,且增长迅速,可伴有远处转移。也有患者原来已有多年的甲状腺肿块病史,近期突然急速增大,并且变得坚硬如石。还有部分患者已有分化型甲状腺癌(differentiated thyroid cancer, DTC)未经治疗,经一段时间后突然迅速增大,可伴有颈部区域淋巴结肿大。

5. 少见的甲状腺恶性肿瘤

(1)甲状腺鳞癌:较罕见,约占甲状腺恶性肿瘤的 1%,发病年龄多超过 50 岁,无明显性别差异,其预后相对较好。可以是甲状腺乳头状癌广泛化生,还可以来自甲状腺舌骨管或鳃裂的上皮组织。部分原发性甲状腺鳞状上皮癌伴有胸腺样成分(carcinoma showing thymus-like element, CASTLE),来自异位胸腺或鳃裂囊残留组织。患者较早出现侵犯和压迫周围器官的症状,如声音嘶哑、呼吸不畅等。随着病情发展,晚期可侵犯两侧叶,质地坚硬,活动度差,肿块边界不清,颈部淋巴结肿大,预后较差。

(2)甲状腺淋巴瘤:甲状腺淋巴瘤的发病率较低,占甲状腺恶性肿瘤的 5% 以下,男女患者比例为(2~3):1,主要为非霍奇金淋巴瘤,除快速增大的甲状腺肿块外,常伴有明显的

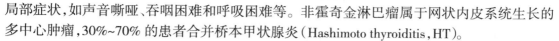

局部症状,如声音嘶哑、吞咽困难和呼吸困难等。非霍奇金淋巴瘤属于网状内皮系统生长的多中心肿瘤,30%~70% 的患者合并桥本甲状腺炎(Hashimoto thyroiditis,HT)。

（3）甲状腺转移癌:原发于全身其他部位的恶性肿瘤可转移至甲状腺,如乳腺癌、肺癌等。

（二）实验室检查

1. 甲状腺球蛋白 检测血清甲状腺球蛋白(thyroglobulin,Tg)对 DTC 的诊断意义并不大。由于一些甲状腺良性疾病如桥本甲状腺炎、亚急性甲状腺炎、Graves 甲亢、结节性甲状腺肿等因甲状腺滤泡的破坏,Tg 进入血液循环,均可导致血清 Tg 升高,因此不能凭借血清 Tg 升高而诊断为甲状腺癌。而测定血清 Tg 在 DTC 治疗及随访中具有重要作用。理论上,双侧甲状腺全切除术,在没有残余和转移灶存在时,血清中的 Tg 是检测不出来的。临床中,甲状腺癌术后,血清 Tg 应 <10ng/ml,若 Tg>10ng/ml 则表示有转移灶存在的可能。该诊断的敏感性为 100%,特异性为 80% 以上,故 Tg 是评估 DTC 患者经治疗后有无复发、转移,同时也是观察疗效最佳的肿瘤标志物。但是,对于有腺体残留、未行甲状腺全切或甲状腺近全切加 ^{131}I 治疗的 DTC 患者随诊中,监测血清 Tg 水平的作用又具有一定的局限性。

2. 甲状腺球蛋白抗体 甲状腺球蛋白抗体(thyroglobulin antibody,TgAb)是一组针对甲状腺球蛋白不同抗原决定簇的多克隆抗体。在 DTC 的治疗及随访中,TgAb 可作为测定血清 Tg 的辅助检查,用来判定 Tg 水平是否为假性增高或降低。

3. 降钙素测定 降钙素(calcitonin,CT)是由甲状腺的 C 细胞产生的多肽激素,甲状腺髓样癌(medullary thyroid carcinoma,MTC)是一种起源于甲状腺 C 细胞的恶性肿瘤,因此血清 CT 可作为 MTC 最重要的肿瘤标志物。临床上,血清 CT 不仅能反映明显存在的原发和继发灶,还能提示亚临床病灶、术后残留、微灶转移的存在。在未经刺激的情况下,若血清 CT 值 >100ng/L,提示 MTC 存在。研究发现,血清 CT 升高的幅度与肿瘤负荷呈正相关,即肿瘤越大、存在区域淋巴结或远处转移,CT 值升高更加显著。测定血清 CT 可用于诊断 MTC 以及 MTC 术后随访。

4. 癌胚抗原 癌胚抗原(carcinoembryonic antigen,CEA)是一种非特异性肿瘤相关抗原,目前已应用于许多恶性肿瘤的辅助诊断、疗效评价以及监测复发转移情况,但在甲状腺癌中的应用相对较少。其实,CEA 水平升高,在甲状腺癌中并不少见,据文献报道 50% 以上的 MTC 伴有 CEA 的升高。术后随访监测 CEA 水平,也有助于发现 MTC 是否存在病灶残留、复发和转移。

5. 促甲状腺激素 促甲状腺激素(TSH)是一种刺激甲状腺生长的重要激素,它能反映甲状腺的功能状态。在甲状腺癌诊疗指南中,TSH 被作为首选检查,若 TSH 降低,说明甲状腺结节有分泌功能,而有分泌功能的结节恶性可能性相对较小。国内外多数研究显示 TSH 水平可以作为甲状腺癌的独立危险因素,甲状腺癌的风险可随着 TSH 的升高而增加,同时更高的 TSH 水平还可能提示更高的肿瘤分期。

除了上述 5 种肿瘤标志物以外,还有血管内皮生长因子(vascular endothelial growth factor,VEGF)、基质金属蛋白酶、端粒酶、胰岛素样激素、半乳糖凝集素 3(galectin-3)、明胶酶 B 及组织金属蛋白酶抑制剂等,也在甲状腺癌的诊疗中发挥作用。

（三）影像学检查

1. 超声检查　甲状腺彩超检查,是甲状腺肿瘤重要的检查手段。甲状腺癌的超声学指征包括:低回声、边缘不规则、微钙化、微分叶和排列紊乱血供增加、结节内血管、晕环、垂直位生长、淋巴结异常等。其中低回声、形态不规则(纵横比≥1)、微钙化是超声诊断甲状腺癌的重要依据。甲状腺癌结节超声表现分为3型,1型:低回声型,癌肿表现为低回声,边界不整齐但分界尚清晰,无明显钙化现象;2型:低回声合并钙化型,癌肿病变回声较低,内部回声不均匀但见散在斑片状强回声;3型:混合性回声并钙化型,恶性病变表现为囊实性混合性回声,内部可见散在斑片状强回声。甲状腺彩色血流信号,分为4种类型:Ⅰ型,结节内部无血流信号;Ⅱ型,结节周围有血流信号;Ⅲ型,结节内部有血流信号;Ⅳ型,结节内血流信号弥漫性增多。其中Ⅰ型多见于结节性甲状腺肿,Ⅱ、Ⅲ型多见于甲状腺瘤,Ⅳ型多见于甲状腺癌。

甲状腺影像学报告及数据系统(thyroid imaging reporting and data system,TI-RADS)甲状腺TI-RADS诊断标准共有五级:①0级,无结节,正常甲状腺或甲状腺弥漫性增生;②1级,高度提示结节良性,以囊性为主,有声晕;③2级,可能为良性,结节等回声或高回声,以实性为主,边缘清楚,回声不均匀,蛋壳样钙化或粗钙化;④3级,不肯定,低回声结节,实性,回声均匀,边缘光整,A>T,无其他提示恶性的超声征象;⑤4级,可能为恶性,1~2项提示恶性,如低回声,边缘不光整,微钙化,淋巴结有异常;⑥5级,高度提示为恶性,超过3项提示恶性的超声表现,如低回声,微钙化,边缘不光整,边界不清,淋巴结异常等。1~3级评判为良性,4~5级评判为恶性。

随着超声影像学的发展,超声造影检查作为一种成像技术逐渐被临床所应用,是一种评价血流灌注的新方法。超声造影能够动态观测甲状腺结节血流灌注的情况,并可进行定量分析,在评估甲状腺结节性质及血流动力学方面又迈进了一步,为甲状腺肿瘤的诊断提供了一种新的超声检查方法,已成为当前超声影像医学研究的热门课题之一。

超声对比剂能够显示实质组织微血管结构,突破了彩色多普勒超声和传统灰阶的局限性,提高了对病变组织的检测能力。目前三维超声造影已经开始在临床上应用。三维超声造影能够立体观察病灶,能够从不同的角度更全面地显示病变组织的血流灌注情况,显示肿瘤新生血管的全貌。大量研究表明三维超声造影检查显示恶性甲状腺结节的血管分支数量和血管密度显著高于良性结节。相信随着超声造影技术和造影剂的不断发展,超声造影检查在甲状腺癌的诊断中将呈现出更加广阔的应用前景。

2. CT检查　正常甲状腺组织内的含碘量较高,其CT值明显高于周围的软组织,故甲状腺CT检查具有良好的空间和密度分辨率。CT平扫时甲状腺癌主要征象是:单发肿块或结节;形状不规则或呈分叶状;内可见不同程度的低密度区,密度不均匀;无包膜或包膜不完整,边界不清;部分可发生钙化,如砂粒样钙化、小结节样钙化或混合性钙化等;少数病例呈混合性囊性为主,囊壁的厚薄不均匀;还可显示颈部淋巴结有无肿大、气管是否受压变形、颈静脉或颈前肌群有无受累等情况。甲状腺癌CT增强扫描可见:肿瘤出现不同程度强化,部分肿瘤组织因向包膜外浸润的深度不同而形成不规则"半岛状"瘤结节强化,肿瘤侵及或突破腺体周边不完整的包膜或假包膜,出现"强化残圈"征;少数以囊性为主的病灶,强化后可出现囊壁及乳头状结节样强化。

3. MRI 检查　在临床上,MRI 检查已得到广泛应用,由于良好的软组织对比度,而且能任选方位扫描,故成为甲状腺重要的诊断方法。目前有关甲状腺癌的 MRI 研究国内较少,而国外较多。MRI 诊断甲状腺癌特征性表现是瘤周不完整包膜样低信号影,肯定征象是甲状腺周围组织有浸润、颈部淋巴结发现转移,重要指征是肿瘤的形状不规则、边缘模糊、信号不均匀。MRI 较好地显示小结节,较详细地提供结节形态,特别是较准确地判断肿瘤侵袭的范围。MRI 也存在一些不足,一方面肿瘤周围出现不完整包膜样低信号较低;另外,对于较小直径、周围组织未侵袭以及颈部淋巴结未出现转移的甲状腺癌,MRI 在诊断方面仍存在着一定的困难。此外,MRI 对钙化的检测不如超声和 CT 敏感。因此目前 MRI 在诊断甲状腺结节的良恶性方面,需结合其他影像学检查。

4. PET/CT 检查　正电子发射型计算机断层成像(positron emission computed tomograph,PET)是近十几年发展起来的医学影像技术,它能较早发现机体的功能异常和代谢变化,甚至可以在机体出现临床表现或解剖形态改变之前发现病灶,从而有助于疾病的早期诊断,尤其是恶性肿瘤。PET/CT 检查病灶 ^{18}F-FDG 的标准摄取值一般情况下以 5 为界,小于 5 者多为炎症或良性病变,大于 5 者则恶性肿瘤可能性大。但有研究发现多数甲状腺癌,尤其是乳头状癌病灶,标准摄取值小于 5,这可能与甲状腺癌总体恶性程度较低有关。因此在进行结果判定时,除了根据标准摄取值以外,还应注意根据 PET/CT 图像进行鉴别,如摄取浓聚灶边缘是否模糊,密度是否不均匀或者是否有条状改变,当然还要结合其他影像学检查的结果和临床的分析。对甲状腺滤泡癌患者 PET/CT 评估全身转移情况具有较重要价值。由于目前该项检查费用较高,一般作为补充检查项目,不是常规。

(四)核素扫描

作为较早用于诊断甲状腺疾病的方法之一,甲状腺核素扫描主要是采用静态显像和亲肿瘤显像对甲状腺肿瘤进行诊断。一般认为,甲状腺"温"和"热"结节基本是良性,而"冷结节"有恶性可能。当静态显像结果为"冷结节"时,可行甲状腺亲肿瘤显像,若亲肿瘤显像为阳性,提示恶性的可能性较大。目前高频超声、CT 及 MRI 检查在临床广泛应用,尤其穿刺技术的发展,而甲状腺核素扫描的病灶分辨率有限,现认为核素扫描诊断甲状腺癌有一定的局限性。术后 ^{131}I 全身显像(whole body radioiodine scan,WBS)被认为有较好的应用前景,主要用于探查 DTC 转移病灶和观察核素治疗效果。但要注意,若 ^{131}I 全身显像为阴性,并不意味着一定没有转移灶,也有可能是甲状腺癌转移灶不吸 ^{131}I。

(五)细针穿刺细胞学诊断

目前,超声引导下细针穿刺细胞学检查(fine-needle aspiration biopsy,FNAB)是鉴别甲状腺结节的常用方法。通常先采用常规超声检查甲状腺结节的大小、数量、位置、形态、回声情况,结节与血管及周围组织的关系,然后彩色多普勒超声(color doppler flow imaging,CDFI)检测甲状腺结节内部及周边的血流情况,选择最佳穿刺点及穿刺途径,以避开血管。从细胞学角度,甲状腺超声引导下细针穿刺细胞学检查为甲状腺疾病病理诊断提供了新的方法,提高了甲状腺疾病诊断的准确性,为一些良性病变者避免了不必要的手术。

1. FNAB-Tg 检测　Tg 在正常甲状腺、甲状腺癌组织中均表达,术前血清 Tg 值水平对判断甲状腺结节良恶性的价值并不高。但如果在淋巴结内检测 Tg 高表达,则表明淋巴结内存在甲状腺来源的细胞,可作为甲状腺癌淋巴结转移的依据。Tg 在组织穿刺液中的浓度远高于血清中的浓度,FNAB-Tg/ 血清 -Tg>1 可作为判断乳头状甲状腺癌(papillary thyroid carcinoma,PTC)颈部淋巴结转移癌辅助检查的首选指标。

2. FNAB 分子标志物检测　寻找肿瘤分子标志物是目前研究的热点。样本肿瘤分子标志物的检测有助于提高恶性肿瘤诊断的准确率。目前研究较多的甲状腺癌分子标志物有 RAS、BRAF、PAX8/PPAR、RET/PTC 等。对于无诊断或可疑标本行 BRAFv600E 突变检测有助于提高 FNAB 诊断的准确率。PTC 患者术前 FNAB 标本 BRAF 突变与甲状腺癌包膜侵犯及淋巴结转移有关。

3. FNAB 微小 RNAs 分析　微小 RNAs(MiRNAs)具有调控基因表达的功能,近年来成为分子生物学研究的热门。经研究发现一些 MiRNAs 如:MiRNA-187、MiRNA-181b、MiRNA-221、MiRNA-222、MiRNA-224、MiRNA-146b、MiRNA-155 等在各种类型的甲状腺癌中均为高表达,在 PTC 中表现更为明显。另外 MiRNA 的表达与某些基因突变有关,MiRNA-146 在 BRAF 突变组的表达明显高于非突变组,MiRNA-221、MiRNA-222 在 BRAF、RAS 突变患者中呈现高表达。FNAB-MiRNA 分析能提高甲状腺结节良恶性的诊断率,并可预测淋巴结的转移。

(六)基因检测

随着分子生物学及免疫学的迅猛发展,以及对甲状腺癌分子发病机制的深入研究,人们发现许多基因变异与甲状腺癌发生、发展及预后密切相关。基因检测将有可能成为可靠的甲状腺癌检查方法。

1. RET 基因　RET 基因重排是甲状腺癌的重要发生机制之一,与 PTC 关系尤为密切。有研究显示,RET 基因重排在 PTC 中发生率在 90% 以上。另外,RET 基因突变也是甲状腺癌的发生机制,尤其是 MTC。甲状腺癌中较为少见的 RET 基因变异类型——RET 基因扩增,在 PTC 及甲状腺未分化癌(anaplastic thyroid carcinoma,ATC)中均有表达,并与放射诱导、高级别恶性病例具一定相关性。

2. RAS 基因　大量研究发现,在不同类型甲状腺癌中均发现 RAS 基因突变,RAS 基因突变可能在甲状腺癌的早期起作用。

3. BRAF 基因　BRAF 基因突变主要与 PTC 关系密切,有研究发现 BRAF 基因突变与 PTC 远处转移及临床分期密切相关。BRAF 基因突变可以作为判断甲状腺癌患者预后指标之一。

4. microRNA　目前研究 microRNA 在甲状腺癌发病机制中的作用主要是针对 PTC 和 FTC。研究发现,与 PTC 相关 microRNA 的主要有 miR-181b、miR-146、miR-221 及 miR-222 等,与 FTC 相关 microRNA 主要有 miR-328、miR346、miR-192 及 miR-197 等。在 MTC 和 ATC 中也发现了相关的 microRNA,如 miR-26a 、miR-30d 及 miR-125b 等。另外,一些抑癌基因的失衡,如 p53 基因、Bcl-2 基因、p16 基因、p27 基因、PTEN 基因、APC 抑癌基因等,也是各种类型甲状腺癌形成和发展的重要因素,检测其表达对甲状腺癌的判断具有一定的价值。

（刘富瑶　张家铭　高友兵）

参 考 文 献

1. Parkin D M,Bray F,Ferlay J,et al. Global cancer statistics,2002. CA Cancer J Clin,2005,55:74-108

2. Albores-Saavedra J,Henson DE,Glazer E,et al. Changing patterns in the incidence and survival of thyroid cancer with follicular phenotype-papillary,follicular,and anaplastic:a morphological and epidemiological study. Endocr Pathol,2007,18:1-7

3. Davies L,Welch HG. Increasing incidence of thyroid cancer in the United States,1973-2002. JAMA,2006:295: 2164-2167

4. Shaha AR,Shah JP,Loree TR. Differentiated thyroid cancer presenting initially with distant metastasis. American Journal of Surgery,1997,174(5):474-476

5. Bouvet M. Is there a need for yet another staging system for differentiated thyroid cancer? Endocrine,2014,46(2): 179-180

6. Printz C. New AJCC cancer staging manual reflects changes in cancer knowledge. Cancer,2010,116(1):2-3

7. 崔智文,秦汉科,王闽全. 结节性甲状腺肿合并分化型甲状腺癌诊断与治疗. 中国普通外科杂志,2012,21 (11):1377-1380

8. 贺亮,张浩,董文武,等. 结节性甲状腺肿并存甲状腺癌262例回顾性分析. 中国实用外科杂志,2010,30 (10):871-873

9. 戴为信. 甲状腺球蛋白的测定和临床. 国外医学:内分泌学分册,2002,22(6):364-366

10. 王群,杨志刚,许辉东,等. 血清促甲状腺激素水平等因素与甲状腺癌发病的相关性研究. 中国癌症杂志,2012,22(11):860-863

11. Pacini F,Castagna MG,Cipri C,et al. Medullary Thyroid Carcinoma. Clin Oncol(R Coll Radiol),2010,22(6): 475-485

12. Molinari F,Mantovani A,Deandrea M,et al. Characterization of single thyroid nodules by contrast-enhanced 3-D ultrasound. Ultrasound Med Boil,2010,36(10):1616-1625

第三节　分化型甲状腺癌的外科治疗原则

一、甲状腺乳头状癌的外科治疗原则

自20世纪80年代中期前苏联切尔诺贝利核电站泄漏事故以后,甲状腺癌发病率上升趋势明显,是增长最快的实体恶性肿瘤,年均增长6.2%。据国内普查报道:甲状腺癌总体发生率为11.4例/10万。其中男性为6.0例/10万,女性为14.6例/10万,其中甲状腺乳头状癌是甲状腺癌最常见的组织学类型,约占80%。甲状腺乳头状癌分化良好,属高分化型腺癌,且恶性程度低,生长缓慢,颈部淋巴结转移多见且首发,较少远处转移,一般预后良好,其中约90%的患者可达10年存活期。经过多年实践与总结,现已形成广泛治疗共识,认为甲状腺乳头状癌应以手术治疗为主,同时辅以放射性碘治疗,以及甲状腺激素内分泌治疗。但由于甲状腺乳头状癌本身存在异质性,且患者的个体差异以及甲状腺外科医生对疾病的认识不同,致使目前国内外对甲状腺乳头状癌的手术治疗方式的选择仍未达成统一的规定,并且以手术范围分歧最为明显。而这种分歧直接关系到每位患者能否真正得到因人而异却又有据可循的规范化外科治疗,进而对预后产生最为直接的影响。

(一)甲状腺乳头状癌外科治疗原则的争论点

手术治疗被认为是治疗甲状腺恶性肿瘤,尤其是甲状腺乳头状癌的最主要手段,这依赖于甲状腺乳头状癌的良好预后及手术治疗的良好效果,甲状腺乳头状癌来源于甲状腺滤泡细胞,可见侵犯周围的组织器官,如气管、食管、喉返神经、带状肌等,而颈部淋巴转移率最高,有时可发生双侧Ⅵ区,甚至双侧颈部淋巴结转移。目前由于术中快速冷冻病理检查无法做出完全准确的诊断,且有些甲状腺外科医生对甲状腺乳头状癌切除和颈部淋巴结清扫范围不够充分,对甲状旁腺和喉返神经局部解剖欠佳,从而导致对患者治疗的不规范和技术限制。

为了更好地提高患者的生存率及生存质量,有必要使甲状腺乳头状癌患者的手术治疗更加规范化,以达到在根治肿瘤的前提下获得更高的生活治疗。手术治疗在甲状腺乳头状癌的综合性治疗中起到了至关重要的作用,手术的合理性为手术后的辅助性治疗奠定了坚实的基础。一直以来,甲状腺乳头状癌外科手术治疗的争论都围绕在两个方面:一是甲状腺组织切除的多少,二是是否清扫颈部淋巴结及清扫的范围。

关于甲状腺乳头状癌手术中甲状腺组织的切除范围在国内外一直存在许多争议:①若不全切,是否容易造成复发或转移;②全切手术后,若出现甲状旁腺及喉返神经损伤,易造成患者生活质量下降。目前比较统一的观点认为,切除范围应取决于对各种风险因素的综合评估。在过去很长一段时间内,甲状腺组织的全切除手术方式成为治疗甲状腺乳头状癌的首选,绝大多数甲状腺外科医生认为,对于能够安全地进行全切术的患者,首次手术务求彻底,以增加患者的治愈机会,减少患者的复发和远处转移几率。而对于术前已有远处转移的患者,全切术的确给患者带来了治愈的希望。以上结论是具有一定的理论基础的,这与术后辅助治疗中的放射性碘治疗有关。20世纪80年代以前认为,甲状腺乳头状癌绝大多数为多发癌灶,并且手术切除甲状腺组织更有利于使用放射性碘来监测和治疗。在手术后的辅助性治疗中,放射性碘治疗对原发灶及转移均有较好的治疗效果,可延长生存期和降低复发率,但其成效与原位残余的甲状腺组织量呈正相关。德国内分泌外科医师协会认为:甲状腺乳头状癌手术后,如果一侧甲状腺腺叶保留,可使绝大多数放射性碘治疗失败。有学者的研究也证明若甲状腺组织残留<2g,放射碘治疗的成功率接近94%,反之,若大部分甲状腺存留,其治疗成功率仅为60%左右。因此,基于这样的理论,过去20年里,绝大多数甲状腺外科专家认为,对于甲状腺乳头状癌,全甲状腺切除和近全甲状腺切除术后使用低剂量的放射性碘即可成功达到治疗目的,同时也助于利用放射碘扫描和甲状腺球蛋白一同监测甲状腺乳头状癌的复发和转移。同样支持对甲状腺乳头状癌行甲状腺全切除手术的学者还认为,第一,无论是单叶还是双叶的甲状腺乳头状癌,40%~50%是多灶性,尤其在健侧叶可能存在微小病灶;第二,甲状腺乳头状癌具有退行分化性,部分高分化型癌日后可能进行为分化较差的甲状腺乳头状癌,且术后残留的部分甲状腺也可能退化变成未分化癌。因此,在很长一段时间里,甲状腺肿瘤外科医生认为过小的手术范围对提高患者的无病生存期带来了一定的隐患。然而,手术中解剖的困难性直接预示着手术范围过大又同时可能大大增加甲状旁腺及喉返神经、喉上神经永久性损伤的风险,使神经损伤并发症的发病率增加,甲状旁腺受

损引起的低钙也是难以用药物治疗和替代的。有研究统计,甲状旁腺损伤所致的甲状旁腺功能减退在全甲状腺切除中的发生率高达 9%~32%。近年来,不少学者对甲状腺全切除或近全切除的手术方式都提出了异议,强调应严格限制这种手术方式的使用,认为对于大部分尚处于早期的甲状腺乳头状癌患者可以保留部分的甲状腺组织,以获得更为满意的近期及远期手术效果,减少不必要的组织损伤,提高患者的生活质量。

对于是否应当常规进行颈部淋巴清扫,以及清扫的范围也是目前甲状腺乳头状癌外科治疗的争论焦点。2012 年中国《甲状腺结节和分化型甲状腺癌诊治指南》中明确提出甲状腺乳头状癌术中在能够有效保留甲状旁腺和喉返神经情况下,需行病灶同侧中央组淋巴结清扫术(推荐级别:A 级)。甲状腺乳头状癌区域淋巴结转移是否影响长期生存率尚有争议,因此,对于临床诊断淋巴结阴性的患者是否需要行中央区淋巴结清扫以及之后是否进一步行选择性颈淋巴结清扫仍有不同意见。而颈部淋巴结清扫范围是否合理直接关系到患者复发率的高低以及生活质量的好坏。若不清扫或仅行预防性中央组淋巴结清扫,虽无需延长切口从而保持了手术的美观性,并且保证了喉返神经及甲状旁腺的安全,从而保证了患者的生活质量,但却增加了术后颈侧区淋巴结转移复发的风险。目前,国内外更多学者认为,甲状腺乳头状癌切除甲状腺手术过程中,应常规进行中央组淋巴结清扫,再根据中央组淋巴结情况及肿瘤大小,是否侵及被膜等情况,决定是否进行更广范围的颈部淋巴结清扫术。

因此,选择合理的手术方式及范围在提高甲状腺乳头状癌患者生存、改善生活质量方面具有重要意义。只有在符合甲状腺乳头状癌手术治疗基本原则的基础上,再根据临床实际需要灵活选择术式,才能实现疗效最佳的目标。

(二)合理的临床分期是选择手术方式的关键

甲状腺乳头状癌的 TNM 临床分期前面已有阐述,这里需要特别提出两个概念:甲状腺微小癌及 cN0,即临床诊断颈部区域淋巴结阴性。WHO 于 1988 年关于甲状腺癌的组织学分类标准中规定,直径≤10mm 的甲状腺癌为微小癌(TMC)。参照 Kouvaraki 等提出的 cN0 评价标准:①临床触诊未发现肿大淋巴结或发现的肿大淋巴结最大直径小于 2cm,并且质地柔软;②B 超或 CT 检查未发现肿大淋巴结或肿大淋巴结最大直径小于 1cm;③或者最大直径为 1~2cm,但无中心性液化坏死、周边强化等。同时,临床上根据患者的性别、年龄、肿瘤最大直径将患者分为高危组和低危组。只有明确了甲状腺乳头状癌的分期及分组,才能有的放矢,从而选择最合适的手术方式。接下来将重点阐述依据以上临床分期分组,如何选择合适的甲状腺组织切除及淋巴结清扫范围。

(三)甲状腺切除范围

针对甲状腺乳头状癌,小于患侧腺叶的切除方式因其癌肿残余率高、远期转移率高、长期生存率低已经完全被废弃。目前国内主要使用的甲状腺切除方式有:患侧甲状腺腺叶 + 峡部切除术、患侧甲状腺腺叶 + 峡部 + 对侧腺叶次全切除术、甲状腺全切除术。

1. **患侧甲状腺腺叶 + 峡部切除术**　该术式在过去得到更多人的推荐,其原因有:①因保留了部分甲状腺,术后发生甲状腺功能减低的几率较小,生活质量较高;②不可逆的喉返神经或喉上神经损伤几率低;③对于某些分期较早的甲状腺乳头状癌,远期疗效与全切相比无显著性差异;④对侧如果后期出现肿瘤,再次手术并不增加难度及并发症的发生率,且不影响预后。

该术式相对较为简单,降低了喉返神经及甲状旁腺损伤的几率,而关于术后对侧复发的问题,国内外很多临床研究证实复发率仅为 1.3%~5.7%,并且即使复发,行二次切除仍能取得很好的治疗效果。Mazzaferri 等报道 1528 例甲状腺肿瘤手术后 40 年的临床观察,肿瘤的复发率没有因为手术方式的不同而有根本的变化,患者无病生存时间和总生存时间上也无明显差异。因此,从治疗角度及保留患者生存质量的角度考虑,我们并不主张对甲状腺乳头状癌一律采取甲状腺全切除的方式,某些低危组确保能完整切除肿瘤的手术范围即可满足治疗的要求。然而,也有学者持反对观点认为:①对于能够安全地进行全切的患者,首次手术务求彻底,以增加患者的治愈机会。②由于甲状腺乳头状癌的特点之一是在患叶的对侧叶可能存在微小病灶,同时具有退行分化性。因此,过小的手术范围对延长患者的无病生存期带来了一定的隐患。③残留过多的甲状腺组织,不利于术后施行甲状腺素抑制疗法及运用促甲状腺素对肿瘤复发进行监测。同时,若需要行放射性碘治疗,残留过多的甲状腺组织则会使之无法完成。因此,除癌灶极小呈隐匿性(<1cm),局限于包膜内且无局部及远处转移情况之外,对于术前已有远处转移的患者,全切术给患者带来了治愈的希望。

笔者认为以下情况可选择该术式:①无放射线接触史,年龄 15~45 岁的低危人群;②单侧肿瘤,直径 <4cm,且无包膜侵犯;③无远处转移;④术前临床诊断无颈部区域淋巴结转移。若术中冷冻快速切片或术后石蜡切片病理检查证实颈部淋巴结有转移,则考虑立即行甲状腺全切除术。

2. 患侧甲状腺腺叶 + 峡部 + 对侧次全切除术　该术式是早期行甲状腺乳头状癌外科治疗的主要术式。现仍为不少术者尤其是非甲状腺专科术者推崇。他们认为该术式有以下优点:①较大程度切除可能存在的微小癌灶,降低了局部复发和远处转移的风险;②已有研究证实,术后并发症的发生率与甲状腺腺叶切除多少无明显相关性;③一旦需要放射性碘治疗,可用该方法消除残余的少量腺体或转移的淋巴结,无需再次手术。吕雪冬的研究中,对78% 的甲状腺乳头状癌患者实施了该术式治疗,在保证低手术并发症的前提下均得到了较理想的根治效果。但该术式得不到甲状腺专科医生普遍认同的原因主要在于:①由于首次手术破坏了双侧的组织结构,若未行放射性碘的患者术后若干年出现了对侧甲状腺癌的复发,再次手术损伤甲状旁腺或喉返神经的风险将大大增加。②与甲状腺患侧腺叶 + 峡部切除相比,并不能有效减少对侧复发的几率,反而增加了复发后出现低分化癌的风险。③对于甲状腺乳头状微小癌,若为单侧单发,且无颈部区域淋巴结和远处转移,该术式手术范围过大,不但无法保留甲状腺正常功能,还有可能造成周围组织不必要的永久损伤。

笔者认为以下情况可选择该术式:①无放射线接触史,年龄 15~45 岁的低危人群;②经病理结果证实为单侧甲状腺乳头状癌,直径 1~4cm,且无包膜侵犯;③对侧甲状腺经彩超或CT 或 MRI 证实无实质性肿瘤存在;④无颈部区域淋巴结转移,无远处转移;⑤若术中冷冻快速切片证实对侧存在微小癌或乳头状癌,或中央组淋巴结存在肿大或转移,需立即行对侧甲状腺全切除术。

3. 甲状腺全部切除术(被膜内)　该术式是目前运用最多,也最为甲状腺专科医生所推崇的一种手术方式。由于近几年许多甲状腺外科专家认为甲状腺乳头状癌大多为多原发灶,单纯腺叶或部分甲状腺切除达不到根治的目的,且残留的甲状腺有可能复发且转变为恶性程度较高的低分化癌。同时,即使再次手术,由于甲状腺组织已全部切除,则再次手术损伤到甲状旁腺或喉返神经的风险大为降低。而被膜内甲状腺全切除术更为合理地保护了甲状腺下动脉及下被膜以保证下甲状旁腺功能,同时与全甲状腺切除相比生存率差异不明显。选择该术式的依据有:①甲状腺左右两叶及峡部彼此之间并无明显解剖界限或包膜分隔,癌细胞有腺体内转播的可能,且这种转移方式为甲状腺乳头状癌的首要转移方式;②甲状腺乳头状癌大多为多中心发病,多原发灶;③甲状腺全部切除术在不考虑手术技术等外在因素的前提下,局部复发率低于其他任何形式的手术;④由于没有甲状腺组织的残留,术后可以为将来可能出现的远处转移做好放射性碘治疗的准备,并取得良好的治疗效果;⑤甲状腺乳头状癌存在隐匿病灶,全切除术可有效防范隐匿病灶的发展;⑥因为甲状腺被膜内全切除,专科医师行此术式的并发症发生率不高:技术熟练的外科医师行甲状腺全部切除术,永久性的喉返神经损伤及甲状旁腺功能减退的风险可降到 2% 以下。技术精湛的使其降至 1% 以下。而对该术式持反对态度的学者认为其存在的最主要问题是:①术中并发症。毕竟处理喉返神经损伤比处理甲状腺二次手术要复杂得多。而不可逆的甲状旁腺功能损伤也大大降低患者的术后生活质量。但笔者在临床工作中体会到随着对喉返神经及甲状旁腺解剖的熟练,可以做到在甲状腺全切术中对喉返神经全程显露,保证喉返神经的安全。尽量保证甲状旁腺的血供,如果其血供受损,可行甲状旁腺的移植。实践证实甲状腺全切除术对技术精湛的专科医师来说是一个相对较安全的术式。②临床工作中随诊发现相当一部分行甲状腺全切除术的甲状腺乳头状癌患者在随访几年中均反映术后出现了免疫相关疾病,而甲状腺乳头状癌复发的患者毕竟少数,从而极大地影响了患者的生活质量,当然,这种术后免疫相关并发症的出现与甲状腺全切除后功能减退的关系及作用机制还有待进一步研究证实。

笔者认为对于存在以下情况之一的甲状腺乳头状癌患者,推荐行甲状腺全部切除:①年龄 <15 岁或 >45 岁,家族史阳性的高危组患者;②双侧甲状腺乳头状癌,无论肿块直径大小;③病变累及甲状腺包膜、或侵袭周边组织;④伴有远处转移,需要放射性碘治疗的患者。

4. 微创手术的应用 对于甲状腺的切除可以选择常规开放式切除,也可以选择微创手术。David 等认为微创技术,其目的是治愈患者的疾病,同时减少手术的副反应,缩短住院治疗和恢复时间,提高患者生活质量。近年来,随着甲状腺乳头状癌的日趋年轻化,患者对手术切口的美观要求越来越高,并且微创外科手术技术不断发展,促使甲状腺癌腔镜下微创手术的发展日益成熟起来。Miccoli 等采用微创电视辅助甲状腺切除术(MIVAT)治疗低风险组的甲状腺乳头状腺癌,最近的前瞻性随机对照研究清楚表明 MIVAT 与常规的开放手术相比,可以实现在甲状腺床水平相同的效果。同时,微创手术的主要优点有:术后恢复快,美容效果好。Lombardi 等在微创电视胸腔镜辅助下行转移性甲状腺乳头状癌功能性侧颈淋巴结清扫术,认为低危组甲状腺乳头状腺癌患者伴颈侧转移 <2cm,是符合微创手术要求的。Stephen 等用 MIVAT 方法切除了一直径约 5.9cm 的甲状腺结节,后来诊断为甲状腺乳头状癌。这是稍大于文献记载的大小,因此,他们认为微创电视辅助甲状腺切除术的适应证可以适当扩大,于低风险或中等风险的甲状腺癌患者是安全的。Terris 等的 MIVAT 适应证则包括不确定结节(<3.5cm),无颈部手术史,无明显的癌转移,低危组的甲状腺乳头状癌。笔者认为甲状腺微创手术将成为甲状腺乳头状癌今后手术治疗的发展方向。

(四)淋巴结清扫范围

对于是否应当常规进行颈部淋巴结清扫也是目前甲状腺乳头状癌外科治疗的争论焦

点。目前并没有临床随访资料证实进行常规的预防性的颈淋巴结清扫能够生存获益。但基于甲状腺乳头状癌颈部淋巴结一般为从中央区（Ⅵ区）向侧方区（Ⅱ~Ⅴ区）转移的规律，通常认为甲状腺乳头状癌淋巴结转移的模式是：原发灶—中央区淋巴结—侧方区淋巴结—远处转移。而跳跃式转移（中央组淋巴结无转移而直接发生颈侧方区淋巴结转移）较少发生，且出现率小于 10%。随着越来越多长期随访的研究报道的出炉，支持甲状腺切除手术同时进行常规的颈部淋巴结预防性清扫的外科医生逐渐增多。还有研究认为，对于即使直径<0.5cm 的甲状腺乳头状微小癌，如果术前超声发现多灶病变也应当在充分评估颈部淋巴结是否存在转移后尽可能行预防性中央区淋巴结清扫术。

颈淋巴结清扫在过去分为预防性中央组淋巴结清扫及经侧区淋巴结清扫，后者又分为传统和功能性两种。传统的颈淋巴结清扫要求切除颈内静脉、胸锁乳突肌和副神经。一方面手术范围较大，会造成患者颈部外观不对称而影响美观；另一方面，传统的颈淋巴结清扫对患者的机体运动功能影响较大。由于切除了颈内静脉，影响头颈部静脉回流，切除胸锁乳突肌使头不能向患侧侧屈，同时不能向健侧回旋，而副神经支配胸锁乳突肌和斜方肌，其损伤可导致斜方肌瘫痪、同侧肩胛骨下垂。现代医学认为，对于相当一部分甲状腺乳头状癌，颈淋巴结有无转移并不影响患者的预后和生存，未受癌细胞浸润的淋巴结被清除反而会破坏淋巴的正常防线。而功能性颈部淋巴结清扫术不但保留胸锁乳突肌、颈内静脉和迷走神经，而且开始尝试保留颈丛感觉神经和颈横血管，这样，既保留了外观的美观性、上肢运动功能和颈部皮肤感觉，同时又可保证手术清扫淋巴结的彻底性，达到根治而不影响预后的目的。因此，对于甲状腺乳头状癌颈部淋巴结清扫可简化地分为预防性颈中央区淋巴结清扫和功能性颈侧区淋巴结清扫两大类。

对于甲状腺乳头状癌患者是否应当常规进行预防性颈部淋巴结清扫术，我们认为仍应遵循循证医学证据，不应常规进行大范围的颈部淋巴结清扫，有文献报道，甲状腺乳头状癌中央组淋巴结隐匿性转移的发生率为 64.3%，因此，结合笔者的治疗经验，甲状腺乳头状癌手术过程中，应常规进行中央组淋巴结清扫，再根据中央组淋巴结转移情况、肿瘤大小，以及是否侵及被膜等情况，决定是否进行更广范围的颈侧区淋巴结清扫术。

1. 临床诊断无颈淋巴结肿大或转移者（cN0）　cN0 患者，即同时满足以下条件的患者：①临床未触及肿大淋巴结，或肿大的淋巴结直径 <2cm，且质软；②影像学未探及异常淋巴结，或肿大淋巴结直径 <1cm，或者最大直径 1~2cm，但无中心液化坏死、周边强化，或节旁脂肪间隙消失。

2014 年美国国立综合癌症网络（NCCN）指南建议对 cN0 患者行治疗性颈中央区淋巴结清扫。Robbins 等指出中央组颈淋巴结（第六区淋巴结）清扫术指气管前、气管旁及喉返神经区内的所有脂肪组织，具体清扫范围在甲状软骨以下、胸骨切迹以上、颈总动脉内侧区域间所有淋巴脂肪组织。该解剖区域内主要有喉返神经、甲状腺下动脉、甲状腺下静脉、甲状腺最下静脉、甲状旁腺、胸腺上极颈段食管及气管。此术式推荐者分析其理由有：① cN0 患者中央区淋巴结转移率在 60% 左右，且甲状腺乳头状癌的淋巴结转移是呈阶梯型的，跳跃性的转移很罕见；②颈部淋巴结的转移灶是最重要，也最常见的肿瘤复发部位；③有学者认为颈部淋巴结转移影响患者生存时间，有研究表明区域淋巴结转移与术后较高的复发率及肿瘤相关的病死率存在密切关系；④再次手术清扫中央区淋巴结势必大大提高喉返神经及甲状旁腺损伤等手术并发症发生率。李传乐等分析表明经常临床上诊断为 cN0 期甲状腺乳头状癌患者,在病理学上并不都是 N0 期,尤其是当患者具有高危因素时,如果手术医师技术允许,在甲状腺腺叶切除后还应同时进行预防性颈部淋巴结清扫,尤其是Ⅵ区,以减少肿瘤复发。鄢丹桂等指出 cN0 期甲状腺乳头状癌患者隐匿性淋巴结转移以多区转移为主,依次为Ⅵ、Ⅲ、Ⅳ、Ⅱ区常见。中央区淋巴结转移大于或等于 3 枚较易出现颈侧淋巴转移,因此,对 cN0 患者选择性清扫Ⅱ、Ⅲ、Ⅳ、Ⅵ区能清除大部分存在的颈部隐匿性转移淋巴结。

目前多数学者认同对 cN0 甲状腺乳头状癌患者应清扫至少一侧的中央区淋巴组织。年龄 >45 岁患者如原发癌明显有周围组织侵犯的趋势,即使无明显淋巴结肿大的依据,也应行预防性颈淋巴结清扫术。笔者根据临床经验同样认为,对 cN0 患者行患侧预防性中央区淋巴结清扫不会增加手术并发症的发生率,但前提是良好的喉返神经显露,如果盲目清扫,势必增加喉返神经损伤的可能及影响清扫的效果。然后术中根据中央组淋巴结情况及甲状腺原发肿瘤大小,是否侵及被膜等情况,决定是否进行更广范围的颈部淋巴结清扫术。

2. 临床诊断有颈淋巴结肿大或转移者(cN+) 甲状腺乳头状癌复发率和颈部淋巴结转移数与以下因素明显相关:原发肿瘤大于 3cm、有腺体外侵犯、男性以及年龄大于 55 岁的患者,具有以上 2 个或 2 个以上高危因素患者淋巴结无瘤生存率明显降低,因此建议对其实行功能性颈清扫术。Machens 等对这一术式的适应证更为广泛,指出癌肿直径大于 1cm,除需中央组淋巴结清扫外,尚需清扫颈内静脉及锁骨上区的淋巴结(Ⅱ~Ⅴ区)。

对于手术前临床评估有颈部淋巴结转移的患者,行颈侧区的淋巴结清扫争议不大,而功能性颈淋巴结清扫也越来越得到人们的认同。1967 年,Bocca 根据颈部解剖特点及肿瘤外科治疗原则提出了保留胸锁乳突肌、颈内静脉和副神经的功能性淋巴结清扫术式。他认为:如果颈部淋巴结转移癌未侵袭包膜,且未穿透包膜向结外生长,仅将这些淋巴结切除而保留其余重要的神经和组织,也是完全可以达到根治目的的。笔者认为,对于甲状腺乳头状癌这一类预后较好的肿瘤,功能性颈部淋巴结清扫相比根治性淋巴结清扫不仅缩小了手术范围,减轻了创伤程度,而且术后患者耳部感觉良好,颈部及肩部无麻木感,从而既提高了生活质量,又达到治愈肿瘤的目的,同时,即使出现了颈侧区的复发,二次手术再行根治性清扫仍能取得较好的治疗效果。这些理论都在实践中得到论证。

部分甲状腺乳头状癌患者在就诊时肿块就已经突破甲状腺被膜,出现微浸润或侵及周围组织的现象,这类甲状腺乳头状癌已属晚期,根据 NCCN 指南提示,多为Ⅲ或Ⅳ期患者。由于甲状腺乳头状癌多无包膜,故凡侵及胸骨甲状肌者应将胸骨甲状肌和胸骨舌骨肌同时切除。无论选择何种术式,喉返神经都应尽量保留,若肿瘤明显侵犯,一般也只切除一侧,将另一侧保留。对某些较晚期局部浸润广泛,累及气管、食管、喉返神经者,如患者全身情况许可,手术切除范围应包括全甲状腺,加同侧或双侧颈清扫,切除无法保留功能的患侧喉返神经,将受侵的气管壁切除后缝合或修补缺损。

因此,笔者认为对于有周围组织侵犯的Ⅲ或Ⅳ期甲状腺乳头状癌的手术处理原则是:肌肉能保留则保留,重要器官、一侧喉返神经则必须保留,尽量维持患者的正常生活质量。对于残留的癌组织,可考虑术后放射性碘治疗。

(五)术后辅助治疗

甲状腺乳头状癌的外科治疗中,手术切除绝不是唯一有效的治疗手段,目前比较推崇的治疗策略及原则是：①首先要满足有足够的外科切除范围；②选择性的放射性碘治疗；③促甲状腺激素(TSH)抑制治疗；④术后利用颈部彩色多普勒超声和血浆甲状腺球蛋白(Tg)监测复发和转移。有研究表明，该治疗策略能使低危组的甲状腺乳头状癌患者20年生存率在95%以上。所以术后的放射性碘和甲状腺激素内分泌治疗对于全方位地治疗甲状腺乳头状癌患者是很有必要的。

1. 放射性碘治疗 放射性碘治疗是分化型甲状腺癌，尤其是甲状腺乳头状癌术后最重要的辅助治疗之一。国内大多数甲状腺外科专家认为在甲状腺组织全部切除的基础上行^{131}I放射治疗是降低复发率，提高生存率的重要措施。放射性碘治疗甲状腺乳头状癌的理论基础是：甲状腺乳头状癌有一定的摄取碘的能力，这部分放射性碘能够发射出短的大量射线，杀灭颈部残留的甲状腺癌组织及一些隐匿的病灶，从而能达到病灶根治的目的。目前国外的甲状腺外科专家一般主张对所有较晚期甲状腺乳头状癌，即肿瘤直径大于4cm、有包膜侵犯或伴有颈部淋巴结转移等)常规给予术后辅助放射性碘治疗。而国内学者对放射性碘治疗的指针应用范围比较严格，多不主张常规应用，仅对于无法切除的分化型甲状腺癌或能摄碘的远处转移灶，以及有明显包膜外侵犯或广泛血管侵犯时，才予以应用。放射性碘对于甲状腺乳头状癌的治疗能起到以下的作用：①对于已行甲状腺全切除术的患者，能够彻底清除残余的甲状腺癌组织，减少甲状腺癌的复发和转移；②具有术前诊断和术后治疗的双重作用，可以在术后的长期随访复查中发现和确定有无新的转移灶；③经放射性碘治疗后，检验血清中Tg的含量即可简单而又灵敏地随访观察有无复发和转移。大量具有说服力的研究表明，对于甲状腺乳头状癌患者，在甲状腺全切除术后同时接受了放射性碘和甲状腺激素抑制治疗的患者，其复发率和病死率是最低的。

2. 甲状腺激素内分泌治疗 对于手术后的甲状腺乳头状癌患者，甲状腺激素同时起到替代和反馈抑制治疗的目的。所有分化良好的甲状腺乳头状癌手术治疗患者都必须接受甲状腺激素治疗。现已明确甲状腺乳头状癌患者的癌细胞中含有较丰富的TSH受体，TSH通过作用于这些受体从而促进细胞的增生和转移。由于甲状腺组织多已全部切除，外源性应用人工甲状腺激素可达到抑制TSH分泌的目的，从而使甲状腺乳头状癌的复发率和转移率都可降到最低。

左甲状腺素钠片，因其比较明确的成分和疗效及较少的不良反应现已成为首选的甲状腺制剂。国内的甲状腺专家在该药的用量方面现已基本上达成共识：甲状腺乳头状癌患者术后口服左甲状腺素钠片的剂量为2μg/kg，具体剂量还可根据术后血检甲状腺功能作调整，一般来说，术后复查TSH应维持在0.1~0.5mU/L，对大多数身体能耐受，无明显不良反应的患者，TSH血浓度可维持在0.1mU/L以下，从而达到更为理想的治疗效果。对于术后评估癌肿有极大复发可能性的患者，TSH浓度可维持在0.01mU/L以下。而对于老年患者，TSH不宜控制太低，否则可能会出现身体不耐受。但最新的研究也有学者认为，甲状腺内分泌治疗通过对TSH的控制来监测术后甲状腺乳头状癌的复发和转移具有一定的局限性，从而否定这种药物剂量调节方法。这一说法还有待通过进一步的大规模病例随访研究来证实。

总之，手术切除依然是甲状腺乳头状癌综合治疗中最有效的治疗方法，但对于手术方式选择的争议仍然较大。对甲状腺乳头状癌尤其是临床上术前已经有影像学资料显示淋巴结转移或有周围组织侵犯的患者来说，手术医生与超声科医生会诊，做到术前胸有成竹，术中有的放矢,从而缩短手术时间,减少手术并发症,特别是触诊淋巴结不肿大但经术中冷冻切片病理检查证实又有转移的患者,可有效防止遗漏手术,将癌灶彻底清除干净。正是由于甲状腺乳头状癌具有相对较好的预后,因此,对于该疾病的标准手术方式及颈部淋巴结清扫的范围和适应证的争论仍会持续很长一段时期。此问题的解决,有待于高质量的前瞻性随机对照临床研究,提供标准治疗的依据。

（孙 琳 江学庆）

参 考 文 献

1. 田兴松,刘奇.实用甲状腺外科学.北京:人民军医出版社,2009
2. 吕雪冬.手术治疗甲状腺乳头状癌 85 例分析.中华误诊学杂志,2011,11(22):5438-5439
3. Hughes DT,Doherty GM. Central neck dissection for papillary thyroid cancer. Cancer Control,2011,18(2):83-88
4. 贺青卿,庄大勇,魏金祥.甲状腺乳头状癌外科治疗策略.山东大学耳鼻喉学报,2011,25(5):7-9
5. Miccoli P,Materazzi G,Berti P. Minimally invasive thyroidectomy in the treatment of well differentiated thyroid cancer:indications and limits. Curt Opin Otolaryngol Head Neck Surg,2010,18(2):114-118
6. 李传乐,张伟峰,张滨,等.选择性颈淋巴结清扫术在甲状腺乳头状癌 cN0 患者中的应用.中华普通外科杂志,2010,25:934-935
7. Carry SE,Cooper DS,Doherty GM,et al. Consensus statement on the terminology and classification of central neck dissection for thyroid cancer. Thyroid,2009,19(11):1153-1158
8. Leenhardt L,Grosclaude P. Epidemiology of thyroid carcinoma over the World. Ann Endocrinol (Paris),2011,72(2):136-148
9. Hwang HS,Orloff LA. Efficacy of preoperative neck ultrasound in the detection of cervical lymph node metastasis from thyroid cancer. Laryngoscope,2011,121(3):487-491
10. 张玉峰.分化型甲状腺乳头状癌术后患者放射性碘治疗评估.当代肿瘤学(Modem Oncolgy),2010,18(8):1516-1517

二、甲状腺滤泡状癌的外科治疗原则

分化型甲状腺癌(DTC)来源于甲状腺滤泡细胞,包括乳头状癌、滤泡状癌和 Hürthle 细胞癌。外科手术是公认的治疗 DTC 的首选方法。一旦被确诊后,如无明显手术禁忌证,应及时、彻底清除原发病灶和区域淋巴结转移灶。随着对疾病认识的逐渐深入和手术技术水平的不断提高,对外科手术的方式和范围存在着较多的争议和不同的意见。

DTC 占甲状腺癌发病总比例的 80% 以上,且发生于较年轻的个体,预后较好。文献报道其术后 15 年生存率可达 95%,30 年生存率约 90%。临床上发现 DTC 早期即有淋巴结转移倾向,但淋巴结转移并不提示预后差,且对生存率影响不大。通过长期随访经过规范化治疗的病例预后之后,引发了对于什么才是合理的手术切除范围的讨论,这一争论议题仍在继续。时至今日,从多数人倾向于广泛根治性切除,已转变到多数人赞同应根据患者的具体情况,选择个体化的治疗方案和手术方式。

在长期争论中,一方认为,对于绝大多数 DTC,全甲状腺切除或近全甲状腺切除是理想的手术方式;另一方则主张术前应对 DTC 患者的危险因素进行评价,属于低危组的患者只需进行较小范围的甲状腺手术,通常是甲状腺叶全切除术。

德国内分泌外科医师协会(CAEK)的治疗指南推荐全甲状腺切除术为 DTC 的主要手术方式。其主要观点有:

1. 全甲状腺切除术后使用 ^{131}I 治疗有利于降低复发率和死亡率。

2. 有助于利用 ^{131}I 扫描和 Tg 监测甲状腺癌复发和(或)转移。

3. 降低远处转移的危险性。

4. 可一次性解决多灶性肿瘤。

以往全甲状腺切除或近全甲状腺切除等根治术式,因为在并发症发生率问题上,少数学者对此持保留意见。而经统计,由有经验的甲状腺外科医师施行全甲状腺切除术,术后并发症不会比切除范围小的甲状腺切除术更多。但如果因肿瘤残余或复发而再次手术时,并发症的发生率将会大大提高。

近年来,一套鉴定预后因子和对患者群进行危险性分组的方法已用于筛选甲状腺癌患者,并据此有针对性地选择手术方式。美国 Mayo 医院和 Lahey 医院在分析 DTC 患者的各种临床和病理因素的基础上,界定出差的预后因子,包括 >45 岁、高度肿瘤分级、远处转移、肿瘤大小增加和甲状腺外肿瘤浸润。根据这些预后因子,他们将患者分为低度和高度危险组群,低度危险组群的死亡率小于 2%,而高度危险组群的死亡率可达 46%。

在 DTC 中甲状腺滤泡状癌有其特殊性,肿瘤细胞侵犯血管、包膜,或二者均受侵犯,绝大多数甲状腺滤泡状癌在组织学上呈现微滤泡形态,肿瘤通常单发,有或无包膜。甲状腺滤泡状癌累及淋巴结较少见,经血运转移到肺、骨等器官更常见。

Hürthle 细胞癌在 WHO 的分类中被划分到甲状腺滤泡状癌当中。Hürthle 细胞癌与甲状腺滤泡状癌都起源于甲状腺滤泡状上皮,在受到 TSH 刺激时,cAMP 和 Tg 的产生通常增加。然而,Hürthle 细胞癌更倾向于多灶性发生,更易侵犯局部淋巴结,更多发生于放射线照射后,更易局部复发,更易致命。DeGroot 及同事最近报道 Hürthle 细胞癌患者的死亡率为 24%,而甲状腺滤泡状癌患者的死亡率为 12.5%。其他人也报道 Hürthle 细胞癌患者的死亡率比其他分化较好的甲状腺癌患者高。仅有 9% 的 Hürthle 细胞癌摄取放射性碘,而在甲状腺滤泡状癌中该比例为 75%。甲状腺滤泡状癌患者预后比甲状腺乳头状癌较差。据 DeGroot 等报道,甲状腺滤泡状癌患者的死亡和复发都是在 13 年内发生,而乳头状癌患者的死亡和复发在随访的 40 年中均有发生。

对于甲状腺滤泡状癌,大多数专家倾向于双侧全甲状腺切除或近全甲状腺切除术。理由是这种肿瘤更具有侵犯性。对于大多数甲状腺滤泡状癌无法通过 FNAC 检查和冷冻切片术前诊断,只有获得石蜡病理切片后才能正确诊断。对这些患者,如术中诊断为滤泡性腺瘤,而术后永久性石蜡切片诊断为甲状腺滤泡状癌时,应该如何处理确也值得研究。既往大家的共识是:如果此例首次手术施行甲状腺叶切除术,则应立即再行全甲状腺切除术。但现在的观点是:如这个患者属于低危组群,而对侧叶正常,则重新检查原发病灶,从组织学上证实有无包膜和血管的侵犯。如仅有极少的包膜和血管侵犯或没有侵犯时,一般不需再次手术,属于“无威胁恶性倾向”,即临床上存在仅有最小限度的包膜侵犯。这些人的预后非常好,腺叶全切除通常足以成为最后的治疗。最小限度包膜侵犯指癌细胞刚刚侵入包膜。这种指导性的病理学意见提出,需要临床医生与病理科医生进行更充分、更深刻的沟通。Kshnin 和 Perzin 报道,包膜受累的患者当中 14% 出现转移灶,血管受累的患者中 50% 出现转移灶,而血管和包膜都受累时转移灶的出现率为 75%。鉴于国内多数人对良性的滤泡性腺瘤一般仅行患叶次全切除,因此如果术后发现包膜有肿瘤浸润,则应再次手术。手术范围至少应完整切除该患叶,再根据对侧腺叶情况决定是作次全切除还是全叶切除。

对于较晚期甲状腺癌患者应尽可能一期尽量广泛地切除,但应避免致残以延长生存时间。在手术风险较大的情况下,年轻患者可在一侧喉返神经附近保留小部分组织日后用放射性碘治疗,而不至于影响生存质量。有报道 97 例接受不完全手术,有肿瘤残余的患者中,10 年生存率为 83%。很明显,此期患者的生存期与手术切除范围并无直接关系,某种程度的保守性手术是可取的。甲状腺乳头状癌或滤泡状癌在年龄 >45 岁的患者中进展较快,需要更大范围的切除,尽可能行全甲状腺切除或近全甲状腺切除术,加上同侧颈部淋巴结清扫术,必要时可连同颈内静脉和胸锁乳突肌一并切除。如对侧颈部淋巴结肿大,术中证实有转移时,也应行对侧颈部淋巴结清扫术。如肿瘤压迫气管致气管狭窄、软化或塌陷,应作气管切开,必要时留置永久性气管套。当然,这种大范围的手术切除必须是在肿瘤能够完整切除的前提下进行。

癌肿侵犯气管壁是少见的,因为气管软骨环是抵抗癌浸润的一个天然屏障。多数情况下,肿瘤浸润气管前筋膜而导致局部增厚粗糙,并非侵犯气管壁。根据肿瘤侵犯气管的程度,可分为 3 型:①侵犯气管外膜;②侵犯气管软骨;③侵入气管内。

1. 侵犯气管外膜者　将肿瘤从气管外膜上剥离下来,用电刀烧灼创面,即可达根治的效果。

2. 侵犯气管软骨和侵入气管内者　应切除受累的气管壁,缺损小者可直接缝合,缺损大者,可局部切除气管壁,气管开窗并放置气管套管。也可用自身耳廓软骨,或鼻中隔软,或带状肌锁骨头骨膜修复气管前壁缺损。如癌侵犯 3~4 个环状软骨时,可将其一并切除,并游离上下方气管,对端吻合,吻合后行气管切开。如气管环切除范围太大而无法吻合时,可作喉切除和永久性气管造瘘。气管和喉严重受累,可行全喉切除术,术后可用人工喉。癌肿不能切除又有气道阻塞者,施行气管切开术。

癌肿如侵犯食管,常使癌组织浸润食管纵行肌或粘连,可一并切除纵行肌层。若侵犯食管黏膜,可切除食管再行断端吻合。

癌肿如侵犯一侧颈内静脉,可切除该侧颈内静脉,如两侧颈内静脉受侵犯时,又确实无法保留时,则可行一侧颈内静脉切除后作静脉移植,以保证有一侧颈静脉回流口如吻合侧的静脉闭塞,但已形成侧支循环,可不再行任何旁路手术。然而,必须认真判断患者的静脉回流情况,如静脉回流阻断,少数患者可引起颈内高压而死亡。如头部静脉回流不畅,应再行静脉移植,恢复颈内静脉血流,或可利用血管腔内介入技术疏通静脉闭塞,并放置支架。

如癌组织侵犯动脉,应尽量将癌组织从动脉上剥离,一旦需切除动脉,应重建动脉血供。

甲状腺滤泡状癌远处转移常见于肺部及骨骼。目前的观点也是趋于积极手术,行双侧甲状腺全切除和颈淋巴结清扫术。有孤立的肺部或骨转移灶的患者应在施行全甲状腺切除基础之上,能切除的转移病灶也应该一并切除,可延长生存时间。如有多处转移,则在切除甲状腺后予以 ^{131}I 辅助治疗。

临床上也会遇到这种情况,即甲状腺癌是以远处转移为首发表现,而原发病灶位置不明确。如病理学免疫组化检查证实,远处转移灶的组织学特性与甲状腺癌一致,则甲状腺癌的诊断可以成立。应仔细再检查甲状腺,以及可能存在的异位甲状腺组织,如仔细触诊、B超、CT、^{131}I扫描、PET等,必要时手术探查甲状腺,以寻找原发病灶。如发现甲状腺内病灶,应行全甲状腺切除,术后辅助 ^{131}I 治疗,此时的甲状腺癌转移灶可有效地摄取 ^{131}I,以达到治疗目的。

（扬　帆　钟　源）

第四节　未分化型甲状腺癌的外科治疗原则

一、甲状腺髓样癌的外科治疗原则

（一）甲状腺髓样癌概述

1. 简介甲状腺髓样癌　甲状腺髓样癌(medullary thyroid carcinoma,MTC)是甲状腺恶性肿瘤的一种,起源于甲状腺 C 细胞,或滤泡旁细胞的恶性肿瘤,其发病率占甲状腺恶性肿瘤的 3%~10%,而死亡率却明显高于分化最好的甲状腺乳头状癌,高达甲状腺癌的 13.4%。此种类型的甲状腺癌属于中等恶性肿瘤,其恶性程度介于乳头状癌和未分化癌之间。1959 年 Hazard 等首次描述该病,称其为一种独立病理类型的甲状腺肿瘤。1906 年 Jaqued 首次报道本病,将其描述为"伴淀粉样变的恶性结节性甲状腺肿"。

其主要临床表现为颈部甲状腺区的无痛性硬实结节,有的患者可出现胸闷、气促、吞咽困难,或者声音嘶哑等症状,均是由于肿块生长对邻近气管、食管产生的压迫症状所引起,当肿瘤侵犯到气管食管沟的喉返神经时,该神经支配声带活动出现功能失调,声嘶症状随之出现。更少一部分甲状腺髓样癌的患者会出现罕见的腹泻、心悸、面色潮红等类癌综合征的表现,是因为髓样癌的起源细胞 C 细胞可合成多种生物活性物质,如降钙素(CT)、癌胚抗原(CEA)、促肾上腺皮质激素(ACTH)、组胺和血管活性肽等,表现出很强的生物学活性,并由此被归类为神经内分泌细胞,而病理学家根据甲状腺髓样癌的起源细胞的这一特殊属性,同时该恶性肿瘤起源又与甲状腺滤泡细胞无关,故将其归为神经内分泌肿瘤或胺与胺前体摄取和脱羧(amine precursor uptake and decarboxylation,APUD)系统肿瘤。

MTC 根据有无遗传因素分为散发型 MTC 和遗传型 MTC:散发型 MTC(sporadic MTC)占总体发病者的 75%~80%,20%~25% 属于遗传型 MTC(hereditary MTC),后者根据基因突变位点引起的临床并发症及预后不同,又分为三个亚型,包括 MEN2A(多发性内分泌肿瘤Ⅱ型,A 亚型)、MEN2B(多发性内分泌肿瘤Ⅱ型,B 亚型)以及家族性髓样癌(familial MTC)。

2. 临床分型及遗传学特点　甲状腺髓样癌起源甲状腺 C 细胞,C 细胞在甲状腺内呈多中心集簇状分布,发病时瘤体多发现于甲状腺腺体中上部,而对于不同分型的甲状腺髓样癌,其临床表现又各有特点,下面逐一简单介绍。

（1）遗传型髓样癌:此种类型的 MTC 分为 MEN2A、MEN2B、FMTC 三种类型,其发病通常是多中心病灶和双侧性的,转移性首先扩散到颈部淋巴结,随后从颈在转移到肺、骨、肝等重要器官。该病已经证实是一种常染色体显性综合征,由 RET 原癌基因的种系突变所引起。目前已知这种种系 RET 原癌基因位于染色体 10q11.2 上。1993 年,第一次证实了引起遗传型甲状腺髓样癌的原因是 RET 原癌基因的种系突变,自此以后,30 多个不同的错义突变陆续被发现,并都存在于 MEN2 家族性髓样癌的患者 RET 原癌基因中,这些错义的 RET 基因突变能直接造成甲状腺 C 细胞过度增生,最终导致遗传型 MTC 的发病,有学者提出这些错义的突变与遗传型 MTC 的 3 种不同的表型相互对应。

1)MEN2A:MEN2A 约占遗传型髓样癌的 56%,多累及双侧甲状腺组织,是由甲状腺 C 细胞增生过度而导致的多中心灶肿瘤,由 Sipple 于 1961 年首次报道,该病常合并嗜铬细胞瘤(50% 患者)和原发性甲状旁腺功能亢进症患者(25%)。最早在 5 岁发病,而癌前的 C 细胞增生有时可发生于更早的年龄段。患者的原发性甲状旁腺功能亢进可由甲状腺或甲状旁腺瘤、甲状旁腺增生造成。除此之外,还有一些少见的并发症,如先天性巨结肠或者皮肤苔藓样淀粉变性,伴有先天性巨结肠的患者由于大肠缺乏自主交感神经,导致结肠扩张,从而出现便秘,甚至梗阻的症状;而皮肤苔藓样淀粉样变则表现为肩背瘙痒的皮疹。这些看似和甲状腺生理位置相隔较远的疾病,考虑均与 MEN2A 型患者的 RET 基因特定突变有关。

2)MEN2B:MEN2B 约占遗传型髓样癌的 9%,由 Williams 于 1966 年首次报道,此种类型的 MTC 常合并嗜铬细胞瘤(50%)、马方综合征、多发性黏膜神经瘤(好发于唇、舌、口咽及眼睑结膜等处),少数患者甚至伴有胃肠道多发性神经瘤,却很少并发甲状旁腺占位或功能异常。该病发病年龄通常在更早,多见于 1 岁以内,儿童该病的确诊多由面部及口腔的特征即可辨认,而伴有胃肠受累的儿童,发病初期出现的常见症状则为间歇性腹泻,便秘和梗阻等胃肠道症状。MEN2B 型是三种遗传型髓样癌中恶性程度最高的一种,通常在幼年便出现远处转移。大多数患者甲状腺出现肿块时,病变已扩散至颈部以外,患者的存活年龄一般低于 30 岁。

3)FMTC:FTMC 约占遗传型髓样癌的 35%,是一种常染色体显性遗传疾病,确诊该病的条件需满足家系中有 4 人或以上患有 MTC,而已经排除如嗜铬细胞瘤等的其他内分泌疾病,FMTC 临床表现与其他类型的甲状腺髓样癌相似,主要表现为缓慢生长的颈前区肿块,伴或不伴淋巴结肿大或胃肠道症状。相对其他两类遗传型 MTC 而言,病程进展缓慢,是三种遗传型髓样癌中恶性程度最低的一种,一般 30~50 岁才出现临床症状(表 2-5)。

表 2-5 遗传型髓样癌的亚型及合并相关疾病

临床分型	占遗传型髓样癌百分比(%)	并发嗜铬细胞瘤百分比	并发甲状旁腺功能亢进百分比	其他并发相关疾病
MEN2A	56	50	25	皮肤苔藓样淀粉样变性,先天性巨结肠
MEN2B	9	50	/	马方综合征,多发性黏膜及胃肠道神经瘤
FMTC	35	/	/	罕见

(2)散发型髓样癌:占 MTC 的 75%~80%,病灶多为单侧单灶性,散发型 MTC 确诊起来比较困难,主要还是表现为颈前甲状腺区的无痛性结节,影像学检查提示甲状腺内占位,以及病情发展随之出现的局部压迫症状(吞咽梗阻感或者气促、气急等)和局部侵犯后出现的

喉返神经功能失调导致的声音嘶哑的症状。有一部分患者会出现顽固性腹泻,而以上症状对于散发型 MTC 的诊断缺乏特异性支持,与此同时,散发型甲状腺髓样癌也与 RET 基因突变密切相关。

(二)甲状腺髓样癌的手术治疗原则

甲状腺髓样癌根治术后预后的因素有很多,主要为手术的根治程度、患者年龄及肿瘤的临床分期以及肿瘤的分型。然而 MTC 发生率低于甲状腺恶性肿瘤 10%,临床表现可涉及全身多发器官,文献报道的预后影响因素不尽相同。国内外报道的手术分歧主要在于对与 MTC 不同临床分型的患者,由于原发灶大小、中心灶数目的不同,选择甲状腺腺叶切除术范围以及颈部淋巴结同侧清扫范围,对侧颈部淋巴结清扫与否,如若清扫,清扫范围的选择国内外学者各持不同意见。

1. MTC 腺叶切除范围

(1)散发型 MTC 原发灶的外科处理

1)散发型 MTC 单侧叶发病:散发型 MTC 患者,若病灶局限于单侧原发灶,此类患者的手术方式国内外学者有不同见解,Heerden 等认为单侧叶 MTC 治疗的最佳手术方式是全甲状腺腺叶切除术联合中央区淋巴结清扫。其理论依据是,根据胚胎学的观点,C 细胞也可见于胸腺、甲状旁腺,所以应切除所有滤泡旁细胞,避免术后出现甲状腺腺内播散的可能。而李树玲等认为甲状腺髓样癌中仅有 25% 左右的患者为双侧腺叶受累的 MTC 肿瘤,若如果一律行全甲状腺腺叶切除,那么剩余的 75% 单叶受累的患者接受手术切除的范围对于病情而言是扩大的,而其中有些区域是不必要的,且术后甲状腺功能和甲状旁腺功能低下所带来的药物性甲亢或甲减,手足抽搐及口唇麻木等并发症的危险明显增加。更有极少数患者在甲状腺全叶切除术后出现红斑狼疮,白塞病及干燥综合征等免疫系统紊乱,目前免疫系统并发症已被多次观察,而具体并发机制尚未明确证实。所以对于单侧甲状腺受累的散发型 MTC 患者,肿瘤直径 <1cm,包膜内的占位,应对单侧甲状腺肿块行患侧甲状腺腺叶加峡部切除,术中再探查对侧甲状腺。国内近年来还有一些研究证明散发性单侧 MTC,病灶位于一侧的甲状腺髓样癌在切除腺叶 + 峡部后即可达到根治目的,对于单侧发病的患者,对侧气管食管沟淋巴结发生转移的几率相对较低,如李树玲所提出的,切除对侧腺叶会增加甲状腺旁腺损伤的风险,从而导致甲状旁腺功能低下,给患者带来不必要的痛苦。因此,该情况患者应行患侧甲状腺腺叶全切术 + 峡部切除术;若甲状腺峡部有肿瘤发生,则需行患侧甲状腺腺叶、峡部及对侧甲状腺部分切除术。

2)散发型 MTC 双侧叶发病:对于散发型 MTC 双侧发病的患者应行全甲状腺切除术,因为此类患者往往是遗传型 MTC 家系的先证者。Miyauchi 等曾对 48 例"SMTC"患者进行基因检验分析,基因检测结果提示:有 8 例患者除了在肿瘤组织内能检测到 RET 原癌基因突变以外,在他们的正常组织内也能检测到 RET 的基因突变,这种现象与理论是相左的,SMTC 患者正常组织理应无法检测出该基因的突变。而这 8 例患者中,有 6 例患者是双侧甲状腺腺叶受累的患者,而 48 例病例中也仅有这 6 例双叶病灶患者。以上研究说明即便是暂时定性为散发型 MTC 的患者,若是双侧腺叶发现肿瘤,也很有可能是尚未术前明确证实的遗传型 MTC,即遗传型 MTC 家系的先证者。综上,对于无明确家族史、术前影像学检查考虑单侧病变的患者,建议行单侧腺叶加峡叶切除术,术中常规探查对侧甲状腺,如发现肿瘤再行全甲状腺切除术。

①散发型 MTC 的发病机制与遗传型 MTC 不同，虽然部分 SMTC 与 RET 基因突变有关，但其基因突变位点与遗传型 MTC 却并非完全一样，同时其突变为体细胞突变，并非基因突变，手术后残余腺体复发几率小。②国内有学者实验数据表明 SMTC 双侧腺叶受累低于 20%，一侧腺叶切除术后对侧腺叶复发比例低。③单侧腺叶受累术后即便对侧复发，对侧因未行手术，解剖层次仍清晰可辨，不影响再次手术的效果。④首次手术不选择相对扩大的手术范围，对于对侧旁腺相对保护，甲状腺及旁腺功能受损需药物治疗的风险降为最低，患者受益更多。

（2）遗传型 MTC 腺叶切除范围：对于遗传型 MTC 者，发病时多因甲状腺发现双侧结节就诊，如果有家族甲状腺癌病史，可建议患者行 RET 基因检测，若能确诊为遗传型 MTC，原发灶即使为单侧病变，也应常规行甲状腺全叶切除术。其特点为：①遗传型 MTC 甲状腺双侧发病比例较高，即使初始发病仅为单侧受累，术后短时间内对侧腺叶亦可发病。②遗传型 MTC 为常染色体显性遗传，理论上遗传型 MTC 患者因为是基因突变，故每个滤泡旁细胞都有恶变的可能，若手术因为病变受累范围较小或者局限留取剩余正常甲状腺组织，术后往往出现复发。③超过 70% 的 RET 突变基因携带者在 70 岁之前便已发病。因此对已经确诊的遗传型 MTC 患者或尚未确诊但通过基因分析确定携带 RET 突变基因的患者，应推荐全腺叶甲状腺切除术。有的患者基因分析阳性情况下无法接受甲状腺预防性切除的手术，则建议患者密切监测血清降钙素以及定期复查甲状腺彩超或其他影像学检查。除甲状腺全叶切除术这一手术方式之外，对于遗传型 MTC 原发灶的手术范围，李树玲等则认为对于遗传型甲状腺髓样癌，双侧癌多见，不排除对侧有滤泡旁细胞增生可能，但仍主张行患侧腺叶 + 峡部 + 对侧甲状腺上 2/3 切除，保留一部分甲状腺功能。

（3）遗传型甲状腺髓样癌的危险分级及相应处理：遗传型 MTC 的恶性程度与 RET 突变类型也明显相关。RET 原癌基因突变位点可分为 3 群，分别对应 3 级的恶性程度。恶性程度一级是恶性程度最低的一级，对应的基因突变包括密码子 609、768、790、791、804 和 891 的突变，其中密码子 768 和 804 突变的危害性很低，特别是携带密码子 804 突变的患者，有可能在很大年龄时才发病。恶性程度二级对应的基因突变包括密码子 611、618、620 和 634 突变，恶性度相对较高，携带者发病年龄可以早到 5 岁，甚至有 2 例报道两名婴幼儿分别在 15 个月和 17 个月行预防性甲状腺切除术，术后分别对他们的甲状腺组织标本进行基因分析，发现其中存在密码子 634 突变。恶性程度三级是恶性程度最高的一级，对应的基因突变包括密码子 883 和 918 突变。恶性程度一级中，MEN2A 占 11%，FMTC 占 33%，其他未分类的甲状腺癌占 56%；二级中 MEN2A 占 68%，FMTC 占 14%，未分类的占 18%；三级对应全是 MEN2B。不同 RET 突变位点影响相应激酶的活性，例如恶性程度二级中密码子 634 突变及恶性程度三级中密码子 918 突变预示着 C 细胞增生向 MTC 发展的恶性转变过程。这些不同位点的基因突变进而决定遗传型 MTC 恶性程度，而恶性程度的分级则有助于判断是否有必要进行病变前预防性甲状腺切除术。对于不同分级的恶性程度高低，甲状腺发病前的预防全切除是一种有效手段，手术时间的选择也有相应的最佳时机：一级选择有 3 种建议时间，一种在 5 岁，一种在 10 岁，还一种可迟至出现 C 细胞刺激实验阳性。恶性程度二级建议患儿 5 岁左右实施预防性甲状腺切除术，而三级因为发病早，恶性程度最高，建议患儿 1 岁以内尽早手术（表 2-6）。

表 2-6　遗传型甲状腺髓样癌的危险分级及处理

危险分级	1	2	3
遗传型 MTC 恶性程度	高	更高	最高
突变密码子	609、768、790、791、804、891	611、618、620、634	883、918
各临床分型所占百分比	MEN2A（11%） FTMC（33%） 其他（56%）	MEN2A（68%） FTMC（14%） 其他（18%）	MEN2B（100%）
首次发病年龄	成年	5 岁	一岁
预防性甲状腺切除术时机	C 细胞刺激实验阳性 /5 岁或 10 岁	5 岁左右	1 个月以内
合并内分泌疾病	罕见	嗜铬细胞瘤、甲状旁腺功能亢进	嗜铬细胞瘤

甲状腺髓样癌的预后介于分化型甲状腺癌与未分化型甲状腺癌，由于甲状腺髓样癌具有早期转移的特性，多数患者术后可发现肿瘤残存或出现肿瘤复发，该病 5 年生存率约为 60%~75%，而影响预后的主要因素：原发肿瘤的大小、局部转移情况、手术清扫程度，以及患者的临床分型。所以早期发现及时手术，手术方式的合理选择是决定患者生存预后的关键所在。

2. 颈部及上纵隔淋巴结的处理　MTC 区域淋巴结转移发生早，颈部淋巴结转移非常常见，因此彻底清扫 MTC 区域淋巴结极为重要。应指出的是，甲状腺乳头状癌（PTC）和 MTC 在淋巴结转移上各有特点：PTC 患者早期很少转移，当肿瘤较大或突破甲状腺包膜时才出现，且转移常发生在患侧，呈渐进式转移。当然也不排除极少部分患者出现"小肿瘤大转移"的情况，即甲状腺乳头状微小癌，瘤体直径小于 1cm，便出现多发局部淋巴结转移的现象。一般的 PTC 患者淋巴结转移的方向在Ⅵ组淋巴结转移后再向同侧Ⅳ组、Ⅲ组转移，较少出现跳跃式转移。而 MTC 患者多在病程早期（即使肿瘤很小且完全位于甲状腺包膜内）就已经出现转移，较高比例的患者甚至其出现双侧颈部淋巴结转移同时伴有Ⅶ组（上纵隔）淋巴结转移。在淋巴管道系统的循环下，MTC 患者的肿瘤细胞首先向患侧气管食管沟或者颈内经脉旁的淋巴结转移，随着病情的渐进，气管前及气管旁淋巴结逐渐受累，继而转移至对侧甲状腺或者上纵隔淋巴结。文献报道的数据显示，甲状腺髓样癌早期发生颈部淋巴结转移的总比例达到 60%~80%。

对于甲状腺髓样癌颈淋巴结处理，国内外文献报道的意见也并不相同。国外学者认为甲状腺髓样癌隐匿性转移多见，颈部淋巴结的广泛区域清扫能更全面地清除更多隐匿性病灶，因此主张不管 MTC 患者发病受累部位，病灶大小，单发或多中心灶，颈淋巴转移与否，一律建议行双侧Ⅵ区 + 双侧侧颈（Ⅱa、Ⅲ、Ⅳ、Ⅴb 组）清扫术。Heerden 等认为，临床有颈淋巴结转移或原发灶直径 >2cm 就应行同侧颈淋巴结清除（Ⅱ~Ⅴ组 + Ⅵ组淋巴结）。

而国内的学者李树玲则认为，术前提示颈部淋巴结转移的患者，建议行同侧颈部改良性清扫术，而颈部淋巴结阴性患者则不一定行颈部淋巴结清扫。刘跃武等则认为，1cm 以下单发肿瘤的患者需行中央区Ⅵ组淋巴结清扫，若肿瘤直径超过 1cm（MEN2B 患者肿瘤直径达

0.5cm)或淋巴结转移阳性患者则需行同侧或双侧侧方区淋巴结（Ⅱ、Ⅲ、Ⅳ、Ⅴ组）清扫。

Moo-Young 等研究表明，甲状腺髓样癌患侧颈部和中央区淋巴转移率分别为49.5%和51.4%，研究结果支持患侧行改良性颈清扫术。部分学者认为患者首次手术时，颈侧区的淋巴结清扫尚可再议，认为较为保守地仅清扫颈部中央组淋巴结已足够。Orlandi 等通过研究提出淋巴结清扫可根据中央组淋巴结情况来决定，如果患者中央区淋巴结阳性，则应行同侧改良颈淋巴结清扫术，反之，则无需再清扫侧颈区淋巴结。对于cN0的患者，有学者认为仅行中央区清扫即可，术后对患者密切随访，若随访期间出现颈部淋巴转移再行患侧的颈淋巴清扫术，而患者预后可不受影响。但另有文献报道，临床颈侧区淋巴结阴性（cN0）患者行同侧预防性Ⅵ区或Ⅵ区＋侧颈区淋巴结清扫，术后病理提示颈淋巴结隐匿性转移率为40%，从而体现了cN0患者行同侧选择性颈清扫的必要性。

经国内张再兴等研究统计，cN0患者术后颈部复发率为21.0%，同侧气管食管沟淋巴结转移率为31.6%，结果表明，Ⅵ区淋巴结为主要的转移区域，加上近年来影像学技术特别是甲状腺超声诊断技术的大幅提升，为术前淋巴结转移的诊断和定位提供了较为有力的帮助，所以cN0患者不主张侧颈功能性清扫，可单纯行Ⅵ区清扫；而对于cN+患者，Ⅱ～Ⅶ区淋巴转移率分别为27.3%、47.7%、59.1%、11.4%、52.3%和27.3%，研究结果显示Ⅲ、Ⅳ、Ⅵ区淋巴结也是颈部主要的转移区域，因此，我们提倡行Ⅵ区清扫加患侧全颈改良性清扫术。这样涵盖了Ⅴ区的淋巴清扫，更大幅度降低了潜在的约11.4%的甲状腺髓样癌的隐匿性转移的几率。其研究结果同时还显示，甲状腺髓样癌对侧颈部淋巴转移率为12.5%，相对来讲，对侧淋巴转移率低，对侧的选择性颈部淋巴结清扫可暂时不考虑。

甲状腺髓样癌患者比较容易发生上纵隔淋巴结转移，由于生理位置特殊，上纵隔淋巴结的清扫方式也有不同的选择。李正江等认为，当淋巴结直径不超过2cm，且无包膜外侵犯时，一般可以考虑直接经颈部切口行上纵隔淋巴清扫术，而淋巴结直径>2cm或考虑有淋巴结包膜外侵，淋巴结相互融合时，由于位置较深，建议采取胸骨劈开上纵隔淋巴清扫术。张再兴等研究资料表明上纵隔淋巴转移率为27.3%。上纵隔淋巴结引流的上一站很有可能是Ⅵ区淋巴结沿喉返神经向下引流而来，抑或气管前或气管旁淋巴结引流到上纵隔，而上纵隔淋巴结的下一站便是肺门淋巴结继而转移到双侧肺部，这便是甲状腺髓样癌肺转移的可能路径之一。所以，临床上为了最大限度地降低甲状腺髓样癌肺部转移的可能，只要出现Ⅵ区淋巴结异常的增大或者增多，都考虑其可疑阳性，选择性上纵隔淋巴结的清扫也成为防止肺门转移或肺转移的默认清扫范围。

对于MTC手术方式的选择，经颈部领式切口适合于初次手术或转移的淋巴结位于前上纵隔的患者；胸骨部分劈开适合于转移的淋巴结位于主动脉弓以上的患者；全胸骨劈开术式则适合于转移的淋巴结位于主动脉弓以下的位置的患者。

在确定手术范围时，必须注意，TNM分期仅仅是针对肿瘤及转移程度本身确立的分期方法，而这种分期对于甲状腺髓样癌而言缺乏一些影响预后的重要因素，比如家族遗传性、RET突变位点以及发病年龄等，故对于MTC的手术方式的选择及患者预后的判断不能单纯以肿瘤大小或TNM分期作为标准，因为不同类型MTC的恶性程度明显不同，日本905例MTC 10年生存率分别是74%、84%、90%、95%，恶性程度由高到低排序：MEN2B>散发性>MEN2A>FMTC。

综上，对于颈部cN0患者应行同侧Ⅵ区清扫，同侧选择性颈侧区清扫尚有争议；对于颈部 cN⁺ 患者应行同侧Ⅵ区 + 全颈清扫;对双侧甲状腺病灶或双颈淋巴有转移者(如遗传性 MTC 常表现为双侧多发病灶),应行双侧Ⅵ区 + 双侧全颈清扫术;对于气管前或气管旁(Ⅵ区)有多个或异常增大淋巴结,考虑为转移时,应考虑行选择性上纵隔淋巴清扫术;而对于上纵隔淋巴结阳性的患者,术前影像学已有明确怀疑,可根据影像学结果确定上纵隔淋巴结的具体位置和特点,从而综合考虑上纵隔淋巴结清扫的术式。对于淋巴结清扫可根据患者病情的具体情况予以具体对待,当今随着医学技术的不断进步,肿瘤的治疗正在经历着由经验式治疗向个体化治疗方向的转变,甲状腺外科医生应根据每个 MTC 患者的病情制定更合理的手术治疗方案,在根治疾病的前提下更好地保留相应的功能。

(三)甲状腺髓样癌的辅助治疗

甲状腺髓样癌由于起源于甲状腺滤泡旁细胞,不具有依赖 TSH 的生物学特性,也不具备摄碘功能,因此内分泌治疗和 ¹³¹I 治疗均无效。目前手术仍是该病首选的根治方式,而放射治疗、化学治疗作为辅助治疗,只能作为姑息的治疗方法,仅作为晚期不宜行手术者的另一治疗途径;而生物学治疗目前才刚刚起步,应用范围有限。以下对 MTC 的辅助治疗逐一介绍:

放射治疗对术后肿瘤残留,切缘阳性,广泛转移引起食管、气管侵犯的患者,仍是一种相对有效的治疗手段,肿瘤晚期或术后复发患者,局部侵犯较为严重,食管及气道受累,常表现为吞咽困难、气促、憋气等症状,术后的补充放射治疗,虽然不能提高患者生存率,但是局部放疗后,以上症状能得到有效控制,对于患者的生存质量的提高,意义斐然。Brierley 等报道 40 例镜下或外科医生估计有镜下残留的甲状腺髓样癌患者,其中 25 例患者术后行补充放疗后,10 年局控率达 86%,而其他 15 例患者未行术后放疗,10 年局控率仅为 52%。Sarrazin 等报道因颈部肿瘤残留接受术后放疗的 35 例患者的生存率与颈部病灶局限单行手术治疗的 57 例患者的生存率相近。对于术后局部复发而不能手术者,放疗可以控制局部肿瘤的进展速度,使患者获得长期局部控制。肿瘤已到晚期失去手术机会的 MTC 患者,外放射治疗的疗效则不明显。

化学治疗在 MTC 早期治疗中无明显作用。文献中化疗仅用于快速进展的或伴有远处转移的 MTC 的姑息治疗,常用药物有多柔比星(ADM)、顺铂(DDP)、氟尿嘧啶(5-Fu)、链脲霉素等,药物单独运用或联合运用。Skimaoka 等报道单用 ADM 部分有效率不超过 15%~20%,与顺铂或链脲霉素联合运用也不提高疗效。Schlumberger 等报道采用 5-FU 和氮烯脒胺与 5-FU 和链脲霉素交替联合使用治疗 20 例远处转移患者,3 例部分有效(肿瘤退缩 50% 以上),11 例长期生存。也有文献报道术前运用 ADM 使肿瘤缩小,从而提高手术切除率。

因甲状腺髓样癌发病的分子基础是 RET 基因突变,故有关 MTC 的生物治疗多基于 RET 基因。同时,甲状腺髓样癌的起源细胞甲状腺旁细胞还能分泌降钙素,降钙素基因的相关表达产物由于在其他组织几乎不表达,使得调控降钙素基因的启动子成为生物靶向治疗的一个关键入口。生物治疗(分子靶向药物、肿瘤免疫、单克隆抗体、自杀基因或免疫基因)在晚期 MTC 中开始初步应用,美国 FDA 最近批准了酪氨酸激酶受体抑制剂 Vandetanib 用于成人 MTC 晚期的治疗,前期的药物试验中,该药与安慰剂相比,能增加患者的生存率(风险比 0.46,95% CI 0.31~0.69,$P<0.01$);但由于该药有心脏毒性,故用药指征十分严格,只有参与 REMS 项目的人才有该药的处方权。尽管如此,Vandetanib 仍是目前 FDA 唯一批准的治

疗 MTC 药物。其他的药物如索拉非尼、舒尼替尼（索坦）、Cabozantinib 等,均尚处在试验阶段,离实际临床的广泛应用还有一定距离。

（四）甲状腺髓样癌术前及术后注意事项

对于常伴其他内分泌肿瘤的 MEN2A 类型的髓样癌患者来说,治疗仍以手术为主,但是若并发症为肾上腺嗜铬细胞瘤的患者,应在治疗甲状腺疾病之前,先行嗜铬细胞瘤切除术。如治疗顺序颠倒,则有诱发高血压危象或心衰发生的可能,故肾上腺嗜铬细胞瘤应为甲状腺手术的手术禁忌证。

经手术治疗的 MTC 患者,降钙素可作为 MTC 特有的生化指标指示术中手术切除的范围是否足够,如果血清降钙素水平降到正常值就说明肿瘤已被完整切除;同时术后的监测也能及时提示是否存在复发的倾向,术后若血清降钙素水平升高,表明手术切除不彻底或肿瘤复发。除降钙素外,髓样癌细胞还可分泌癌胚抗原（CEA）,约 50% 的 MTC 患者 CEA 可升高,但特异性较低,需排除其他引起 CEA 升高的原因。肿瘤切除后 CEA 随之下降,可作为术后监测的参考指标,因其特异性相对较低,故不能作为术后复发的依据。CEA 升高的程度与髓样癌转移程度正相关:术前 CEA>30ng/ml 时,约 70% 的患者有中央组和同侧颈部淋巴结转移;当 CEA>100ng/ml 时,转移率上升至 90%,且约 75% 出现对侧淋巴结及远处转移。甲状腺髓样癌恶性程度较高,早期即出现转移,转移后的淋巴结往往也侵袭周围相邻组织,侵袭能力较乳头状癌强,术后监测十分必要,建议术后动态复查降钙素水平,若降钙素水平逐渐升高,并且影像学资料支持甲状腺区异常占位,则考虑复发建议行再次手术及时治疗;少数患者术后降钙素水平虽有下降但仍高于正常水平,则需反复监测血清学标志物,同时对上纵隔、双侧中央区、颈侧区和远处进行影像学检查,如影像学检查持续为阴性,可密切观察,不推荐盲目行更大范围的颈部淋巴结清扫术。CEA 虽不是甲状腺髓样癌复发的特异性指标,但是术后在排除其他原因后,CEA 的再度上升尤其是快速上升对于 MTC 复发仍具有重要意义。

（楚慧敏 张京伟）

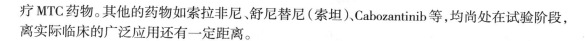

参 考 文 献

1. Kazaure HS, Roman SA, Sosa JA. Medullary thyroid microcarcinoma, a population-level of 310 patients. Cancer, 2012, 118(3), 620

2. Hazard JB, Hawk WK, Crile GJ. Medullary(solid) carcinoma of the thyroid-a clinicopathologic entity. J Clin Endocrinol Metab, 1959, 19:152-163

3. Jung J, Uchino S, Lee Y. A Korean family of familial medullary thyroid cancer with Cys618Ser RET germline mutation. J Korean Med Sci, 2010, 25(2):226-229

4. Sakorafas GH, Friess H, Peros G. The genetic basis of hereditary medullary thyroid cancer: clinical implications for the surgeon, with a particular emphasis on the role of prophylactic thyroidectomy. Endocrine-Related Cancer, 2008, 15(4):871-884

5. Moline J, Eng C. Multiple endocrine neoplasia type 2: an overview. Genetics in Medicine, 2011, 13(9):755-764

6. Roman S, Lin R, Sosa JA. Prognosis of medullary thyroid carcinoma: demographic, clinical, and pathologic predictors of survival in 1252 cases. Cancer, 2006, 107(9): 2134-2142

7. Frank-Raue K, Rondot S, Raue F. Molecular genetics and phenomics of RET mutations: Impact on prognosis of MTC. Molecular and Cellular Endocrinology, 2010, 322(1-2): 2-7

8. Milan SA, Sosa JA, Roman SA. Current management of medullary thyroid cancer. Minerva Chir, 2010, 65: 27-37

9. 张再兴, 李正江, 唐平章, 等. 甲状腺髓样癌的外科治疗及预后分析. 中华耳鼻咽喉头颈外科杂志, 2011, 46(3): 209-213

10. Wells SA Jr, Robinson BG, Gagel RF, et al. Vandetanib in patients with locally advanced or metastatic medullary thyroid cancer: a randomized, double-blind phase Ⅲ trial. J Clin Oncol, 2012, 30(2): 134-141

二、甲状腺未分化癌的外科治疗原则

甲状腺未分化癌（anaplastic thyroid carcinoma, ATC）是人类最具侵袭性的实体肿瘤之一，是一种临床上罕见但致死率极高的恶性肿瘤。据统计 ATC 占甲状腺癌的 1%~3%，在美国，ATC 约占甲状腺癌的 1.7%，其他国家报道的数据在 1.3%~9.8%，但超过 14%~50% 的甲状腺癌患者死亡是 ATC 造成的。ATC 患者中位存活时间 3~5 个月，1 年存活率仅 20%。因为罕见，临床上对其诊治尚缺少足够的经验和证据，ATC 目前尚无有效治疗，且存在诸多争议。2012 年美国甲状腺学会（American Thyroid Association, ATA）首次公布了针对甲状腺未分化癌的诊治指南。甲状腺未分化癌一经诊断，需尽快明确分期和制定治疗方案，采取多学科多方法综合治疗。手术完全切除和高剂量体外放射治疗是延长生存时间的重要因素。

（一）合理的临床分期是选择手术方式的关键

患者所处的疾病阶段决定治疗方案的选择。要建立正确的治疗前分期，需要对患者进行临床评估，其中可能包括手术内镜及评估疾病局部，区域及远处转移的影像学资料。美国癌症联合委员会/国际癌症控制联盟（AJCC/UICC）把所有的 ATC 归为Ⅳ期，分类如下：

Ⅳ A 期: T4a Any N M0

Ⅳ B 期: T4b Any N M0

Ⅳ C 期: Any T Any N M1

（T4a: 肿瘤局限于甲状腺内; T4b: 肿瘤侵犯甲状腺外组织。N: 淋巴转移情况。M0: 无远处转移; M1: 有远处转移）

（二）甲状腺乳头状癌外科治疗原则的争论点

像甲状腺乳头状癌一样，未分化癌的手术治疗也存在一些争议。因为未分化癌是最具有侵犯力的恶性肿瘤之一，大部分未分化癌患者无论接受何种治疗，预后都很差，常常因肿瘤局部浸润气管导致的窒息而死亡。最初就诊时有大而固定的肿物（5~10cm），约 30% 已经远处转移，以肺部转移多见。

过去认为未分化癌是手术禁忌，主要采取综合治疗，以放射治疗和化学治疗方法为主，仅在气管受到压迫或阻塞时才行甲状腺峡部切除或气管切开术。近年来，甲状腺未分化癌的治疗观念发生较大的变化，未分化癌的手术治疗越来越受到大家的关注。不少学者认为，Ⅳ A 期因肿瘤局限于甲状腺内，可行完整手术切除。Ⅳ B 期患者因侵犯甲状腺外组织，分为可切除和不可切除,其治疗仍存在争议。ⅣC 期认为是临床试验或姑息治疗的候选人。手术不能受限于颈部的功能性解剖结构,因 ATC 最常见的死亡原因是肿瘤侵犯颈部重要的局部结构。

Ito 等总结了 75 例 ATC(ⅣA 期 14 例,ⅣB 期 49 例,ⅣC 期 12 例),重点检查了分期系统的有效性。ⅣA 期比ⅣB 期和ⅣC 期患者效果好。因此主张对ⅣA 期患者行手术彻底切除加辅助治疗的方案。姑息治疗用于ⅣC 期患者。对 49 例ⅣB 期患者,只有 15 例能实现完整手术切除,余 34 例生存期与ⅣC 期患者相平,均在 18 个月内死亡。因此,对ⅣB 期患者如根治性切除是可行的,提倡手术切除;不支持减积手术,除外因气道阻塞,需行气管切开术。不提倡肿瘤减积手术作为 ATC 的标准手术选择,因文献回顾没有发现肿瘤减积术能显著改善患者生存率。Mciver 等对其所在机构 50 年内的 ATC 病例统计得出结论,除肿瘤较小且局限于甲状腺内的 ATC,甲状腺全切术并不能提高 ATC 生存率。Higashiyama 等报道了 34 例行手术切除的 ATC,评论甲状腺切除术的范围。发现行甲状腺部分切除或甲状腺全切除术,ⅣA 和ⅣB 期患者的生存没有显著差异,因此,对单侧肿瘤,甲状腺全切术可能没有必要,除外对侧甲状腺超声示可疑病变。

经统计,约 10% 的 ATC 局限在甲状腺内,40% 出现甲状腺外组织侵犯和(或)淋巴结转移,其余 50% 患者出现广泛转移,根据术前检查判断肿瘤是否可切。ATA 建议,如果病灶局限在甲状腺内,且可达 R1 切除,则考虑肿瘤切除术,切除的方式一般是甲状腺全切或次全切联合中央区和双侧颈部淋巴结清扫;特殊情况下,因可能损伤同侧喉返神经或甲状旁腺,会选用腺叶切除术。如果出现甲状腺外组织侵犯,术前评估可达 R1 切除,则将腺外肿瘤整块切除。有全身转移的患者,为预防气道或食管受压,也应及时切除原发肿瘤行姑息治疗。[注:治疗后残余肿瘤(residual tumor,R)分类:R0= 没有残余肿瘤病灶;R1= 镜检微小残余病灶;R2= 肉眼可见大体残余病灶;RX= 不能评估是否存在残余病灶。]

对 DTC 手术中意外发现的微小 ATC,宜采用腺叶全切或甲状腺全切或次全切手术。目前尚缺少偶发微小 ATC 手术切除范围与患者生存率和死亡率之间关系的数据。另外,是否采取局部或全身辅助治疗,目前学者们不推荐也不反对,多数建议密切监测肿瘤影像学至少 1 年,少数学者则推荐行辅助治疗。

(三)甲状腺切除范围

手术范围根据肿瘤的临床分期而定,对于早期的甲状腺未分化癌,ⅣA 期因肿瘤局限于甲状腺内,可行完整手术切除。ⅣB 期患者因侵犯甲状腺外组织,分为可切除和不可切除,其治疗仍存在争议。ⅣA 期和ⅣB 期可切除的,一般施行甲状腺全切或次全切联合中央区和双侧外侧区颈部淋巴结清扫,术后再加上外放疗和化学治疗。肿瘤能够完全切除者预后较好。对于ⅣB 期不可切除的和ⅣC 期等切除困难的未分化甲状腺癌,可考虑先行数种药物联合化疗和放疗,待肿物局部得到控制后再手术治疗,可提高切除率,并减少复发和死亡。瑞典的一项前瞻性研究中,33 个患者由于迅速增大的甲状腺肿物而接受多柔比星治疗,以提高外放射的疗效,同时抑制肿瘤的生长和扩散的速度。经过 4 周的联合放疗和化疗后,70%(23/33)的患者进行了有限的切除或缩小体积的手术,在甲状腺切除后又给予了另外两个星期的放疗和化疗。迄今,48%(16/33)的患者得到局部完全控制,4 个患者在治疗后 2 年内无疾病表现,只有 24%(8/33)的患者死于局部病变。对于这些患者中行甲状腺切除术时,应先切除受累较轻的腺叶,因为这可以引导手术者到达气管,然后再切除受累较重的腺叶。部分ⅣC期患者采用姑息治疗。

许多研究已阐述与预后相关的因素,其中可降低ATC致死率的因素包括年龄<60岁、肿瘤直径<7cm等。一项对47例ATC患者的研究表明,肿瘤直径>5cm、合并急性症状、白细胞计数减少以及远隔脏器转移是导致预后差的独立危险因素。提高患者生存率的因素包括年龄、根治性手术和充分的放射治疗。有学者回顾分析了100例ATC患者的生存率,其中ⅣA期的1年存活率是72.7%,ⅣB期是24.8%,ⅣC期是8.2%。100例患者中有24例行甲状腺切除术,从而延长了生存期。ATA指南建议除非患者有致命的绝对禁忌证才考虑放弃手术治疗;综合考虑所有影响患者预后的因素,制订综合治疗措施并尽早实施;早期的药物治疗须征得患者或家属同意后才可使用。

(四) 淋巴结清扫范围

已有研究发现患者年龄、全身情况、肿瘤大小、白细胞计数、局部侵犯和远处转移等均是影响疾病预后的重要因素,而颈淋巴结转移对生存率影响的研究较少。AJCC/UICC关于ATC的分期也是由原发肿瘤和远处转移决定的,而与淋巴结转移无关,说明颈部淋巴结的处理似乎显得并不关键。对临床有明显淋巴结转移者如不行完整切除,即病灶残余,没有达到根治要求。不主张在甲状腺切除术时行预防性改良根治颈淋巴清扫术,但如术前评估已有淋巴结转移的证据,颈侧区淋巴清扫术是必要的。

(五) 气道处理

在ATC治疗中,气道的处理一直是有争议的。气道干预是危险的并存在很多问题,即使成功实施了气管切开,对改善ATC患者生存质量是无益的。但是,当患者面临急性气道梗阻危及生命时,快速有效地建立气道通路是非常必要的,气管切开可以避免急性呼吸困难和窒息,延长患者生存时间。当然,这需要有经验的头颈外科医师去完成。首先插入一根硬质的气管镜维持通气,气管镜光源向前,以便作为气管切开时的指引。而对于无法切除的病变,应尽量避免气管切开,尤其是现在在一些中心,在实行ATC手术前常规行气管切开是不必要的。需要气管切开的患者多已是晚期,长期存活的机会非常渺茫。气管切开后大量的黏液和血液,需频繁抽吸,甚至瘤体都使患者极为不适,而对改善生存期没有意义。在这种情况下,姑息性治疗是较好的选择。

另外,根据患者的全身状态和生存期,全喉切除术不推荐实施。关于是否应进行术中喉返神经监测仍然是有争议的,因为开展困难,故由手术医师决定是否监测喉返神经。如果肿瘤已发生远处转移,肿瘤切除术可能破坏食管和气管,从而增加患者的创伤,影响患者生存质量,对延长患者生存期无益。

(六) 晚期转移肿瘤的治疗

局部放射治疗对已实施根治性手术的患者是很重要的,如果再辅以化疗则效果更佳。但手术治疗仍是首选治疗方式,术后是否辅以放化疗根据手术结果来定,如果手术可将病灶完全切除,没有证据支持术后需再行放化疗。如果病灶无法完全切除,术后根据患者的全身状况及是否有意愿接受放化疗建议给予局部放疗或全身化疗。

术后 2~3 周开始放疗是安全的,适形调强放疗可有效杀灭肿瘤细胞并减少对周围正常组织如脊髓、唾液腺的损害。目前也无通过提升放疗剂量来改善对头颈部肿瘤治疗效果的报道。系统化疗可以在术后 1 周患者从手术中恢复即给予,ⅣA 和ⅣB 期患者可选择紫杉醇、铂剂和多柔比星等单一药物化疗,对于ⅣC 期患者建议多药联合化疗。此外,关于 ATC 的靶向治疗和血管介入治疗也有报道。具体请查阅第五章内容。

ATC 患者远处转移见于肺(37.2%)、纵隔(25%)、肝脏(10.1%)、骨(6.4%)、肾脏(5.3%)、心脏和肾上腺(5.2%)以及脑(4.4%)。针对 ATC 远处转移的治疗经验极少,其治疗主要借鉴其他恶性肿瘤远处转移的处理方法。

诊断 ATC 之初,应行 MRI 或 CT 检查评估有无脑转移,以确定治疗方案。随后,在随访中如果患者出现提示脑转移的神经异常症状时,需及时行影像学检查。对脑转移,MRI 敏感性优于 CT,两者均优于 PET。部分患者可通过手术切除脑转移瘤或放射治疗改善病情。患者无神经系统相关症状时,不需要常规使用皮质激素;当出现神经受压的症状、体征时,需要给予地塞米松或其他糖皮质激素治疗,根据患者具体情况确定糖皮质激素的启用时间、剂量、疗程等个体化给药方案。ATC 伴脑转移的患者不推荐预防性使用抗惊厥药。

患者出现疼痛或病理性骨折等骨骼受累症状时,应及时行放射学检查。与其他恶性肿瘤引起的骨转移相似,ATC 骨转移同样强调姑息性放射治疗,如有可能则手术治疗。当转移发生在承重骨时,在姑息放疗前先行矫形固定术。另外,骨转移患者需要周期性静脉使用双膦酸盐或皮下使用 RANK 配体抑制剂,但因缺少证据,上述药物未被明确推荐使用。

对肺、肝脏、皮肤转移病灶的处理亦同其他恶性肿瘤。冷冻消融术、射频消融术和选择性栓塞术虽可使患者获益,但尚未能明确推荐 ATC 患者使用上述治疗方法可显著获益。对肿瘤是否有血管侵袭,CT、MRI 或静脉造影可用于诊断对侵袭血管的肿瘤。尚没有足够的证据推荐随访监测或是予手术、放疗等处理。对有血栓栓塞高危风险(大手术、接受沙利度胺或雷利度胺等化疗药)的患者需要预防性抗凝治疗;发生静脉血栓的患者,常用低分子肝素治疗,根据患者病情确定个体化方案。

(七)姑息治疗和临终关怀

ATC 治疗团队中应该有姑息治疗专家,在整个治疗过程中随时帮助患者缓解疼痛、控制症状、处理心理精神问题等。姑息治疗适用于接受治疗期望延长生命的所有 ATC 患者;而临终关怀则用于患者拒绝延长生命的治疗时,在剩下的时间里缓解患者的疼痛和相关症状。

(八)长期随访监控

所有 ATC 患者(不管是否有局部病灶复发或远处转移灶),应在初始治疗后 6~12 个月内,每 1~3 个月进行一次脑、颈部、胸腹部、盆腔的影像学检查,之后 1 年,每 4~6 个月检查一次;同时,应在治疗后每 3~6 个月进行 [18] 氟脱氧葡萄糖标记的 PET 扫描,以观察患者对治疗的反应,以及有无小的病灶出现,若有,则需要调整治疗计划。若患者不愿进一步治疗,则在出现相关症状时再进行检查。不推荐初始即检查血清抑或采用放射性碘扫描/治疗,除非肿瘤大部分为分化型甲状腺癌(WDTC)。随访 6~12 个月后,ATC 没有复发或进展,如果原发肿瘤存在 WDTC 成分,则应考虑放射性碘治疗。

（九）总结

总之，ATC 是人类最具侵犯能力的实体肿瘤之一，患者出现颈部迅速增大的包块时需要尽快予以组织病理学确诊。但即使早期发现预后仍然很差，故制订有效的多源治疗方案迫在眉睫。如果诊断为 ATC，应评估患者的总体健康状态和肿瘤的 TNM 分期。告知其病情、风险及获益，了解患者的治疗意愿，签署知情同意，最后确立治疗目标（积极治疗或是姑息治疗）。ⅣA/ⅣB 期可切除的肿瘤生存时间最长，尤其是综合治疗之后（手术，局部病变的调强适形放疗治疗，全身化疗）。ⅣB 期不能切除的肿瘤同样对积极的综合治疗有反应。有远处转移的患者（ⅣC 期）仅极少数对传统治疗有反应，如果患者决定积极治疗，可以考虑进入临床试验。姑息治疗和临终关怀是ⅣC 期患者治疗管理的重要部分。在过去的 30 年，我们对甲状腺癌的认识和治疗有了重大进展，但是对 ATC 尚存诸多争议和问题，仍须做艰苦的探索和努力。

（颜家琪 朱玉兵）

参 考 文 献

1. Smallridge RC, Ain KB, Asa SL, et al. American Thyroid Association guidelines for management of patients with anaplastic thyroid cancer. Thyroid, 2012, 22:1104-1139

2. Besic N, Hocevar M, Zgajnar J. Lower incidence of anaplastic Carcinoma after higher iodination of salt in Slovenia. Thyroid, 2010, 20(6):623-626

3. Committee AJC. AJCC cancer staging manual. 7th. Chicago:AJCC, 2010

4. Higashiyama T, Ito Y, Hirokawa M, et al. Optimal SUrgical procedure for locally curative surgery in patients with anaplastic thyroid carcinoma:importance of preoperative ultrasonography. Endocr J, 2010, 57(9):763-769

5. Smallridge RC, Copland JA. Anaplastic thyroidcarcinoma:patho-genesis and emerging therapiesⅢ. Clin Oncol, 2010, 22(6):486-497

6. Ito Y, Higashiyama T, Hirokawa M, et al. Investigation of the validity of UICC stage grouping of anaplastic carcinoma of the thyroid. Asian J Surg, 2009, 32(1):47-50

7. O' Neill JP, Shaha AR. Anaplastic thyroid cancer. Oral Oncol, 2013. 49(7):702-706

8. Jemal A, Siegel R, Xu J. Cancer statistics, 2010. CA Cancer J Clin, 2011, 61(2):133-134

第五节 甲状腺癌的再次手术外科治疗原则

大约 80% 的甲状腺癌为分化较好的乳头状癌和滤泡状癌，大多数病例通过手术治疗可以达到满意的治疗效果，但也有部分病例出现术后复发，需再次行手术治疗，据报道甲状腺癌再次手术率约为 5%。其中部分病例在第一次手术治疗前因诊断不明确被当做良性肿瘤进行手术；或者初次行甲状腺癌根治性手术不规范，造成甲状腺癌灶残留；再者，第一次手术范围过小，应该行颈淋巴结清扫的，而未行颈淋巴结清扫术，导致不得不行甲状腺癌的再次手术。

（一）导致甲状腺癌术后复发再次手术的原因

1. 甲状腺原发癌灶残留 早期的甲状腺癌与甲状腺良性肿瘤在临床常常不易区分,导致术前或术中诊断不明,临床上常常将甲状腺癌误诊为甲状腺良性肿瘤,致使初次手术处理不当,造成原发病灶残留。癌灶残留率国内外报道并不一致,国外 Alzahrani 等报道第一次手术不规范后再次手术癌灶残留率为 30%~50%。国内文献报道甲状腺癌再次手术残留率为 20%~70%。除了术前误诊之外,手术中因术者技术原因,导致甲状腺全切除术后,仍有甲状腺残留,也是甲状腺癌原发癌灶残留的原因。

2. 甲状腺癌颈淋巴结转移灶残留 甲状腺癌常伴有颈淋巴结转移,据报道,乳头状癌颈部淋巴结转移的发生率为 20%~90%,滤泡状癌约为 20%,髓样癌约为 50%,而未分化癌,颈淋巴结转移发生的几率更高。导致甲状腺癌手术后颈淋巴结转移灶残留的常见原因多为术前误诊或手术方式选择不当,应行颈淋巴结清扫的,而未行颈淋巴结清扫术;或颈部切口选择不当,在进行颈淋巴结清扫术时,遗漏了颈部Ⅱ区淋巴结或锁骨上窝颈深淋巴结即颈部Ⅳ区淋巴结;或在行中央区颈淋巴结清扫术时,仅仅选择性地切除了气管旁和颈内静脉周围明显肿大的淋巴结,而未实施规范化的淋巴结清扫术。Mazzaferri 等报道甲状腺癌颈部淋巴结转移率为 74%。国内有文献报道甲状腺癌再次手术中央区颈淋巴结转移率为 62%,颈侧区淋巴结转移率为 82%。

3. 甲状腺癌术后复发 甲状腺癌具有多灶发生的特点,这可能是甲状腺癌术后复发的重要原因之一,所以,有学者提出甲状腺癌均应行甲状腺全切除术,以防止术后复发。另一个导致甲状腺癌术后复发的原因是医源性种植,如甲状腺癌手术时操作不规范,没有遵循无瘤原则等。

（二）甲状腺癌术后复发的诊断

甲状腺癌患者应定期复查、随诊,首选超声检查,超声诊断的准确性可高达 90% 以上,而且无创、费用低廉、方便快捷,它可以准确地提示甲状腺残留或结节、颈部淋巴结有无肿大、有无血流信号、有无钙化、皮髓质分解是否清晰。若提示淋巴结有肿瘤转移可能,可以在超声引导下行甲状腺 FNAC 检查或颈部淋巴结 FNAC 检查,获得病理学诊断。在甲状腺已经行全切除,甲状腺抗体正常的情况下,甲状腺球蛋白被认为是监测甲状腺癌复发的重要指标。若甲状腺球蛋白升高,则提示甲状腺癌有复发转移,这时可以借助超声、CT、MRI、放射性核素扫描以及 PET 来进一步帮助诊断。

（三）再次手术方式的选择及并发症的预防

1. DTC 的再次手术方式的选择 DTC 包括乳头状癌和滤泡状癌,约占 95%。因其手术治疗效果好,往往可以获得很长的生存期,因此关于 DTC 手术方式在国内外也存在争议。DTC 的甲状腺切除术术式主要包括甲状腺腺叶 + 峡部切除术和全 / 近全甲状腺切除术。全甲状腺切除术即切除所有甲状腺组织,无肉眼可见的甲状腺组织残留;近全甲状腺切除术即切除几乎肉眼可见的甲状腺组织(保留 <1g 的非肿瘤性甲状腺组织,如甲状旁腺处或喉返神经入喉处的非肿瘤性甲状腺组织)。确定 DTC 再次手术的甲状腺切除范围时,需要考虑以下因素:童年期有无放射线接触史;有无甲状腺癌或甲状腺癌综合征家族史;肿瘤大小;有无

侵犯周围组织;有无淋巴结和远处转移;单灶或多灶;性别;病理亚型;后续碘 131 治疗等其他因素。因根据临床 TNM 分期、肿瘤复发的危险度、各种术式的利弊和患者意愿,进行个体化的外科处理,不可一概而论。目前最常使用的肿瘤术后分期系统是美国癌症联合委员会(AJCC)的 TNM 分期,这是基于病理学参数和年龄的分期系统。

另外,参照 2012 年《甲状腺结节和分化型甲状腺癌诊治指南》将 DTC 的复发危险度分为 3 级,见表 2-7。

表 2-7　DTC 的复发危险度

复发危险度组别	符合条件
低危组	符合以下全部条件者:①无局部或远处转移;②所有肉眼可见的肿瘤均被彻底切除;③肿瘤没有侵犯周围组织;④肿瘤不适侵袭型的组织学亚型,并且没有血管侵犯;⑤如果该患者清甲后行全身 ^{131}I 显像,甲状腺床以外没有发现碘摄取
中危组	符合以下任一条件者:①初次手术后病理检查可在镜下发现肿瘤有甲状腺周围软组织侵犯;②有颈淋巴结转移或清甲后行全身 ^{131}I 显像发现有异常放射性摄取;③肿瘤为侵袭型的组织学类型,或有血管侵犯
高危组	符合以下任一条件者:①肉眼下可见肿瘤侵犯周围组织或器官;②肿瘤未能完整切除,术中有残留;③伴有远处转移;④全甲状腺切除后,血清 Tg 水平仍较高;⑤有甲状腺癌家族史

可依据 DTC 的肿瘤分期及危险度分级来选择手术方式。建议 DTC 再次手术行全 / 近全甲状腺切除术适应证包括:①童年期有头颈部放射线照射史或放射性尘埃接触史;②原发灶最大直径 >4cm;③多灶癌,尤其是双侧癌灶;④不良的病理亚型,如 PTC 的高细胞型、柱状细胞型、弥漫硬化型、实体亚型,FTC 的广泛浸润型,低分化型甲状腺癌;⑤已有远处转移,需行术后 ^{131}I 治疗;⑥已证实伴有颈部淋巴结转移;⑦伴有腺外侵犯,如气管、食管、颈动静脉等;⑧年龄小于 15 岁或大于 45 岁;⑨有家族遗传性;相对适应证包括:肿瘤最大直径介于 1~4cm,伴有甲状腺癌高危因素或合并对侧甲状腺结节。

选择全 / 近全切除术可为 DTC 患者带来如下益处:①一次性治疗多灶性病变;②利于术后监测肿瘤的复发和转移;③利于术后 ^{131}I 治疗;④减少肿瘤复发和再次手术的几率;⑤准确评估患者术后分期。但全 / 近全甲状腺切除术,将不可避免地发生永久性甲减,并且这种术式对外科医生的专业技术水平要求较高,术后甲状旁腺功能损伤和喉返神经损伤的几率会增加,但据文献统计有经验的专业的甲状腺外科医生,发生甲状旁腺和喉返神经损伤的几率是非专业医生的 1/10。

与全甲状腺切除术相比,甲状腺腺叶 + 峡部切除术更有利于保护甲状旁腺和喉返神经,也保留了部分甲状腺功能;但这种术式可能遗漏对侧甲状腺内微小病灶,不利于术后通过血清 Tg 和 ^{131}I 全身显像监控病情。因此,对于局限于一侧腺叶内的单发 DTC,并且肿瘤原发灶≤1cm、复发危险度低、无颈部淋巴结转移和远处转移、对侧无结节、年龄大于 15 岁小于 45 岁、要求保留部分甲状腺功能的患者,可选行甲状腺腺叶 + 峡部切除术。

2. DTC 患者再次手术颈部淋巴结的处理原则　DTC 患者在确诊时就约有 20%~90% 存在颈部淋巴结转移,并且多发生于颈部中央区。约 30% 的颈部淋巴结转移在术前影像学和术中的检查时未被发现,而是在预防性的颈部中央区淋巴结清扫后得到诊断。因此建议对于初次手术未行中央区淋巴结清扫术的DTC患者,再次手术时,在有效保护甲状旁腺和喉返神经的情况下,行病灶同侧中央区淋巴结清扫。中央区淋巴结清扫的范围上界至甲状软骨,下达胸腺,外至颈动脉鞘内侧缘,包括气管前、气管旁、喉前淋巴结(delphian)等。对于颈淋巴结转移累及侧颈部(Ⅱ~Ⅴ区)和Ⅶ区(前纵隔)的DTC患者,建议依据初次手术的范围、术前的影像学检查、中央区转移淋巴结的数量和比例、DTC原发灶的位置和大小、病理分型以及术中的探查情况进行综合评估,从而进行功能性颈侧区淋巴结清扫术。颈侧区淋巴结清扫术的范围上界至二腹肌,下达锁骨上,内侧界为颈动脉鞘内侧缘,外界至斜方肌前缘,包括Ⅱ~Ⅴ区的淋巴结和软组织。关于颈侧区淋巴结清扫的适应证,国内外也存在较大的争议,但大多数意见是不建议常规行预防性的颈侧区淋巴结清扫,仅在临床上证实有颈侧区淋巴结转移情况下,建议行功能性颈淋巴结清扫术(注意保留副神经、颈内静脉、胸锁乳突肌)。

3. 非DTC患者再次手术处理的原则　　非DTC患者在临床上相对少见,但预后较DTC患者差,对^{131}I治疗不敏感,因此手术治疗的彻底性对预后影响很大。对于初次手术处理不当的非DTC患者,再次手术时,应尽可能地行甲状腺全切除术及患侧中央区淋巴结清扫术,并依据初次手术的范围、术前的影像学检查、中央区转移淋巴结的数量和比例、原发灶的位置和大小、病理分型以及术中的探查情况进行综合评估,从而进行功能性颈侧区淋巴结清扫术。

4. 甲状腺癌再次手术并发症的预防　　甲状腺癌常见的手术并发症包括:出血、伤口感染、甲状旁腺损伤、喉返神经损伤和喉上神经损伤等。手术并发症的发生和手术者的经验有关,为了尽量避免手术并发症的发生,建议做好术前风险评估(包括心肺功能的评估、声带运动情况、气管受压情况、是否伴有其他基础疾病等)。手术中选择暴露良好的切口,对于气管软化阳性的患者,因行气管悬吊术,严重者应及时行气管切口;术中可使用纳米碳负显影注意保护甲状旁腺,如不小心将甲状旁腺切除,可经术中冷冻切片确认后,将甲状旁腺组织切成薄片或颗粒,种植于术区范围内的胸锁乳突肌或带状肌;对于喉返神经的保护,可以使用喉返神经监测仪探查。再次手术选择好的手术时机可以大大减少手术并发症,建议在患者自身条件允许的情况下及早或待手术区水肿消退后(3个月后)施行。

(李　海　江　明)

参 考 文 献

1. Alzahrani AS, Al Mandil M, Chaudhary MA, et al. Frequency and predictive factors of malignancy in residual thyroid tissue and cervical lymph nodes after partial thyroidectomy for thyroid cancer. Surgery, 2002, 131(4): 443-449

2. 李树玲. 新编头颈肿瘤学. 北京: 科学技术文献出版社, 2002: 842-848

3. Mazzaferri EI, Jhiang SM. Long-term impact of initial surgical and medical therapy on papillary and follicular thyroid cancer. Am J Med, 1994, 97(5): 418-428

4. Rotstein L. The role of lymphadenectomy in the management of papillary carcinoma of the thyroid. Surg Oncol, 2009, 99(4): 186-188

5. Shindo M, Wu JC, Park EE, et al. The importance of central compartment elective lymph node excision in the staging and treatment of papillary thyroid cancer. Arch Otolaryngol Head Neck Surg, 2006, 132 (6): 650-655

6. Ito Y, Jikuzono T, Higashiyama T, et al. Clinical significance of lymph node metastasis of thyroid papillary carcinoma located in one lobe. World J Surg, 2006, 30 (10): 1821-1829

7. 滕卫平, 刘永锋, 高明, 等. 甲状腺结节和分化型甲状腺癌治疗指南. 中国肿瘤临床, 2012, 39 (17): 1249-1272

8. NCCN Clinical Practice Guidelines in Oncology. Thyroid carcinoma [S/OL]. Version2. 2012

9. 黄韬. ATA、NCCN 及欧洲分化型甲状腺癌临床指南异同点和国内应用探讨. 中国实用外科杂志, 2011, 31 (5): 407-411

第三章

甲状腺癌的手术学

第一节　甲状腺全切除术

一、概述

甲状腺全切除术（total thyroidectomy）即切除所有甲状腺组织，无肉眼可见的甲状腺组织残存；甲状腺近全切除术（subtotal thyroidectomy）即切除几乎所有肉眼可见的甲状腺组织（保留 <1g 的非肿瘤性甲状腺组织，如喉返神经入喉处或甲状旁腺处的非肿瘤性甲状腺组织）。而通常所说的一侧腺叶切除术并不宜称作全切除术。

甲状腺由两叶和一个峡部构成，重 15~20g，30%~50% 的患者有一锥状叶。锥状叶自峡部或一侧腺叶向上延伸。如果甲状腺癌手术时忽视对其处理，则术后行 ^{131}I 治疗时锥状叶可持续摄取，影响治疗，也不利术后甲状腺球蛋白（Tg）的监测。甲状腺叶分别位于上部气管和喉前外侧面，而峡部位于环状软骨下方，连接两叶。甲状腺通过后方的悬韧带（Berry 韧带）固定于气管环和环状软骨。

甲状腺的血供主要来源于甲状腺上动脉和甲状腺下动脉，甲状腺上动脉是颈外动脉第一分支，并向甲状腺锥状叶和峡部发出较大的分支，甲状腺下动脉起源于锁骨下动脉的甲状颈干的分支，有部分人还存在甲状腺最下动脉，其直接起源于无名动脉或主动脉弓。

人类通常有 4 个甲状旁腺，约 10%~15% 可能存在 5 个或更多的甲状旁腺，大约 3% 的人仅有 3 个甲状旁腺。正常甲状旁腺呈椭圆形、扁球状或球状，外观呈黄褐色，被脂肪组织包绕。甲状旁腺的血液供应来自甲状腺下动脉、甲状腺上动脉以及从甲状腺外科被膜内发出的小血管。上甲状旁腺的血液供应由甲状腺上动脉供应，其中 45% 的甲状旁腺血供来源于上、下甲状腺动脉的吻合支；33% 的甲状旁腺有 2~3 条分支动脉供血。上甲状旁腺通常位于喉返神经与甲状腺下动脉交叉点上方约 1cm 处，约为环状软骨水平处，喉返神经在此处进入咽下缩肌。下甲状旁腺位于甲状腺下极的后侧面，喉返神经与甲状腺下动脉交叉点下方约 1cm 处，最常位于喉返神经前方，较少位于甲状腺外科被膜下，因胚胎迁移范围较广，故其位置变异较大。

喉返神经走行于颈部气管食管旁沟内，直径约 2mm。右侧喉返神经在胸腔内锁骨下动脉水平由右侧迷走神经发出，此后绕此动脉，通过胸部上口上升进入颈部，然后在颈部沿气管食管沟上行。左侧喉返神经在主动脉弓水平由左侧迷走神经向前分出，绕主动脉弓下方外侧,上升入胸廓入口处,在颈部气管食管沟上行。因此种解剖因素,左侧喉返神经进入颈部时较右侧喉返神经更靠近气管。喉返神经在颈部由外侧向内侧上行,穿过甲状腺下动脉后行进于气管旁,然后从咽下缩肌下缘入喉。喉返神经在入喉前40%~80%可分为前后两支,前支为运动支,支配喉部肌肉,后支为感觉支,分布于喉部黏膜。

0.5%~1%的患者存在喉不返神经,其来源于迷走神经,在环状软骨水平直接入喉。喉不返神经最常发生在右侧,左侧发生喉不返神经很罕见。右侧喉不返神经是胚胎发育变异的结果,神经可直接发自迷走神经干颈段,无在锁骨下动脉的返行过程,直接入喉,即形成喉不返神经。右锁骨下动脉起源于位居中线左侧的主动脉弓,沿食管后走行,如果术前CT检查提示食管后锁骨下动脉,则可能出现喉不返神经。

喉返神经和甲状腺下动脉及其分支间解剖关系有许多变异,喉返神经穿过甲状腺下动脉分支之间的占50%,位于甲状腺下动脉分支后方的占25%,位于甲状腺下动脉分支的占25%。

寻找喉返神经的解剖标志:

1. Berry韧带　Berry韧带是将录入背面固定于环状软骨与气管前面的较坚韧结缔组织。1888年,Berry报道有坚韧的韧带将录入的后内方固定于环状软骨与气管背面,该韧带的后外侧紧贴着喉返神经,甲状腺手术中该韧带的处理十分重要。

2. Zuckerkandl结节　1902年Zuckerkandl在其研究论文中报道了甲状腺背面的解剖,认为甲状腺后侧存在首结节或突起,其覆盖在喉返神经前外侧。行腺叶切除术时,于Zuckerkandl结节外后侧剥离,将结节向前方翻转,即可发现喉返神经,但Zuckerkandl结节剥离较困难,游离神经并向后方牵开,剥离Zuckerkandl结节并牵向前方,即可暴露其与气管间的Berry韧带。

3. 甲状软骨下角　喉返神经与甲状腺后方沿气管食管沟上行,必定在环状软骨-环状软骨-气管-食管的交界处入喉。甲状软骨下角在术中易于触及,可作为识别喉返神经入喉处的简便但重要的标志。

4. 气管食管沟　除喉不返神经外,喉返神经均走行于气管食管沟内,上段行程紧贴气管,冠状面上一般高于颈总动脉平面。如果在气管食管沟内未找到喉返神经,则应想到喉不返神经的可能,并于环状软骨-气管-食管的交界处寻找,此为喉返神经入喉处。

喉上神经也是迷走神经的一个分支,在甲状腺上极血管上方2~3cm处,喉上神经分为内外两支,内支提供喉部声门上区和舌根的感觉,外支支配环甲肌运动。喉上神经外支使声带紧张,提供正常的高音音调。喉上神经外支因与甲状腺上极血管关系密切,术中容易损伤,在大多数患者,喉上神经外支在甲状腺上极血管与上极交叉点1cm以上横跨甲状腺上极血管,然后沿咽下缩肌下行,约20%患者的喉上神经外支在甲状腺上极血管与上极交叉处横跨或紧贴甲状腺上极血管,使其极易受到损伤。因此,术中解剖时,应紧贴甲状腺上极腺体分离,结扎上极血管二级分支,更好的处理是以双极电凝或超声刀凝闭切断上极血管二级分支或属支。

二、手术适应证

2014年版美国国立综合癌症网络(NCCN)推荐,如果细针穿刺结果为乳头状癌,对于有下列任一情况的患者应行全甲状腺切除术:①有放疗病史;②发现远处转移灶;③双侧结节;④甲状腺被膜外侵犯;⑤肿瘤直径>4cm;⑥颈部淋巴结转移;⑦低分化病理类型。与2013

版相比,增加了低分化病理类型作为手术指征的因素,删除了年龄小于 15 岁或超过 45 岁和侵袭性改变作为手术指征因素。

无上述因素时可考虑行甲状腺腺叶切除或全切除术,如按良性病变行一侧腺叶＋峡部切除后,病理诊断为乳头状癌,有下列任何之一者,也应进一步补行甲状腺全切除术:①肿瘤直径 >4cm;②切缘阳性;③明显的甲状腺外侵犯;④可见的多发病灶;⑤明确的淋巴结转移;⑥明确的对侧病变;⑦血管侵犯;⑧低分化病理类型。

对于滤泡性癌及嗜酸性细胞癌,如有侵袭性及远处转移病变及患者情况需行选择性颈淋巴结清扫术者,都推荐行甲状腺全切除术。甲状腺髓样癌、未分化癌经术前评估手术可改善预后时,争取行全甲状腺切除术。

三、手术禁忌证

有全身性疾病,如严重高血压、冠心病、凝血功能障碍,不能耐受甲状腺全切除术者。

四、术前准备

术前准备包括对疾病的全面了解、掌握和对患者全身情况了解,主要包括:

(一)一般准备

1. 常规检查

(1)术前体格检查包括甲状腺结节大小和特征、是否位于双侧腺叶、气管的位置以及颈部淋巴结是否有转移等。重要生命体征,如血压、脉搏、呼吸、体温的记录,血常规、尿常规、凝血功能、肝功能、肾功能、胸片、心电图,以及超声和 CT 检查。术前喉镜检查以评估声带情况,特别是对于进展期的甲状腺癌、既往有颈部手术史、声嘶或其他声音改变的患者。

所有甲状腺结节患者均应筛查血清促甲状腺素(TSH)以及 FT_3、FT_4 水平以评估甲状腺功能。甲亢甲状腺毒症患者在术前将 FT_3、FT_4 控制到正常水平是很重要的,以预防甲状腺危象发生。

美国甲状腺协会、美国临床内分泌协会和美国国立综合癌症网络(NCCN)均推荐手术前行甲状腺超声检查来确定结节的位置和范围。因术前超声检查不仅可以帮助预测甲状腺结节性质,而且可识别是否合并中央区及侧颈区淋巴结转移,并可指导及时改变手术方法,最大程度减少癌残留和复发。

(2)检查分析有无水电解质紊乱、酸碱平衡失调,有无低蛋白血症,有无贫血,必要时予以纠正。

(3)预防感染,一般甲状腺手术可不用抗生素,对某些疾病如糖尿病,术前合理应用抗生素预防感染。一般预防性应用抗生素可在麻醉成功后,切皮前 30 分钟静脉应用一次,若手术时间超过 3 小时可追加一次。

(4)因各种病症服用阿司匹林、非类固醇抗炎药和氯吡格雷的患者应在术前 7 天停药;服用维生素 E 和其他影响凝血功能的中草药的患者也应在术前 10 天停用,而华法林应在术前 5 天停止服药,以免影响凝血功能。

2. 患者准备

(1)手术前 6~8 小时内禁食,4 小时禁水,目的是为了防止在麻醉或手术过程中胃内食物反流出来,吸入肺后引起肺炎。但必要的药物可用少量水服下。

(2)手术前一天晚上应保证睡眠,如果无法安睡,可以在服用地西泮类药物帮助睡眠。

(3)进手术室前,要取下活动性义齿及松动的牙齿,以防麻醉插管时脱落,误入食管或呼吸道。取出(下)眼镜、饰品等交给亲属保管,以防丢失。

(4)要排空大小便进入手术室。

(5)甲状腺手术体位是颈部垫高,头轻度后仰,很多患者不适应这个体位,术前要加强练习,尤其是伴有颈椎病的患者。手术前住院后即应进行头低肩高体位练习,锻炼颈部肌肉、韧带。方法是术前 3 天开始练习,将枕头垫于肩下平卧,头向后仰,抬高床头 5°~10°,时间由短到长,以无不适能坚持 2 小时为宜,目的是减少术中的不适。需要注意的是,餐后 2 小时内应避免练习,防止发生呕吐。

(6)必要的术前训练,训练床上大小便及深呼吸。因为有些甲状腺手术后各种引流等会影响患者的活动,故需要在床上解决大小便的问题,而有效的深呼吸及适当咳嗽可减少术后并发症的发生,应先做预防练习。

(二)术前心理准备

不同患者对其疾病所需要的治疗的心理反应是不同的,帮助患者做好心理准备和临床评估是一名外科医师应当掌握并会应用于实践的。患者术前心理变化主要有恐惧与焦虑,随之的依赖性与自尊心增强。因此,外科医师应主动关心患者,为患者提供有益的建议,以获得患者信心与安全感;给予患者及家属关于疾病的合理解释,取得患者及家属的理解与合作。

(三)甲状腺手术知情同意

医师应充分告知患者癌症病情,提供治疗有关的所有信息,在患者本人和(或)家属充分理解病情并同意治疗的情况下,尊重患者本人的决定权,由患者在知情的基础上自己作出决定。

告知内容包括:目前诊断和病情;手术的目的和必要性,预期可能的结果;预定手术时间、手术方式、所需时间;手术的风险、可能的并发症、后遗症及意外事件的可能性;其他手术方法的有无及治疗结果的对比;术中冷冻病理检查的必要性、风险及对手术方式的影响;关于输血的相关问题,并取得同意。

五、手术步骤

(一)麻醉、体位、消毒铺巾

患者取仰卧位,肩后以软枕垫高使颈部向后伸展,从而使甲状腺更充分暴露。头枕部垫以圆环形头圈以维持头部稳定。患者双上肢应以布单包卷固定于身体两侧。手术床设置为头高足低,以减少静脉压力(图 3-1)。

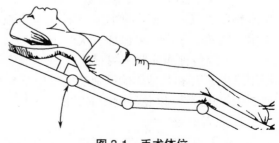

图 3-1　手术体位

（二）切口

在胸骨切迹上大约 2 横指处沿正常皮肤皱褶做一横弧形切口，长度可根据甲状腺大小而定，一般 5~6cm。可用细丝线在颈部施压标记皮肤切口位置，可确定切口与颈部弧度高度吻合，并保持对称。也可术前可用记号笔标记切口线位置及长度，患者取自然站立位，面朝前方平视，经两侧锁骨胸锁关节内侧上端上方 5mm，作与皮皱平行的线，即为手术切口最佳线（图 3-2）。

术前标记出甲状腺结节位置，重要的解剖标志如甲状软骨突起、胸骨切迹和环状软骨，并确认甲状腺结节与这些标志的关系，便于术中定位及确定下一步皮瓣游离的范围。

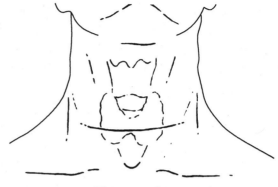

图 3-2　手术切口

（三）游离皮瓣

保持皮肤的张力，以手术刀垂直切开皮肤，用电刀切开皮下组织及颈阔肌，向左右分离至胸锁乳突肌边缘，向头侧至甲状腺软骨突起平面，向尾侧至胸骨切迹。注意暴露和保护位于胸骨舌骨肌表面的颈前静脉，必要时可缝扎或结扎和离断（图 3-3）。

（四）分离颈前带状肌

颈白线由左右甲状腺筋膜融合而成，沿中线将胸骨舌骨肌左右分开，可显露甲状腺前表面。将胸骨甲状肌从甲状腺表面钝性分离，以甲状腺拉钩向外侧拉开，再钝性分离甲状腺外侧，即可显露甲状腺，向前内侧牵拉甲状腺叶。若甲状腺较大，显露困难，可以横断颈前肌群（图 3-4）。

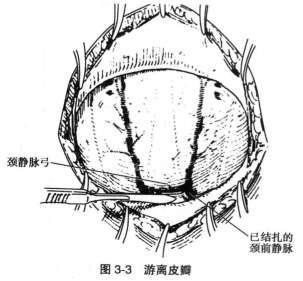

颈静脉弓

已结扎的颈前静脉

图 3-3　游离皮瓣

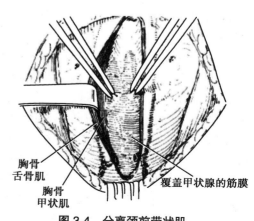

胸骨舌骨肌

胸骨甲状肌

覆盖甲状腺的筋膜

图 3-4　分离颈前带状肌

（五）甲状腺血管的处理

甲状腺血管的离断是甲状腺切除术成功的关键,应遵循包膜外血管分离的原则,即血管分离、结扎与离断应尽量贴近甲状腺,细小的血管以双极电凝或超声刀等处理,向背外侧剥离外科被膜,显露甲状腺,如此可很好地保留喉返神经、喉上神经外支及甲状旁腺。

1. 处理甲状腺上极　上极血管的处理在甲状腺切除术中是关键,也相对困难。切断上极血管后,甲状腺切除相对较容易了。有两种方式处理上极血管:一为传统方式分离、结扎和切断;另一方式为借助双极电凝、超声刀等器材凝闭上极血管二级分支或属支,相对更不易伤及喉上神经外侧支。

沿着甲状腺侧叶的外缘用剥离子向上极剥离,以充分显露上极。将甲状腺叶向下内牵引(或在甲状腺右上极处贯穿缝扎一针,便向下内牵引甲状腺上极),再用小拉钩将甲状腺前肌群上断端向上拉开,露出上极。术者以左手拇、示、中指捏住牵向内下方,右手持直角钳由内侧沿甲状腺上动、静脉深部绕至外侧,顶住左示指,向外穿出,在离开上极约 0.5~1.0cm 处结扎上极血管。在结扎线与上极间再夹 2 把血管钳,在血管钳间剪断血管,血管残端再缝扎一道。注意此处血管结扎、缝扎要牢靠,否则血管一旦缩回,出血较多,处理困难。处理上极血管时应尽量靠近腺体,以防损伤喉上神经外侧支。继续钝性分离甲状腺上极的后面,遇有血管分支时,可予结扎、切断。将甲状腺轻轻牵向内侧,在腺体外缘的中部可找到甲状腺中静脉,分离后,结扎、剪断将甲状腺向外侧和尾侧牵拉甲状腺上极组织,用蚊式血管钳分开环甲间隙。为避免损伤喉上神经外支,上极血管应靠近甲状腺被膜逐一结扎,另一更为适宜的方式为以双极电凝逐一凝闭并切断甲状腺上动静脉的二级血管分支。同时尽可能保留甲状腺动脉后支,避免损伤甲状旁腺的血供(图 3-5)。

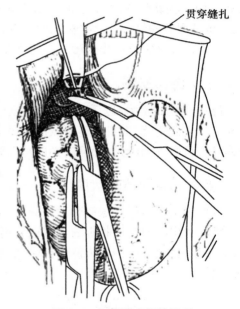

图 3-5　甲状腺上极的处理

2. 处理甲状腺下极　将甲状腺向内上方牵引,沿甲状腺外缘向下极分离,用小钩将颈部皮肤及下端组织向下拉开,露出下极。在少数情况下,此处可能存在甲状腺最下动脉,应一并结扎、切断。只结扎在远离喉返神经,进入真包膜和腺体处的甲状腺下动脉分支(图 3-6)。

3. 处理峡部　完全游离甲状腺下极后,将腺体拉向外侧,显露甲状腺峡部,用血管钳由峡部下缘的气管前方向上分离峡部后方,将钳尖由峡

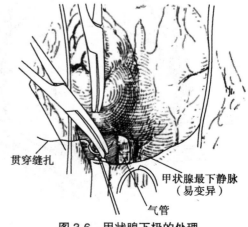

图 3-6　甲状腺下极的处理

部上方穿出。张开血管钳,扩大峡部和气管间的间隙,引过两根粗丝线,分别在峡部左右结扎后在两结扎线之间将其切断。若峡部较宽厚,可用两排血管钳依次将其夹住、切断、结扎或缝扎,并将切断的峡部继续向旁分离,至气管的前外侧面为止(图3-7)。

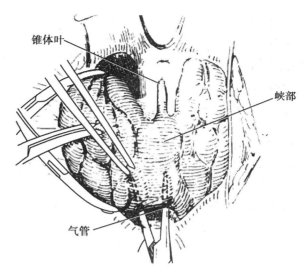

图 3-7 甲状腺峡部的处理

(六)处理甲状旁腺

首先打开甲状腺外侧的外科被膜,翻起甲状腺背面,仔细辨认甲状旁腺及其血管蒂,轻轻钳夹甲状旁腺的游离缘被膜,暴露甲状腺与甲状旁腺之间的间隙,顺此间隙游离甲状旁腺至其血管蒂处,将腺体及血管从甲状腺表面轻轻推开,这样通常能原位保护甲状旁腺及其血管。术中为保护甲状旁腺血供应尽量在甲状腺外科被膜内结扎切断甲状腺的血管分支,避免结扎切断甲状腺下动脉主干,以保存甲状旁腺的动脉血供和静脉回流。在喉返神经入喉处下方甲状腺与气管之间常有致密的纤维束连接,与甲状腺悬韧带协同将甲状腺叶固定于甲状软骨下角与环状软骨之间的凹陷处,将此纤维束称为"甲状腺蒂",这是甲状腺手术中最难处理的部位,局部连接紧密,其内及周围有很多细小的甲状腺蒂血管,大多数上甲状旁腺的位置即位于甲状腺蒂上缘或前缘,术中必须紧贴甲状腺体小心分束结扎。要注意的是,钳夹甲状旁腺时需轻柔,避免长时间钳夹同一位置以尽量减少对腺体细胞的损伤。甲状旁腺的血管极为细小,肉眼之下难以辨认,过多追踪其来源对血管本身损害较大,极易引起血栓形成及损伤断裂,术中不应刻意分离。手术中和结束前注意观察保留的甲状旁腺血供情况,自甲状腺分离后,如果甲状旁腺颜色变为苍白的棕色,提示严重缺血,需要做甲状旁腺肌肉内自体移植;如果甲状旁腺颜色变为黑色,提示因静脉严重损伤而淤血,需要在甲状旁腺被膜上作小切口减压,避免因被膜张力过大而变性坏死(图3-8)。

甲状旁腺损伤是甲状腺手术主要并发症之一,其最严重的后果是永久性甲状旁腺功能减退,一旦发生永久性甲状旁腺功能减退,患者甚为痛苦,严重病例可伴喉和膈肌痉挛,引起窒息死亡,钙的代谢也会发生严重障碍,部分患者可能丧失劳动力,还可出现严重的精神症状,多需长期服药,应引起临床足够的重视。

人体中正常的甲状旁腺为淡黄色、淡红色或红褐色,大多数呈球体、椭球体以及扁球体,质软,长5~6mm,宽3~4mm,厚2mm,外周多被脂肪组织包裹。在辨识过程中需

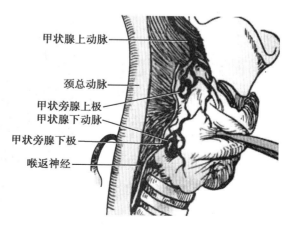

图 3-8 甲状旁腺的处理

图中标注:甲状腺上动脉、颈总动脉、甲状旁腺上极、甲状腺下动脉、甲状旁腺下极、喉返神经

与以下组织进行鉴别:①与脂肪组织鉴别。用尖挑开被膜后,分开脂肪组织,可见淡红色、红褐色或淡黄色的甲状旁腺,并有自己的包膜;将组织放入生理盐水中,下沉者为甲状旁腺,上浮则为脂肪组织。②与淋巴结鉴别。淋巴组织多为灰白色,一般无脂肪组织覆盖,多沿静脉表面生长;在长、宽一定的情况下,比甲状旁腺更厚。

甲状旁腺的损伤重在预防,关键在于术中原位保护甲状旁腺及其血管。甲状腺"被膜解剖法"(capsular dissection),即紧靠甲状腺真被膜解剖,保留甲状腺下动脉至甲状腺被膜间的组织,多可保留甲状旁腺的血供。其意义在于直视下暴露并保护甲状旁腺及血供,在术中明确保留甲状旁腺,从而保证术后甲状旁腺的功能,减少临床并发症的发生。

甲状旁腺手术中采用亚甲蓝溶液静脉滴注,适用于甲状旁腺瘤的定位。目前国内较多应用活性炭(纳米炭团粒)示踪技术显示甲状旁腺,术中或术前在甲状腺实质内注射卡纳琳,可较好地标记出甲状腺及周围淋巴结,而不会使甲状旁腺黑染,可使甲状旁腺较好得以保留。

(七)处理喉返神经

在甲状腺全切除术中喉返神经显露的优势,可大大减少喉返神经损伤(图 3-9)。其显露方法主要有三种。

1. 下路途径 即在甲状腺下动脉的下方寻找喉返神经,喉返神经在未跨过甲状腺下动脉以前位于颈血管鞘、气管和甲状腺下动脉三者之间的疏松结缔组织内,通常右侧喉返神经在胸廓入口外侧可找到,而左侧喉返神经在左内侧气管食管沟处,其主干为单一主干,向上方即与甲状腺下动脉形成交叉。在此三角区域内细心解剖一般可发现喉返神经,然后沿喉返神经向上暴露全程。

2. 侧面途径 在甲状腺背面根据喉返神经三角(Simon 解剖三角)寻找神经,Simon 三角的内侧为气管,外侧为颈总动脉,甲状腺下动脉为上界。将腺叶向内侧牵拉,在甲状腺中部外侧气管食管沟内找寻,其在冠状面水平上一般高于颈动脉水平,此方法最常用。

3. 上路途径 即在甲状软骨下角处开始寻找喉返神经,因喉返神经入喉处最为恒定,通常均紧贴环状软骨外侧缘,并在其下方进入喉部。

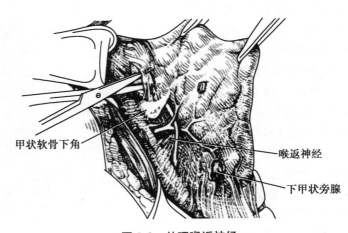

图 3-9 处理喉返神经

侧面途径最为常用,一般非肿大的初次手术病例均可应用,但对于巨大甲状腺肿或胸骨后甲状腺肿病例,或现次手术广泛瘢痕形成的情况,侧方显露困难,不适用;上路途径因最恒定,是非常有用且可靠的方法,对巨大肿块或胸骨后甲状腺肿手术特别有用,可根据甲状软骨下角定位寻找,也可用于其他方法找寻失败时,以及存在喉不返神经之时。但因其邻近Berry韧带和Zuckerkandl结节,较易出现,有时分离较困难。下路途径对再次手术最为有益,术中可从下部无瘢痕之处分离显露喉返神经,但分离距离较长,且有损伤下甲状旁腺血供可能,应用相对较少。

侧面途径与下路途径关键在于找到甲状腺下动脉,以其为标志向上下方分离寻找喉返神经。甲状腺肿下动脉多位甲状腺中部,但也可偏上或下方进入甲状腺。向内侧牵拉甲状腺叶,向外拉紧颈总动脉,以蚊式血管钳分离甲状腺下动脉此处纵行条索状组织,多可发现喉返神经。

(八) 引流、缝合切口

此时抽出患者肩下垫物,以利患者颈部放松,检查有无出血点,见整个创面无出血,在左、右腺体窝处,分别置直径在3~5mm的细引流管,自胸锁乳突肌内缘和切口两角引出并固定。切口逐层缝合(图3-10、图3-11)。

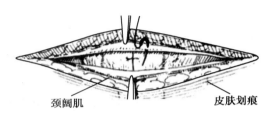

图 3-10　缝合颈阔肌

颈阔肌　　　　　皮肤划痕

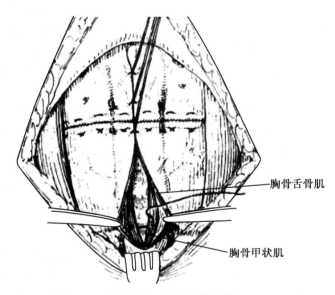

胸骨舌骨肌

胸骨甲状肌

图 3-11　缝合颈前肌群

六、术后注意事项

(一) 术后监测生命征

注意血压、脉搏、呼吸及引流情况。

（二）体位麻醉

清醒后由平卧位改为半靠位,以利于引流及呼吸。

（三）术后血钙检测

甲状腺全切除术后次日晨应检查血钙水平,有低钙症状或血钙低于 2mmol/L 患者给予口服钙剂或静脉注射钙剂,补充钙剂治疗后依然有低钙症状者需给予维生素 D 治疗。

（童传明　王　巨）

第二节　根治性颈淋巴结清扫术

一、概述

对于甲状腺癌及其他头颈部、颌面部、口腔的恶性肿瘤,经颈部淋巴结转移为其首要的转移方式。颈部淋巴结清扫术(neck dissection)是治疗上述恶性肿瘤不可缺少的方法,有多种手术方式。其中,根治性颈部淋巴结清扫术(radical neck dissection),由 Crile 在 1906 年提出,被认为是恶性肿瘤清除颈淋巴结转移的标准,已经成为头面部恶性肿瘤的常用手术方式。根治性颈淋巴结清扫术,清除范围包括 I 区到 V 区的颈部淋巴结,以及胸锁乳突肌、颈内静脉、第 11 对脑神经(副神经)、迷走神经和颌下腺。根治性颈淋巴结清扫术强调为了达到减少复发与转移的目的,进行彻底治疗,须对颈部组织进行整块切除。胸锁乳突肌、颈内静脉以及副神经的切除会导致颈部形态、功能上永久的损伤。保留胸锁乳突肌、颈内静脉、副神经的根治性颈淋巴结清扫术,则为功能性颈淋巴结清扫术(functional neck dissection)或称改良性颈淋巴结清扫术(modified neck dissection)。近年来,为了能够达到既根治恶性肿瘤,又减少手术创伤、保留功能、减少术后并发症、提高患者生活质量的目的,切除范围更小的选择性(elective neck dissection)或分区颈淋巴结清扫术(slective neck dissection)广泛应用于临床。事实上,据 Crile 的手术笔记记载,他亦曾改良手术方式,即根据原发肿瘤灶的大小,选择性地清除颈部区域,当颈部没有触及肿大淋巴结时,可以保留胸锁乳突肌和颈内静脉。

二、颈部淋巴结分区

掌握根治性颈部淋巴结清扫术,外科医生首先要对颈部淋巴结的解剖、分区有充分、准确的认识。欧洲放射肿瘤学协会于 2013 年 11 月发表了新的颈部淋巴结分区标准(见本书第一章第二节颈淋巴结区域的解剖边界),使其能够在临床应用中更加具有合理性和科学性,对头颈部肿瘤的治疗具有非常重要的意义。

三、手术适应证和禁忌证

（一）手术适应证

第一,在行颈部淋巴结清扫术之前,外科医师必须确定原发灶是否能够完整切除。第二,术前、术中能够明确发生颈淋巴结转移的甲状腺癌,如甲状腺乳头状癌、滤泡状癌、髓样癌的颈部淋巴结转移。现已不主张对颈部隐匿的转移性病变,即对未发现的可能的颈部淋巴结转移的甲状腺癌患者行预防性的颈部淋巴结清扫术。第三,头颈部其他恶性肿瘤的颈部淋巴结转移。

(二) 手术禁忌证

原发肿瘤不能完整切除、颈部转移淋巴结固定、侵犯邻近重要周围组织,如侵犯血管、神经,双侧或对侧颈部淋巴结转移,颈部淋巴结清扫难以取得根治效果,以及恶性肿瘤远处转移。如甲状腺未分化癌,大多数确诊时已经侵犯气管、食管、肌肉、淋巴结,手术无法完整切除原发病灶,不主张行根治性颈淋巴结清扫术。

四、术前准备

(一) 术前患者一般情况评估

评估患者一般情况,查血常规、血生化、心电图、胸片等,对心脏、肝脏、肾脏、肺等重要器官的功能状况,是否能够耐受手术。若有异常情况,应采取适当的措施在术前纠正。

(二) 术前检查

术前应行甲状腺、颈部超声、CT 检查,确定肿瘤位置、大小以及颈部淋巴结情况。

(三) 术前患者准备

对于癌灶已经侵犯咽部、食管、喉部并造成气管梗阻或进食困难的患者,应备气管切开包进行气管切开,或者插鼻饲管。

(四) 术野区准备

术前备皮,对头面、颈部、胸部皮肤进行清洁、剃毛。

(五) 其他准备

有条件者,可预约术中快速冷冻切片检查,以明确颈部淋巴结的转移情况。

五、手术步骤

(一) 麻醉、体位、消毒铺巾

气管内插管全麻时,注意保证气道畅通,并预防术中麻醉意外、并发症。

患者采取仰卧位,抬高床头 15°,肩下方加垫枕,使头、颈部部后仰并使得下颏与肩部处于同一水平面,可充分暴露颈前部,同时还可降低头颈部血管,降低出血风险。头面部偏向健侧。

使用手术帽完全盖住患者头发,避免污染手术野。常规消毒铺无菌巾并使用巾钳钳夹固定无菌巾。消毒范围包括大部分面部、中线后至对侧颈部的胸锁乳突肌的颈部,上胸部,胸前壁下至乳头平面。

（二）切口

手术主刀者站在手术侧。根治性颈淋巴结清扫术可选择多种切口，目的是充分清晰地暴露清扫区域。对于颈部恶性肿瘤的患者，因其可能要接受放疗，所以皮瓣的存活非常重要。最实用的切口为患者取"H"形切口，此种切口的皮瓣为钝角皮瓣；上支经乳突向前至颈中线颏隆凸下方作弧形切口；下支经斜方肌至对侧胸锁乳突肌止点作弧形切口；然后于两支之间作垂直切口。作垂直切口的目的是为了避免切口与颈动脉在同一直线上从而避开颈动脉鞘（图3-12）。

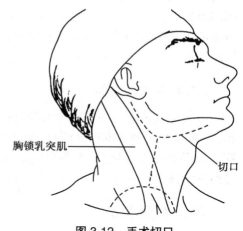

图3-12　手术切口

（三）游离皮瓣

沿切口切开皮肤、皮下组织、颈阔肌。离断、结扎走行在颈阔肌层的浅静脉。于颈阔肌下以钝性和锐性分离相结合游离皮瓣，暴露颈深筋膜浅层颈外静脉和颈前静脉。在游离皮瓣的过程中，须仔细辨认颈外静脉并小心解剖该静脉的外膜。游离的皮瓣须包括颈阔肌在内，使得皮瓣获得充分的血供，从而使皮瓣愈合良好，并能够避免颈深部结构组织与皮肤形成瘢痕，影响美观。向后翻起两侧皮瓣，使得后方皮瓣游离到斜方肌的前缘，前方皮瓣分离到颈前中线的位置；上方皮瓣游离到下颌骨的下缘上方；下方的皮瓣游离到锁骨的上方。当游离上皮瓣时还要注意识别、保护面神经的下颌缘支。此支走行于下颌骨下缘约2cm处，穿过面动、静脉。面神经下颌缘支支配下颌、上唇部的肌肉，损伤此支会影响面部肌肉的功能及面部的美观。因此，在游离上方皮瓣时，须轻柔地在下颌骨下缘下方约2cm处分离、切断面动、静脉或者牵引面、动静脉，将面神经下颌缘支游离出手术清扫区域（图3-13）。

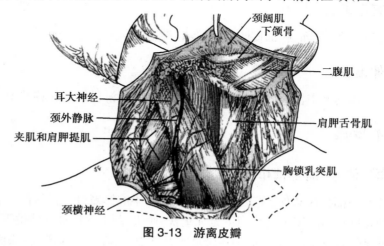

图3-13　游离皮瓣

（四）离断颈部肌肉、静脉，清扫淋巴结

皮瓣游离完成后，在胸骨柄上缘和锁骨处打开颈深筋膜浅层，把胸锁乳突肌游离开颈内

静脉表面,将其胸骨头、锁骨头离端。然后钳夹其肌肉断面向上牵引,显露颈动脉鞘的下端。在斜方肌表面沿着斜方肌的前缘打开颈深筋膜浅层进入颈后三角区域。颈外静脉是第一个重要结构。于锁骨上方进行分离,暴露颈外静脉,于锁骨上方约 1cm 处即颈外静脉下端汇入锁骨下静脉处,结扎颈外静脉。颈外静脉自腮腺向下走行于胸锁乳突肌的浅面,于胸锁乳突肌的锁骨头侧方进入锁骨下静脉。在胸锁乳突肌的后方还有颈内静脉、锁骨下静脉末端,此处亦是右侧淋巴导管,左侧胸导管分别汇入右、左静脉角的部位。仔细、小心向内向上清除颈后三角区域内的淋巴结、脂肪和疏松结缔组织,离断走行在颈后三角区域内的颈丛肌支、副神经。副神经自胸锁乳突肌后缘的中点走行至斜方肌的前缘,支配肩胛骨的运动,如上抬、后伸、旋转等。离断副神经会导致肩胛骨运动失调,同时还可引起斜方肌萎缩。是否离断副神经取决于恶性肿瘤的侵犯程度以及外科医生的习惯。目前,多数外科医生习惯保留该神经。向上分离胸锁乳突肌,暴露肩胛舌骨肌的下腹和颈横动、静脉的内侧,结扎、离断颈横动、静脉。于斜方肌的前缘离断肩胛舌骨肌的下腹,进入肩胛舌骨肌的深层,从而将其深面的臂丛神经、前斜角肌、颈内静脉和膈神经暴露出来。肩胛舌骨肌的上腹垂直上行至舌骨大角,下腹自肩胛骨的上缘水平行与颈内静脉与胸锁乳突肌之间,其肌腱附着在锁骨的中点和第 1 肋上。臂丛神经锁骨下分支、颈横动、静脉、膈神经走行于肩胛舌骨肌的下腹后方。膈神经穿行于颈横动、静脉表面,颈内静脉和臂丛之间,下行到达前斜角肌浅面,须小心保护。如果恶性肿瘤侵犯膈神经,此时可酌情切除受累的神经(图 3-14)。

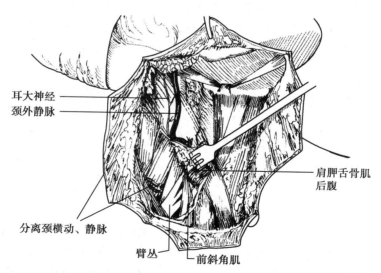

图 3-14　离断胸锁乳突肌清扫后下方淋巴结

在锁骨上方锐性、钝性切开颈动脉鞘,辨认颈内静脉并仔细、谨慎分离该静脉,显露颈总动脉、迷走神经。于锁骨上双重结扎、离断颈内静脉。在此过程中,注意避免损伤迷走神经、淋巴管以及膈神经。以锁骨中点的上方为标志,颈总动脉位于内侧而颈内静脉位于内侧。迷走神经位于颈内静脉、颈总动脉之间的后方。左侧的胸导管、右侧的淋巴导管汇入颈内静脉、锁骨下静脉的夹角处或前面,如果损伤了这些淋巴管,须结扎以避免发生乳糜漏。在清扫颈动脉鞘区域时,要注意识别舌下神经降支及颈神经。舌下神经降支位于颈动脉鞘前方,颈神经位于颈动脉鞘的前壁或者侧壁,它们支配带状肌、舌骨肌。舌下神经降支可引导医生找到舌下神经。同时,在清扫此区域时还要注意保护喉返神经、喉上神经(图 3-15、图 3-16)。

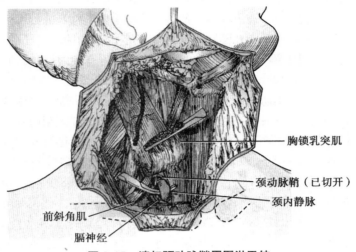

图 3-15 清扫颈动脉鞘周围淋巴结

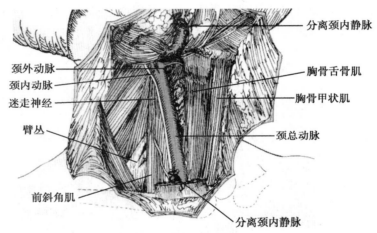

图 3-16 结扎颈内静脉

用小拉钩向上拉开二腹肌的后腹,仔细解剖、分离、显露出上段颈内静脉,结扎、切断颈内静脉,贯穿缝扎残端。必须高位钳夹颈内静脉,以及切除腮腺尾部,从而保证此区域内的淋巴组织被完全清除。因颈内淋巴结区域的上界是恶性肿瘤颈部转移最常见的区域之一。在该区域操作时,要注意小心、仔细地解剖、操作,避免损伤位于该区域的重要神经、血管,如舌下神经、迷走神经、面神经的下颌缘支、颈内动脉。舌下神经的降支位于境内静脉和颈内动脉之间。同时,在颈内静脉、颈动脉的内缘沟内要避免损伤到迷走神经。胸锁乳突肌于乳突处切断,将包括颈内静脉、胸锁乳突肌、肩胛舌骨肌,下颌下腺、腮腺下极在内的大块淋巴及脂肪组织一并清除。

向上将切断的胸锁乳突肌、颈内静脉、肩胛舌骨肌和脂肪、筋膜、淋巴结分离、翻起。分离过程中,注入颈内静脉的甲状腺中静脉和上静脉等属支应逐一结扎并切断;颈动脉鞘壁和鞘内脂肪组织与淋巴结均应清除干净;颈深筋膜浅层前至颈中线、后至斜方肌前缘,随同胸锁乳突肌一起到剥离并翻开。上行剥离至颈总动脉分叉上方约 1cm 时,应注意仔细分离横过颈内、外动脉表面的舌下神经。若需做甲状腺切除术,此时可将甲状腺上动脉结扎并切断。于颈前中线的上部,切开尚未打开的颈深筋膜浅层。将筋膜向外侧剥离,清除颏下三角内的脂肪和淋巴结,并将肩胛舌骨肌从舌骨附着处切断,然后转向清理下颌下三角剥离二腹肌表面和下颌下三角处的颈深筋膜浅层,暴露下颌下三角。夹住下颌下腺向后牵开,由前向后仔细分离下颌下腺。分离至下颌舌骨肌后缘时,用拉钩将下颌舌骨肌拉向前,暴露下颌骨与舌骨舌肌之间的空隙,由上至下仔细分离出舌神经、下颌下腺导管和舌下神经,切断下颌下腺导管,移走下颌下腺,将下颌下三角内的脂肪和淋巴结清除干净继续向后分离,暴露腮腺下极和下颌后静脉,沿下颌角切除腮腺下极,在腮腺内切断并结扎下颌后静脉,间断缝合腮腺的切缘(图 3-17~ 图 3-19)。

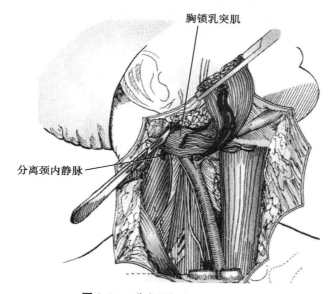

图 3-17　乳突处切断胸锁乳突肌

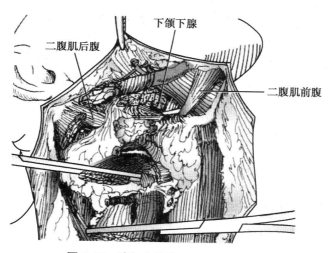

图 3-18　清扫上缘淋巴结及结缔组织

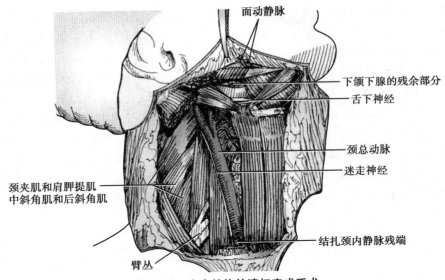

面动静脉

下颌下腺的残余部分

舌下神经

颈总动脉

迷走神经

结扎颈内静脉残端

颈夹肌和肩胛提肌
中斜角肌和后斜角肌

臂丛

图 3-19 上方结构的清扫完成手术

（五）引流、缝合

清理整个颈部创面并妥善止血。注意严格按照无瘤原则操作，不重复使用接触肿瘤的纱布，碘伏冲洗手术器械及手术野，避免肿瘤细胞种植。选胸骨切迹上方、斜方肌前下方皮肤作为穿刺点，将 2 根硅胶管（分别剪 3~4 个侧孔）放在前、后皮瓣下，自穿刺点皮肤穿出并缝线固定，外接负压引流袋。引流管的摆放位置应能够清除清扫区域的死腔和皮瓣下的积血、积液。可吸收缝线间断缝合颈阔肌肌肉、筋膜、皮下组织，皮内缝合皮肤。缝合完毕后，碘伏再次消毒伤口，纱布包扎。

六、术后处理

甲状腺癌根治性颈淋巴结清扫术后护理主要注意以下几点：①患者术后应取半坐卧位，以利于引流、呼吸，同时能够降低清扫区域的静脉压，降低出血风险。②鼻导管持续吸氧，3~5L/min。③注意观察引流袋引流量，每日更换引流袋，记录引流量，一般 2~3 天拔除引流管。④静脉输液，可给葡萄糖溶液、生理盐水等，恢复饮食后减少至停止。⑤术后 1 周拆线。⑥术后 2 周内应尽量避免左右转颈的剧烈动作，避免伤口裂开或者创面出血，此后可适当进行转颈锻炼。

七、手术注意事项

术中仔细解剖、小心操作、分离。保护重要神经（膈神经、臂丛神经、迷走神经及颈丛的分支、喉返神经、喉上神经）、血管、右淋巴结管、胸导管、甲状旁腺等，避免因损伤以上结构而导致的相关术后并发症。双侧根治性颈部淋巴结清扫术术后的少见并发症为抗利尿激素失调综合征。

（王 瑞 江学庆）

第三节　功能性颈淋巴结清扫术

一、概述

原发于头颈部恶性肿瘤转移途径最先表现为颈部淋巴结的转移,很少发生血行转移;此种颈淋巴结转移灶对放疗和化疗的治疗都不理想。颈部淋巴结清扫术(简称"颈清术")是根治头颈部恶性肿瘤的一种有效的方法。功能性颈淋巴结清扫术(functional neck dissection)最初称为保守性颈淋巴结清扫术(conservative neck dissection),1975年才改称为功能性颈淋巴结清扫术;其清扫范围与根治性颈清术的范围基本上是一致的,从第Ⅰ区至第Ⅴ区,或者第Ⅵ区。其主要区别就是保留了颈内静脉、副神经与胸锁乳突肌中的非淋巴脂肪组织。甲状腺癌手术的功能性颈清术保留颈内静脉、胸锁乳突肌及副神经,既起到了治疗效果,又保存了患者的功能及外形,可以避免或者减轻根治性颈淋巴结清扫术的肩胛综合征,减轻面部水肿,术后并发症少,手术创伤小,患者易于耐受,术后的生活质量也相应得到了提高。

颈部的淋巴组织一般位于颈部筋膜间隙内,颈深筋膜包绕神经、血管与肌肉,与淋巴相隔离,犹如一道"屏障"起到了一定的保护作用。因此,只要"筋膜屏障"始终保持完整,肿瘤组织也没有侵犯与破坏,手术操作时依循筋膜间隙划定的界线进行解剖,同样可以达到"整块"切除转移淋巴组织的目的,Suarez在1963年解剖证实了这一观点。在1967年国外学者Bocca提出了保留副神经、颈内静脉和胸锁乳突肌的术式,临床上习惯称为三保留,其后也逐渐被大多数学者所认可。曾经有学者在三保留的基础上又进行多次创新与改良,有提出保留颈丛神经与颈外静脉的,也有提出"六保留"功能性颈清术的,即三保留的基础上还保留耳大神经、枕小神经和颈横动、静脉;但是在医学界有许多争议,值得商榷。目前为大众所接受的还是经典的三保留手术术式。功能性颈清术根据其所保留组织的不同而分为三型:Ⅰ型(保留三个组织其中的一个)、Ⅱ型、Ⅲ型(三个组织都保留)。本节主要以Ⅲ型加以介绍。

二、手术适应证和禁忌证

手术适应证有:①分化程度较高的甲状腺癌,伴有颈部淋巴结转移,转移淋巴结未突出包膜外且无粘连固定者;②临床上副神经尚未受到侵犯,同侧或双侧颈部淋巴结肿大,无论转移与否的患者。

手术禁忌证有:①颈部淋巴结广泛转移或淋巴结有明显外侵征象者;②手术前有颈部清扫术史者。

三、术前准备

术前准备基本包括:①检查血常规与血型、尿常规、粪常规、凝血机制检查、甲状腺功能检查、心电图、胸片、腹部彩超、甲状腺彩超、颈部淋巴结彩超,必要时做颈部CT;做喉镜看声带是否麻痹,了解喉返神经是否受到侵犯;为排除继发性食管癌可以做食管点片。②术中可以备血以防不时之需。③术前2周即开始禁烟,避免术后发生呼吸道感染的可能。④手术前应维持水电平衡。⑤尽可能在手术前纠正低蛋白血症和贫血。⑥如果术前患者肿瘤压迫呼吸道引起阻塞者，术前应行气管切开术。⑦手术的时间长，创面大，应合理使用抗生素，预防感染。⑧做好口腔清洁和颈胸部的皮肤准备。准备皮肤的范围，剃除耳后一部分头发直达颈后以免污染手术野。⑨术前常规备气管切开包。

四、手术步骤

(一)麻醉、体位、消毒铺巾

一般采用气管插管静脉全身麻醉。取仰卧位，肩下垫高使颈部后仰，将头部转向健侧，使锁骨上区、气管以及颈后部充分暴露。手术台调整至头端15°~30°斜坡位，以减少头颈部淤血。头部垫两层无菌巾，用上面的一层包裹头部并在前额固定，然后再铺4块手术巾。手术野上自耳下平面及颏部，下至第1肋骨以下的平面，外侧自斜方肌缘向内越过中线到对侧颈部。

(二)切口

切口选择与根治性颈清术基本相同，可采用"Y"形、"X"或"7"形切口，但目前常采用切口是"L"形切口。切开皮肤与颈阔肌，在颈阔肌下用电刀锐性游离皮瓣，内达颈中线，上达下颌骨一横指，下达锁骨上，手术区域的组织暴露应该包括同侧带状肌、颌下三角、腮腺尾部与颈后三角以及胸锁乳突肌，直到斜方肌前缘（图3-20）。

(三)胸锁乳突肌的游离

颈丛神经的部分分支一般分布在胸锁乳突肌的表面，予以切断；在下颌骨下结扎颈外静脉上端。用电刀沿着胸锁乳突肌切开其表面筋膜，将筋膜锐性解剖开，到胸锁乳突肌前缘。用牵引带向后方牵引肌肉，沿着筋膜与胸锁乳突肌内侧继续剥离。关于耳大神经是否保留有不同的见解，一般视术中具体情况而定，能够保留者建议还是保留。耳大神经从颈丛发出后向上方走行到腮腺下方，分为前后两支，支配皮肤的感觉，如果是手术中把耳大神经一并切除，术后会发生该神经分布的区域出现永久性皮肤的感觉迟钝与麻木不适感觉；目前国内为了防止遗留阳性淋巴结，常常行耳大神经切除，目的是为了更好地显露清扫区域的手术视野；但是有学者提出保留耳大神经，理由是耳大神经在走行路径中与胸锁乳突肌垂直，手术操作的时候很容易游离与保护，并不影响清扫的彻底性（图3-21）。

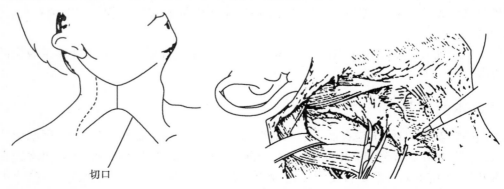

切口

图3-20 手术切口　　　　图3-21 胸锁乳突肌、二腹肌和颈鞘

（四）副神经的保留

保留副神经是功能性颈淋巴结清扫术的最主要目的。切断面神经的颈支,然后切断并且结扎面后神经,在胸锁乳突肌的前缘深处直达二腹肌。副神经上段一般在胸锁乳突肌内侧筋膜中上 1/3 交界处可以找到,其可以在胸锁乳突肌与颈内静脉间解剖。副神经分为胸锁乳突肌肌支与斜方肌支,一般在进入胸锁乳突肌之前,两支都应该保留,其上端应该游离到二腹肌水平,并且可以看到颈内静脉上端;在下端,在斜方肌前缘中、下 1/3 交界处颈深筋膜层深面可找到副神经在胸锁乳突肌后缘穿出。其中,在斜方肌表面向后走行的是锁骨上皮神经,走向斜方肌下的为副神经。在副神经的寻找与保护中,如果患者有耸肩运动,多提示副神经就在附近,要小心解剖,防止损伤(图 3-22、图 3-23)。

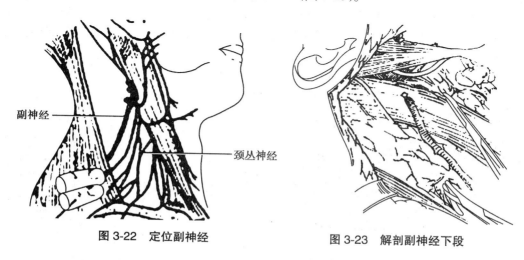

图 3-22 定位副神经　　　　图 3-23 解剖副神经下段

（五）解剖锁骨上区

沿着锁骨上缘用电刀切开颈筋膜与切断锁骨上皮神经,逐层横行切开颈部的淋巴脂肪组织,切断并且结扎肩胛舌骨肌下腹与颈外静脉下端,直到椎前筋膜,在此过程中注意切勿损伤臂丛神经,以免出现手臂感觉与运动障碍。沿着斜方肌前缘上行,注意保护好副神经后继续解剖,在斜方肌的前缘保留颈横动脉,亦要保护好膈神经;从神经下与深部椎前肌肉以及筋膜表面分开副神经周围的脂肪结缔组织。其上方应该暴露肩胛提肌上端与头夹肌,由后向前到达胸锁乳突肌后缘。完全游离胸锁乳突肌需要用电刀锐性解剖胸锁乳突肌表面后筋膜,到达肌肉后缘后与内侧剥离筋膜相互汇合(图 3-24)。

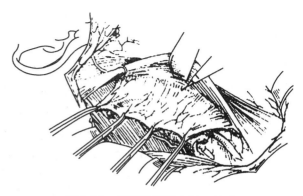

图 3-24 游离胸锁乳突肌下筋膜

（六）颈动脉鞘与颈前三角、颈后三角的解剖

将游离的胸锁乳突肌后缘提起向内侧牵引以便于显露颈动脉鞘,切开颈动脉血管鞘,切实保护好颈总动脉、迷走神经与交感神经干,小心分离出颈内静脉。循椎前筋膜浅面向外侧解剖,清除颈内静脉外侧至斜方肌前缘这一范围内的颈部深层中下区的淋巴结与结缔组织,副神经注意保护;颈内静脉角处的淋巴结进行清扫时,一定注意淋巴管或者胸导管的结扎,防止损伤后出现淋巴漏。如果术中手术视野暴露不满意时可在锁骨上缘1~2cm处切断胸锁乳突肌,待颈清术完成后可以再将肌肉的断端修复缝合。将胸锁乳突肌向外牵引,自颈内静脉的深面起,循椎前筋膜浅面向内侧解剖至气管旁,清扫气管旁与气管前淋巴结;清除气管食管沟的淋巴结时需要保护与显露喉返神经。分离颌下软组织后,保留颌下腺,依次将颈后三角区和颈前三角区的淋巴结与脂肪组织一并清除。结扎甲状腺上下极血管,紧贴气管前切除患侧甲状腺腺叶,注意保护好甲状旁腺,将切下的患侧甲状腺叶与清扫的淋巴组织送病检(图3-25、图3-26)。

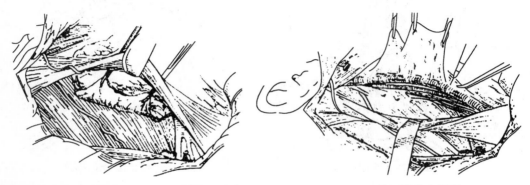

图3-25　颈后三角区标本拉到胸锁乳突肌前　　　　图3-26　从颈鞘分离筋膜

（七）止血、缝合

用生理盐水冲洗创面,仔细止血,看是否有淋巴漏出现;一般留置两根引流管接负压,分别放置在气管旁与锁骨上颈部外侧,依次缝合切口,必要时可以适当加压包扎。

五、术中注意要点

术中应注意以下几点:①手术时务必认真仔细,小心谨慎操作;既要彻底清除颈部淋巴脂肪组织防止遗漏,又要保护和保留副神经、颈内静脉和胸锁乳突肌。颈部淋巴结与颈内静脉两者伴随依存,关系密切;既要保留颈内静脉,又不可忽略对周围淋巴组织的清扫,否则就失去了保留静脉达到术后有良好功能的目的。应尽量保证胸锁乳突肌的完整无损,不能为图方便任意将其切断后再缝合;为了防止肌肉纤维松散而致术后萎缩或形成瘢痕条索,必须保持颈深筋膜浅层对其的包绕,否则就影响了其功能与外观。②在颈中部应注意勿损伤副神经及其进入胸锁乳突肌的分支,特别是在分离胸锁乳突肌并向后上翻起的时候。③游离颈内静脉时务必要结扎其所属分支;对计划作游离组织瓣移植者需要保留甲状腺上静脉和面总静脉,以备吻合之用。④枕动脉供养胸锁乳突肌,术中不要轻易结扎切断。⑤颈内静

脉角处的淋巴结进行清扫时,一定注意淋巴管或者胸导管的结扎,防止损伤后出现淋巴漏。⑥沿着椎前筋膜由外向内清扫淋巴结的时候,在此过程中注意切勿损伤臂丛神经,以免出现手臂感觉与运动障碍;在斜方肌的前缘保留颈横动脉,同时亦要保护好膈神经;⑦在解剖颈动脉血管鞘时注意小心分离出颈内静脉,切实保护好颈总动脉、迷走神经与交感神经干。⑧注意保护好喉返神经,特别是在清扫气管旁与气管食管沟的淋巴结时。

六、术后处理

其术后的处理基本上与颈淋巴结根治术是一致的。因为颈部的解剖比较广泛,相应的淋巴管和血管的损伤不可避免,这样就更加易引起皮下积液,为了保证皮瓣下无死腔,所以有效的负压吸引非常重要,必要时伤口需适当加压包扎。手术后如果患者发生口腔内舌或口底水肿,气管受到侵犯及受压软化者影响呼吸,酌情做气管切开。

七、疗效评价与比较

目前医学界普遍认为根治性颈清术存在以下不足:①手术破坏性大,因为切除了胸锁乳突肌、颈内静脉和副神经,所以术后患者容易产生颈肩部变形、上臂功能障碍与斜方肌的萎缩、面部水肿等后遗症,导致患者的生存质量下降;②根据原发癌的病理类型、部位、肿瘤的大小以及肿瘤侵犯程度等多种因素,颈淋巴结转移癌的发生生长均有所不同;临床上也有出现颈部淋巴结没有转移的,比如淋巴结反应性增生;对于各种情况的淋巴结转移癌,毫无选择的一律行根治性颈清术,针对性不强,盲目性较大。相对于根治性颈清术,功能性颈清术有以下优点:①其在达到手术目的前提下患者术后颈肩部功能与外形不受影响,同时也保留了颈内静脉、胸锁乳突肌及副神经;②因为患者术后头面部血液循环与淋巴回流不受影响,所以术后患者很少出现头面部的水肿;③因为创伤小,所以提高了术后患者的生活质量;④手术时间相对较短,术中患者易于耐受,术后患者恢复较好,各种风险明显降低。

只要其手术适应证选择得当,功能性颈清术远期疗效与根治性颈清术术式相比差异无显著性。同时,其术后复发率也与根治性颈清术相似。大量临床研究证实,此术式对于术后患者的生活质量有十分重要的意义,在保证肿瘤根治效果的基础上,最大程度地保留机体解剖与生理功能,是日后临床外科努力的方向。

(危常鹏　罗国强)

第四节　腔镜下甲状腺癌根治术

一、概述

传统的甲状腺手术由于颈部留有手术瘢痕,切断皮神经导致术后颈部不适、感觉异常等,给女性患者造成很大的心理负担,患者对手术的美容效果提出了更高的要求。近年来腔镜手术在许多领域取得了长足的发展,使腔镜技术用于甲状腺手术具备了一定的基础和条件,1996 年 Gagner 等报道了世界上首例腔镜甲状旁腺大部切除术,1997 年 Hussher 等完成了首例腔镜甲状腺腺叶切除术,美容效果满意。随后开始了腔镜甲状腺手术方法的探索,由于颈部间隙狭窄,手术空间小,手术操作和止血均较困难,中转开放手术比例高,当时在美国和意大利等国仅为少数病例施行了此手术,尚不具备推广价值。2001年6月仇明等完成了国内第一例腔镜甲状腺切除术。此后腔镜甲状腺手术在我国迅速发展,截至目前国内约有200多家医院已施行了腔镜甲状腺手术。近年来,随着国内外内镜器械与技术的不断发展,内镜甲状腺切除术(endoscopic thyroidectomy,ET)越来越得到普及。由于完全内镜甲状腺手术(total endoscopic thyroidectomy,TET)具有颈部无瘢痕、切口比较隐蔽、美容效果好等优点,容易被患者接受而得以广泛普及与发展。在国内应用最为广泛,所以本章着重详细介绍。

二、腔镜甲状腺切除术的手术分类

目前腔镜甲状腺手术有两种:①完全内镜甲状腺手术:胸乳入路、全乳晕入路、腋路入路、锁骨下入路、腋乳入路、口底入路等;②内镜辅助甲状腺手术:通过悬吊法建立操作空间,有胸骨切迹和锁骨下2种径路。胸骨切迹上的腔镜辅助径路,此手术方法为意大利Miccoli首创,由Bellantone等首先报道,此手术方法是免CO_2气腹,于胸骨切迹上方做一15~30mm切口,用常规手术器械钝、锐性分离颈阔肌下间隙,用小拉钩提起皮瓣显露手术野。经小切口伸入腔镜和常规手术器械施行甲状腺手术。此径路操作简单方便,路径短,往往和常规手术配合使用,可避免与CO_2气腹有关的并发症,对术者的腔镜外科手术技术要求不高,必要时可延长切口转为传统开放式手术;缺点是术野显露较差,术后颈部留有瘢痕。

三、完全腔镜下甲状腺手术适应证和禁忌证

(一)手术适应证

1. 甲状腺单发或多发结节,结节直径小于或等于5cm,囊性结节可大于5cm。
2. 无外侧区淋巴结转移及局部侵犯的分化型甲状腺癌。

(二)手术禁忌证

1. 有颈部手术史。
2. 甲状腺肿块直径大于5cm。
3. 有局部浸润的恶性肿瘤。
4. 有外侧区淋巴转移的恶性肿瘤。
5. 有颈部放疗史、甲亢和甲状腺炎为相对禁忌证。

四、完全腔镜下甲状腺癌手术

(一)TET手术径路

TET手术径路有胸乳入路、全乳晕入路、腋路入路、锁骨下入路、腋乳入路等,而胸乳入路有以下特点:不要离断颈部带状肌;可同时行双侧甲状腺手术;可以行Ⅵ区及Ⅲ、Ⅳ区淋巴结清扫;合理的手术入路首先面临的问题,结合文献报道及我们的经验,认为经胸乳入路具有手术操作空间大、容易同时处理双侧甲状腺病灶且操作过程中手法自然等优点;同时患者内衣可完全掩盖所有切口,美容效果最佳。我们多采用胸乳入路,而对于对胸部美容效果要

求较高的患者也有时采用全乳晕入路。

（二）体位与消毒

全麻插管后，患者采取仰卧位，枕部垫头圈，背部垫背枕，保持头后仰位。可以将中单叠成卷塞入颈后维持颈椎前曲，可以减少术后头晕及颈椎疼痛症状。双腿外展，两腿之间成角约45°~60°，绑腿固定。双臂内收于身体两侧，固定。消毒范围上达颌下，外至上臂中部及腋中线，下至脐水平，双腿、腹部均需铺满无菌单。

（三）手术器械

除普通内镜手术器械外，需要用10mm Trocar 1把、5mm Trocar 2把，特制注水器、甲状腺分离器、可弯分离器及剥离器、带固定齿无损伤抓钳、专用拉钩、自动归位持针钳，超声刀5mm及机器一套，负压引流瓶。5个0带针可吸收线。自制标本袋制作：用无菌手套，剪去前端手指及手掌部分，仅留用手腕圆筒部分，丝线结扎远端呈漏斗状，近端用圆针及1号丝线在尽量接近边缘处做一圈荷包缝合备用。

（四）术者站位及准备

主刀医师站于患者两腿之间，向左侧身约45°紧靠手术台，扶镜医师坐于患者右腿外侧，拉钩医师可坐于患者身体两侧，器械台及洗手护士位于患者左腿外侧。连接电子镜、电凝钩、吸引器、超声刀后置于，患者左侧大腿处的储物袋中。超声刀及电凝钩脚踏板置于患者左腿下方地上备用。

（五）手术切口选择

1. 双侧乳晕边缘内上象限（左侧约10~11点钟方向，右侧约1~2点钟方向）各取一约0.5cm切口，确定双侧切口与对侧胸锁关节连线交叉点位于正中线上（图3-27）。

2. 双侧乳头连线与右侧胸骨旁线交点处做一约1.0cm长纵行切口。因正中线胸骨前方皮下组织致密且于皮下分离时易出血，故取胸骨旁线切口。此切口可根据患者特殊需要适当下移。注意，如果患者体型较为高大，会导致双侧乳晕切口皮下隧道过长，不利于手术操作，术前需做好评估，准备超长Trocar备用（图3-28）。

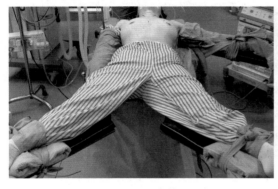

图3-27　手术体位

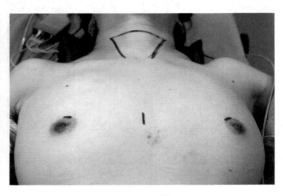

图3-28　手术切口

（六）手术操作

建腔用 500ml 生理盐水加入 1 支肾上腺素后,再用此肾上腺素生理盐水 100ml 加入 2 支罗哌卡因注射液制作成膨胀液备用。先将少许膨胀液注入 3 个切口处的皮下组织内。中央切口处可注入多一点。切开中央处切口,用蚊式血管钳撑开皮下组织。用特殊注水器将膨胀液注入皮下组织与肌筋膜之间间隙后向前潜行注射。至胸骨角水平后分别向左、右两个方向,朝双侧胸锁关节方向潜行注射膨胀液,高度超过锁骨水平即可。注射深度位于肌筋膜表面效果最好,此间隙较为疏松且血管网最少,不易出血。同时,观察皮肤需膨胀、隆起,注意如果皮肤出现"橘皮征",则注射深度过浅,如果前进阻力过大,则可能注射深度过深。将剥离器以 30° 角向前下方刺入皮下组织与肌筋膜之间间隙后,向前潜行制作隧道,同样注意深度,采用"宁深勿浅"的原则,过浅会造成皮肤淤青或坏死,影响美容效果,违反内镜手术初衷。

用大弯血管钳探入隧道入口,上至胸骨角水平,尽量钝性撑开切口至胸骨角的皮下隧道,以便 Trocar 进入及标本袋取出。将 10mm Trocar 刺入隧道,开启二氧化碳气体,流量至最大,压力 6~8cmH_2O。屏幕上应显示前方左右两个"鼻孔状"隧道口。切开右侧乳晕切口,蚊式血管钳撑开皮下组织后,将带芯 5mm Trocar 沿切口与对侧胸锁关节连线刺入皮下组织与乳腺表面之间间隙潜行。开始方向尽量与中间隧道平行,以免手术操作时与电子镜 Trocar 相互影响,接近胸骨角时转向对侧胸锁关节方向,深度同样不能过浅而使皮肤出现"橘皮征",亦不能过深刺入乳腺组织。出口应在"鼻孔状"隧道口近端。从左侧 Trocar 伸入电凝钩,钝性电切游离 Trocar 出口附近及对侧皮下筋膜,以便对侧 Trocar 进入。做右侧乳晕边缘切口,同法,插入 5mm Trocar 后,伸入吸引器向上顶住皮肤帮助扩腔,同时可以开启吸引阀,吸出因电切产生的水蒸气,帮助左侧电凝钩分离。打开双侧 5mm Trocar 气阀排除水蒸气。可以分别将双侧切口前皮肤丝线缝合一针后系于双侧 5mm Trocar 排气管上,防止换用手术器械时,Trocar 脱出。建腔范围呈倒梯形,上至甲状软骨上缘,外侧至胸锁乳突肌外侧缘,下至胸骨角。分离深度达肌筋膜,应保留完整肌筋膜,达到"上黄（皮下脂肪）下红（肌层）"的效果,这样才能最大程度减少出血。中间到达白线时,由于血管增多,将电凝钩改为超声刀分离（图 3-29）。

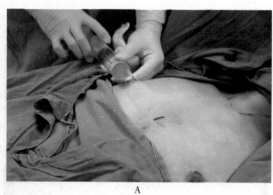
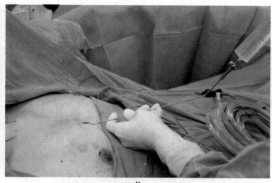

A   B

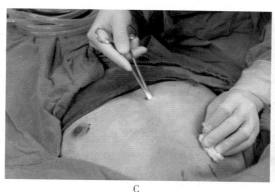
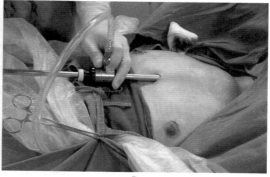

C   D

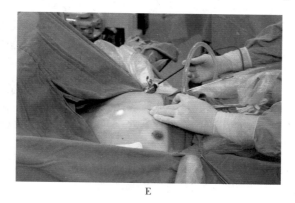

E

图 3-29　手术建腔

切除患侧腺叶及峡部左手换用无创抓钳协助超声刀由下至上切开带状肌颈白线至甲状腺,下至胸骨切迹,上至甲状软骨上方。右手改用可弯分离器剥离甲状腺显露甲状腺峡部后,仍换用超声刀于峡部近健侧离断甲状腺峡部。左手用无损伤抓钳抓住峡部向外下方牵拉,右手用超声刀切断甲状腺悬韧带,暴露气管,在游离靠近环甲肌的悬韧带时注意将超声刀功能臂朝向外侧,避免损伤环甲肌造成术后患者发声音调降低。在患侧胸锁乳突肌外侧缘,环状软骨水平处用 36G 粗针刺穿皮肤进入创腔后,穿入专用拉钩,向外牵拉带状肌。首先,向上游离,凝闭,切断甲状腺上动脉前支后。切断甲状腺下极血管。将甲状腺向内下牵引,向外侧游离甲状腺,分离带状肌,切断甲状腺中静脉。注意辨别、保护下极甲状旁腺及其血供。左手用无损伤抓钳抓住甲状腺,向上翻起甲状腺,右手用分离钳轻柔分离下极脂肪组织,寻找并显露喉返神经后。沿甲状腺背侧包膜向上逐渐游离甲状腺。可置入纱条带,隔离喉返神经,避免热灼伤。Chung 等报道 103 例 PTMC 腔镜手术,出现一过性喉返神经麻痹 26 例,高达 25.2%。超声刀对组织的热灼伤可能是喉返神经损伤的原因。全程显露喉返神经至入喉处。向上游离处理甲状腺上极血管背侧支。完整切除患侧腺叶及峡部。将标本袋由中间隧道置入创腔,将荷包缝合线留于体外,将标本、纱条带装入后,收紧荷包缝线,取出标本袋,检查标本上有无可疑旁腺组织,送冷冻切片。注意在分离过程中,应避免超声刀功能臂一侧对着喉返神经,且在超声刀工作时保证距离喉返神经 3mm 以上距离。据文献报道胸乳入路还可清楚显露双侧喉返神经,有利于预防喉返神经损伤。由于腔镜具有视野清晰、局部放大作用,对于手术中的血管、神经以及其他重要解剖组织和结构具有很好的分辨能力,可以较清晰地显露喉返神经。

Ⅵ区淋巴结清扫及颈外侧区淋巴结清扫在接近患侧胸锁乳突肌根部刺入第二个特殊拉钩,向外侧牵拉带状肌。第一个拉钩改为向对侧顶住气管显露中央区淋巴结。无损伤抓钳抓起胸骨切迹上方淋巴脂肪组织,向上牵拉,超声刀切断中央区近健侧淋巴脂肪组织,向下游离至胸腺下方显露气管。向外侧游离显露颈总动脉血管鞘后,在显露喉返神经前提下完整游离、切除中央区淋巴结。注意游离至外侧颈总动脉血管鞘时,无损伤抓钳抓取淋巴脂肪组织不能牵引过于用力,否则容易将颈总动脉后方颈交感神经神经干拉起损伤而导致Horner综合征。而超声刀分离至内侧气管旁时亦不能牵拉过度,因为内侧血管较多,会导致超声刀凝闭不牢而出血。特别注意最后游离并清除喉返神经后方淋巴结。在胸骨上窝气管旁游离下行喉返神经时,可以采用直角小弯钳分离、显露喉返神经,可以有助于最大限度清扫掉胸骨上窝处淋巴结。注意尽量保护下极甲状旁腺及其血供。如若很难分辨甲状旁腺,可以整体切除后,由标本中找出可疑旁腺组织,切除部分送术中冷冻确诊后,制作成悬浊液注入胸锁乳突肌内种植亦可。

外侧区淋巴结清扫我们采用肌间入路清扫外侧区淋巴结,即纵行切开胸锁乳突肌胸骨头和锁骨头之间肌束,牵拉开胸锁乳突肌来显露外侧区淋巴结。由下而上依次清扫Ⅳ、Ⅲ、Ⅱ区淋巴结。注意左右侧颈外侧区清扫有所不同:右侧有颈淋巴干、锁骨下淋巴干及右侧支气管纵隔淋巴干汇成右淋巴导管从前侧注入右侧静脉角。而左侧胸导管自锁骨下动脉、食管之间穿出,绕过左颈总动脉和左侧颈内静脉从后方注入左侧静脉角。应在不同位置分别凝闭右淋巴导管及胸导管,防止乳糜漏。而左侧锁骨下动脉在左侧颈总动脉后方通过,而右侧锁骨下动脉及右侧臂丛神经在右侧前后斜角肌肌间隙间通过,应注意避免损伤。

清除锥状叶及喉前淋巴脂肪组织将标本袋由中间隧道置入创腔,将荷包缝合线留于体外,将标本、纱条带装入后,收紧荷包缝线,取出标本袋,检查标本中有无可疑旁腺组织。腹腔镜技术应用于腹部肿瘤手术以来,Trocar口出现种植转移的报道不断涌出,其发生原因,目前尚不明确,综合文献报道主要与气体的使用、局部创伤、肿瘤特性以及术者的操作水平有关。Kim等报道第1例在腔镜甲状腺切除术后出现甲状腺床及Trocar位置种植转移的病例,考虑发生原因与术中对肿瘤不正当的牵拉所致。为了尽可能地减少肿瘤细胞种植转移,我们首先要求外科医生应该具有较熟练的腹腔镜技术,且对局部解剖辨认清楚、手术操作轻柔、动作准确,避免对肿瘤组织的机械性刺激;同时吸取腹部手术经验采用无菌手套来自制取物袋,并且可以适当扩大中间隧道及伤口,尽量避免在取出标本时由于对肿瘤组织挤压而造成肿瘤播散;此外,还应对手术术野及胸壁穿刺隧道进行蒸馏水及生理盐水反复冲洗,达到术野无瘤效果。

缝合及引流用蒸馏水冲洗创腔及隧道3次,嘱托麻醉师将肺膨胀至$30cmH_2O$后,检查有无活动性出血。用5个0可吸收带针缝线,由表皮刺入创腔,右手用自动归位针持,左手用分离钳由上至下连续缝合带状肌白线。超声刀剪线后,将针线自表皮穿出。注意可吸收缝线剪为25cm,且用生理盐水浸透以便打结及缝合。白线下端留约1.0cm长缝隙作为置入引流管用。将引流管从健侧Trocar伸入,置入白线下端留用缝隙中伸入创腔,对侧用分离钳夹住引流管,撤出引流管Trocar,丝线表皮固定。撤出所有Trocar,消毒间断缝合皮肤。连接引流瓶,打开负压阀。

五、手术并发症及预防

开放甲状腺手术的并发症在腔镜甲状腺手术中也可能发生,主要有出血,脂肪液化,皮肤红肿,瘀斑,皮下感染积液,气管损伤,喉返神经、喉上神经损伤,误切甲状旁腺使术后低血钙,甲状腺功能低下,甲亢复发,颈胸皮肤发紧不适感,以及与 CO_2 有关的高碳酸血症、皮下气肿、气体栓塞等。由于腔镜的放大作用,术野清晰,操作较传统手术更精细,掌握手术操作技术后,喉返神经损伤、误切甲状旁腺、气管损伤、血管出血等并发症在腔镜甲状腺手术中已很少发生。术中出血多系操作不当,肌肉损伤或超声刀使用不当致血管误伤或缝合不全所致,复发的常见原因是切除得不够,腺体残留的太多等,脂肪液化、皮肤红肿、瘀斑、皮下感染积液等是由于分离手术空间的层次不对,可能损伤了皮下脂肪层,甚至损伤了皮下小血管或真皮层,严重者可引起皮下软组织感染。

许多学者报道了腔镜甲状腺手术常引起喉上、喉返神经损伤,Miccoli 等报道这种并发症发生率可达 2.7%。Lai 等报道 100 例乳晕径路的甲状腺手术,术后 1 例喉返神经损伤,3 例短暂的声音改变。Miccoli 等报道 67 例,术后 2 例发生低钙血症和 1 例暂时发生喉返神经损伤。迄今我们已行腔镜甲状腺手术 150 多例,只有 3 例神经损伤,而且均在一个月内恢复。喉返神经损伤仍是腔镜手术后最常见的并发症,有学者认为,术中利用腔镜的放大作用仔细解剖神经,可以避免损伤神经。有的学者则认为,术中不必常规暴露神经,只要紧贴甲状腺的被膜操作,就可避免损伤神经。我们不主张解剖神经。神经损伤可能与超声刀距离神经太近有关,王存川等认为,超声刀头和喉返神经、甲状旁腺的安全距离至少在 5mm 以上。由于超声刀夹的组织多少和深浅较难把握,且其损伤大多由超声刀的热传导引起,因此,使用超声刀时功能刀头应朝上,不要太深,避免热损伤。这种损伤多为暂时性的,可自行恢复,不需特殊处理。由于 CO_2 的压力一般为 6mmHg,所以与 CO_2 有关的并发症报道很少,Ohgami 等报道 1 例皮下气肿,但范围很小,无气体栓塞。许多学者报道,压力为 6mmHg 时,术中的血流动力学稳定,呼吸末 CO_2 压力正常,血气 PCO_2 低于 40mmHg。动物实验表明,CO_2 压力达到 20mmHg 时才出现与 CO_2 有关的并发症,所以 CO_2 压力在 6mmHg 是安全的。手术并发症与术者的经验及操作熟练程度有关,术中精细的解剖和止血是减少手术并发症的关键。

（杨永刚 江 明）

参 考 文 献

1. 仇明,丁尔迅,江道振,等.颈部无瘢痕内镜甲状腺腺瘤切除术一例.中华普通外科杂志,2002,17(2):127

2. 江宏,吴立胜,涂从银,等.腔镜下甲状腺手术喉返神经损伤原因分析及预防.中国微创外科杂志,2007,7(4):358-359

3. 李进义,王存川,潘运龙,等.腔镜甲状腺手术中喉返神经损伤预防.中国实用外科杂志,2007,27(9):711-712

4. Anderson C,Uman G,Pigazzi A. Oncologic outcomes of laparoscopic surgery for rectal cancer:a systematic review and meta-analysis of the literature. Eur J Surg Oncol,2008,34(10):1135-1142

5. Kim JH,Choi YJ,Kim JA,et al. Thyroid cancer that developed around the operative bed and subcutaneous tunnel

after endoscopic thyroidectomy via a breast approach. Surg Laparosc Endosc Percutan Tech,2008,18(2):197-201

6. 王存川,吴东波,陈鋆,等. 150 例经乳晕入路的腔镜甲状腺切除术临床研究. 中国内镜杂志,2003,9(11):50-52

7. Miccoli P,Berti P,Raffaelli M. Minimally invasive video assisted thyroidectomy. Am J Surg,2001,181(6):567-570

8. Miccoli P,Bellantone R,Mourad M,et al. Minimally invasive video assisted thyroidectomy:multiinstitutional experience. World J Surg,2002,26(8):972-975

9. Gottlieb A,Sprung J,Zhang XM,et al. Massive subcutaneous emphysema and severe hypercarbia in a patient during endoscopic transcervical parathyroidectomy using carbon dioxide insufflation. Anesth Analg,1997,84(5):1154-1156

第五节　甲状腺癌扩大根治术

一、概述

甲状腺癌是一种以手术治疗为主的低度恶性肿瘤,疗效好、生存率高、复发率低、复发后仍可手术并能取得良好效果。可与甲状腺毗邻的周围组织和器官也常常受到甲状腺癌的侵犯。具体累及范围与肿瘤的病理类型、原发灶的位置、大小有关,常侵犯的组织和器官有带状肌、喉返神经、气管、食管、喉和咽等,颈内静脉、颈总动脉、椎前筋膜受累较少见。

对有手术指征的甲状腺癌遇到局部侵犯广泛,如侵犯气管、食管、喉返神经、双侧颈内静脉等,如患者全身情况许可应行扩大手术。具体手术方式由肿瘤的侵犯范围决定,术前应结合患者的病史、体征及影像学检查结果进行准确的病灶评估,同时还应考虑不同类型肿瘤的侵犯方式、患者的身体状况和功能受损情况制订不同的个体化手术切除方式,并选择合适的修复材料及修复方式进行器官或组织的机构和功能重建,以期获得较长的生存时间和较好的生活质量。

二、局部严重外侵的甲状腺癌的诊断

1. 病史　声嘶、喉鸣、吞咽和呼吸困难、咯血、局部疼痛。

2. 体检

(1)皮肤溃烂、颜色加深、皮下静脉扩张。

(2)甲状腺肿块质硬、固定、皮肤充血溃烂。

(3)辅助检查:喉镜发现声带瘫痪、喉气管腔内有肿块;

(4)CT 或 MRI 发现甲状腺癌与气道之间的微小间隙消失甚至气道内有肿块突入腔内;食管被牵拉移位。

在甲状腺癌外侵早期,肿瘤可仅侵犯喉气管的软骨表面和食管的外层肌肉,常常在手术中才能发现侵犯表现;而在侵犯晚期,肿瘤可突入上呼吸道和上消化道的黏膜下层,表现为黏膜下肿块和膨隆。随着肿瘤发展,可突破黏膜形成溃疡和管腔内的肿块。

三、侵犯上呼吸道和上消化道的方式

甲状腺癌肿瘤主要有以下几种侵犯上呼吸道和上消化道的方式：

1. 直接生长扩展。

2. 通过气管食管沟转移的淋巴结侵犯（图 3-30）。

3. 大多数甲状腺癌是从一侧向喉气管内侵犯（图 3-31），侵犯喉的甲状腺癌则多从甲状软骨后方通过梨状窝向喉腔侵犯（图 3-32），也可通过声门下向喉气管腔内侵犯。

4. 直接破坏气管环进入气管腔内。

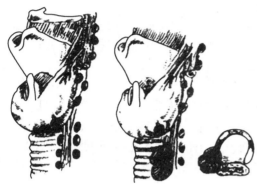
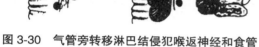
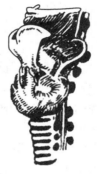
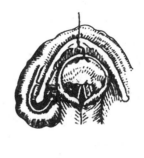

图 3-30　气管旁转移淋巴结侵犯喉返神经和食管　　图 3-31　甲状腺癌直接侵入喉（左）或通过舌旁间隙侵入喉（右）

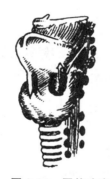
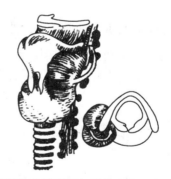

图 3-32　甲状腺癌绕过甲状软骨后缘侵入梨状隐窝和喉

四、外侵甲状腺癌外科治疗原则

对甲状腺癌腺外侵犯的主要处理方式是手术治疗，肿瘤的彻底切除已被认为是其外科治疗的金标准，但手术的方式及切除范围与病变侵犯的深度和广度密切相关，且争议较大。有学者认为甲状腺癌生长缓慢，对后续的辅助治疗敏感，因此术中切除肉眼可见的病变即可，术后辅以 [131]I 治疗、放疗、内分泌治疗等也可以达到控制肿瘤生长的效果，且最大程度地保存了受累器官的功能。然而，随着手术技巧的提高和对甲状腺癌认识的深入，逐渐发现甲状腺癌广泛切除（器官的部分 / 全部切除和重建）并不明显增加手术的风险；并且残留癌肿的体积越小，辅助治疗效果越好。因此，目前多数学者主张将受累脏器一并切除并重建。笔者认为，

若病变范围局限、表浅,可以采取相对保守的肿物切除术,但原则是必须彻底切除肿瘤;若病变范围广泛、深在,或有扩散浸润的趋势,则应采取积极的肿物切除加器官切除和重建。

在手术切除全部肿瘤的同时,应注意保留上呼吸道和上消化道的重要结构和功能,如吞咽、呼吸及发声功能。

对部分患者可结合 ^{131}I、外放疗、TSH 抑制内分泌治疗等辅助性治疗,在保证患者长期生存率的基础上提高生存质量。

甲状腺癌的肿瘤细胞膜上有 Na、I 转运体蛋白,在组织内有碘有机化的酶系存在,故可以摄取 ^{131}I,其吸碘能力虽较正常甲状腺组织弱,但比非甲状腺组织仍高出 50~500 倍,所以可用 ^{131}I 来进行内放射治疗。现已公认,^{131}I 内放射治疗是甲状腺癌术后辅助治疗的首选方法,^{131}I 治疗有吸碘功能的甲状腺癌的远处转移或局部残留有很好的疗效。目前甲状腺癌术后不推荐行预防性外放射治疗,甲状腺癌放疗的适应证包括术后局部少量肿瘤残留,不浓聚 ^{131}I 的病变、骨转移、脑转移和上腔静脉阻塞综合征等病例。由于晚期甲状腺癌有腺外浸润和淋巴结转移,广泛的颈部手术亦不能保证彻底清除癌组织,所以术后外放射治疗也是有必要的。

甲状腺癌细胞内有 TSH 受体,阻断 TSH 的产生对甲状腺癌的生长和发展有一定抑制作用,所以晚期甲状腺癌术后的内分泌治疗亦很重要。口服甲状腺素片抑制促甲状腺素的产生,可减少甲状腺癌的发病率和术后复发率,可使转移灶缩小,手术至复发间期延长;晚期甲状腺癌患者大多数行甲状腺次全切或全切术,术后常常存在甲状腺功能不足,口服甲状腺素片可以预防甲状腺功能低下引起的生理紊乱。

五、外侵甲状腺癌的外科治疗

(一)甲状腺癌侵犯皮肤、肌肉的处理

对于受侵的皮肤或肌肉,可予以直接切除,其缺损可采用的邻近的带蒂肌皮瓣或者游离皮瓣予以修复。颈前带状肌是否受累与预后无明显关系,但颈前带状肌受侵者更易伴有其他器官的侵犯需引起重视。

(二)甲状腺癌侵犯食管的处理

1. 术前检查和准备

(1)上消化道钡餐,明确病变位置;食管镜,明确病变性质;胸部 CT 明确病变周围有无侵犯,如主动脉、气管等,及有无肺转移。

(2)术前 3~5 天雾化吸入,教患者锻炼咳嗽咳痰,呼吸道准备;术前当夜置胃管,温盐水洗胃;如考虑行结肠代食管手术,则口服糖盐水及甘露醇肠道准备。

2. 处理方法　食管侵犯的外科治疗由局部病变情况决定,原则上手术应在肿瘤可见边缘外 3cm 处切除。食管受累多合并其他组织器官受累,常合并喉返神经、气管受侵,术中应注意探查。

(1)浅肌层:局部切除拉拢缝合。切除受侵的肌肉过程中应注意避免撕裂黏膜,保护食管黏膜的完整性。保留食管黏膜,保证食管进食通畅。

(2)部分全层受累:切除受侵的食管壁全层,关闭缝合瘘口后用带状肌或胸锁乳突肌加固瘘口;若不能直接关闭瘘口,可用胸锁乳突肌或胸大肌岛状肌皮瓣修复。

（3）如病变在颈段食管较局限，即环后区以上，胸锁关节以上，无下咽受侵，手术切除颈段食管，上端可以在环咽肌水平切除，即切除环后区组织；下端根据肿瘤范围，在胸骨上缘水平，留下可以缝合的小段食管。手术后现有修复方法：①游离空肠吻合；②胸大肌皮瓣修复，将肌瓣卷成管状，与咽和食管吻合。如果患者后咽没有切除，管状胸大肌肌皮瓣修复就不合适，一则皮管稍显臃肿，二则吞咽时食物从皮管下流不通畅，容易造成误吸。单纯颈段食管切除，局部空肠或皮瓣修复，适用于这类手术的病变较小。因为颈段食管只有6cm长，如果病变2cm长，切除两端各2cm，才算勉强切除。病变长一点，就不可能有足够的切缘保证。因此，适用于单纯做颈段食管切除术的适应证很少。

当病变已侵及下咽且合并其他器官如气管、喉返神经、喉时需行全喉、全下咽、全食管切除术，行带蒂肌肉瓣、游离结肠、空肠和胃代食管下咽修复术区缺损。

食管缺损后应用内脏代食管有三个选择：胃（图3-33）肠或空肠（图3-34）。①胃代下咽食管：从手术操作来说，全胃经过后纵隔提到颈部和下咽吻合、替代食管，手术操作比较容易，术后只有颈部一个吻合口，腹腔内处理简单。但从功能上说，由于迷走神经在术中切断，影响胃功能。如果患者为单纯局部食管手术，喉保留，最好的消化道修复采用结肠，不用胃。因为胃做高位和下咽吻合后，胃内容物有时倒流较多，容易误吸。②结肠代食管：用结肠代食管，手术中可以保留迷走神经干。手术操作时不解剖贲门周围，充分暴露腹段食管后，解剖迷走神经干，切断食管下端，闭合食管。这样，有利于保存患者术后的消化功能及生活质量。但结肠游离，解剖并保护结肠动静脉的手术技术要求较高。结肠容易坏死，同时腹腔内有两个吻合口。结肠取得过多，手术后患者有溏便。③空肠代食管限于尚有食管可以吻合的病例，大多为下咽癌刚侵及颈段食管，对于有3cm以上颈段食管病变的病例，常常因切缘不够，用空肠修复容易造成吻合口复发。

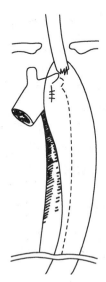

图3-33　胃代下咽食管修复食管缺损

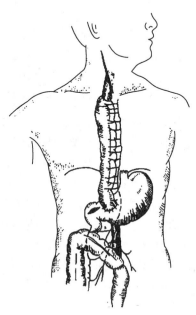

图3-34　肠代食管修复食管缺损

如有颈淋巴结转移,需同时行一侧或双侧颈淋巴结清扫术。非开胸食管内翻拔脱切除不损伤膈肌,操作方便,心肺功能较差不适合开胸者采用此术式则更为适宜,术后心肺功能恢复快,并发症少,胸腔内环境无变化。

颈段食管癌如吻合位置高,喉返神经被切断,术后可能产生喉水肿,为防止术后呼吸不畅或胃肠反流,可在术前行预防性气管切开术。

(4)无法手术可放置食管支架(图3-35)。

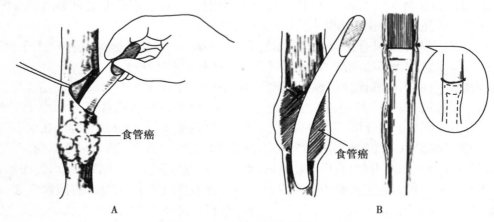

图 3-35　食管腔内置管术
A. 开胸置管;B. 扩张食管腔;切开食管,置入扩张器

食管受侵术前最好留置胃管,有利于术中辨认。术后应留置鼻饲2周,开始应控制小口流质饮食,注意观察有无食管瘘,小的食管瘘因有移植的肌肉加固经保守治疗多能治愈。

(三)甲状腺癌侵犯喉的处理

甲状腺癌可以侵犯很多颈部重要结构,喉和气管是经常受累的重要器官,如不处理或处理不当,肿瘤生长导致呼吸道梗阻是甲状腺癌致死的主要原因。发音困难可能是甲状腺癌导致喉麻痹的表现。一旦呼吸道腔内受侵犯,或因肿瘤的影响或喉神经麻痹,呼吸就会发生严重困难,再加之肿瘤出血,使病情更为恶化,使治疗难以获得成功。为缓解呼吸困难和控制腔内肿瘤出血,作根治性肿瘤切除有时对有些病例是很有必要的。

1. 侵犯方式　甲状腺癌侵入喉腔可通过三种不同的途径:①前方,通过环甲膜或环状软骨;②侧方,通过甲状软骨板;③后方,沿着甲状软骨的后方可侵入声门旁间隙。大多数甲状腺癌是从一侧向喉气管内侵犯,侵犯喉的甲状腺癌则多从甲状软骨后方通过梨状窝向喉腔侵犯,也可通过声门下向喉气管腔内侵犯。

2. 术前检查和准备　怀疑有喉、气管受侵者,术前检查非常重要,术前做好判断,决定全层切除软骨还是表面剥除。对甲状腺癌术前患者便有咯血、声嘶或吞咽困难等症状明显者,除应做相关检查外,术前应申请相关科室会诊,共同研究受侵犯程度和设计手术方案。

(1)根据患者临床表现,术前做纤维喉镜、纤维支气管镜、食管镜等检查,以了解腔内受侵范围和程度。

（2）术前 B 超、CT 甚或 MRI 检查,以了解甲状腺癌侵犯颈部结构情况。

（3）术前甲状腺外科、心胸外科或耳鼻咽喉科会诊,共同研究手术方案。

3. 处理方法

（1）侵犯喉软骨的表面而没有喉腔内受侵,可行软骨表面肿瘤削除术。甲状腺癌的安全界限较宽,从其表面切至肉眼见无瘤残留即可,尽量保留喉的发音和呼吸功能。

（2）已有喉腔内受侵应切除受侵组织,根据受侵范围可行保留喉功能的部分喉手术;喉的部分切除术按喉切除的部分及范围,由小到大概括起来分为四大类:

1）喉小部分切除术(仅切除喉的一小部分,不到半喉)

①声带切除术:适于早期声带膜部中 1/3 不超过 5mm,局限于声带游离缘之内,声带活动正常者。切除包括:前至前联合后至声带突,上至喉室底下至声带下缘,深抵甲状软骨。术后喉功能恢复良好,5 年治愈率达 85%~98%。但由于此种病变采用放疗能达到同样的治疗效果,且能保留正常发音,故声带切除目前做得很少。

②垂直喉小部分切除术:声带膜部中 1/3 癌。切除包括声带全长、杓状软骨声带突,甲状软翼前 2/3,前至前中线。如果病变向后扩展累及声带后 1/3,切除应包括杓状软骨,向下应至环状软骨上缘。声带膜部后 1/3 癌,声带活动正常,切除声门区全部(包括杓状软骨)上包括部分室带及下包括部分环状软骨,自前中线向后切除患侧甲状软骨前 4/5。

③垂直侧前喉小部分切除术:适于声带膜部癌向前接近或及前联合而声带活动正常者。切除患侧甲状软骨前 2/3,对侧距中线 3~4mm,声门区患侧切除后至声带突,前过前联合至对侧声带前 1/3,包括声、室带下至环状软骨上缘。

④垂直前位喉小部分切除术:前联合癌累及双侧声带前端,双侧声带活动正常。将甲状软骨在其前面两侧距前中线 0.5~1cm 处纵行切开至内软骨膜,横切环甲膜,牵开环甲膜切口,直视下,沿肿瘤周 1cm 正常黏膜处连同甲状软骨前部整块切除。切除后直接封闭喉腔。

⑤会厌切除术:适用于早期会厌尖部癌。做会厌及会厌前间隙切除术。

2）喉大部(喉半或超半切除)切除术(图 3-36、图 3-37)

①垂直喉侧前大部切除术:声带膜部癌向前累及或稍超越前联合,向声门下扩展不超过 0.5cm,声带活动正常或稍受限者。手术切除患侧甲状软骨翼前 4/5,部分环状软骨弓、声带、室带,声门下组织,前联合,对侧声、室带前端或前 1/3,和对侧甲状软骨翼前 0.5~1cm。切除后以胸舌骨肌甲状软骨衣或颈前肌皮瓣整复喉部缺损。

②声门上切除术:声门上区癌限于会厌、喉前庭,未及杓状软骨、喉室底或前联合者(T1~T3),沿喉室底或下角向上将喉室、喉前庭、杓会厌襞、会厌、会厌前间隙整块切除。声门上切除包括一侧状软骨者。选择性 T4 有杓状软骨被累者。

③喉声门下切除术:声门下区癌仅占 1%~2%,因此,适行此手术者甚少。切除声门下区全部、部分或全部声门区。

3）喉次全切除术(对较广泛的喉癌,施行喉的绝大部甚至 90% 的切除术)

①垂直侧前位喉次全切除术:适于声门区癌向后累及杓状软骨声突,前及前联合或对侧声带前 1/3,向声门下延展前部不超过 1cm,后部不超过 3~4cm 及声带活动受限者。切除喉的患侧半及对侧大部而保留一侧活动的杓状软骨。切除后以残存会厌整复。

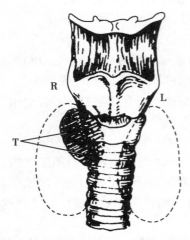

图 3-36　甲状腺癌的扩展范围,需行甲
状腺声门下半喉和 6 个气管环切除术

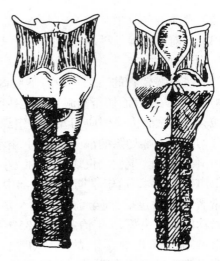

图 3-37　半喉切除术前面观和背面观

②垂直前位喉次全切除术:适于前联合癌向两侧扩展累及双侧声带前 1/3,双侧声带活动正常。手术切除双侧甲状软骨翼前 1/3,双侧声室带膜部及前联合,切除后以会厌或以颈前肌皮瓣整复。

③声门上喉次全切除术(水平 - 垂直喉切除或 3/4 喉):适用于声门上癌向下侵及一侧声门或声门下区及前联合。切除声门上全部、声门区之半或超半及部分声门下区,以胸舌骨肌甲状软骨衣或颈皮瓣整复。

④保留会厌的喉次全切除术:1972 年 Arslan 等所报道的全喉功能重建术,即喉内癌(T3)做喉切除保留会厌,切除后行气管咽吻合恢复喉功能。

⑤声门、声门下喉次全切除术:适用于声门下癌向上累及声带下面或声带者。切除声门及声门下区,将气管口与声门上区断缘对位吻合。

⑥喉中份次全切除术:适用于声门区癌累及双侧声带前 2/3 或双侧声带膜部全长,声带活动受限。切除声门区全部、部分声门上、下区及大部双侧甲状软骨翼。切除后将喉的上、下断缘对位吻合。

⑦环状软骨上或经环状软骨的喉次全切除术:适用于声门上癌向下累及声门区。或声门区癌向上累及声门上,向声门下扩展不超过 1cm 者,切除声门上全部、声门区及部分声门下区。切除后行环舌骨固定术。

4)扩大喉次全切除术(喉次全切除扩展到喉外结构的切除术)

①扩大垂直侧前位喉次全切除术:声门区癌向外扩展累及一侧梨状窝内侧壁者,垂直侧前喉次全切除扩大包括一侧梨窝。切除后根据缺损情况,切至相应的颈前皮瓣,整复喉及梨状窝缺损。声门区癌向下扩展超过 1.5cm 者,扩大切除部分气管。

②扩大声门上喉次全切除术:声门上癌向上扩展累及会厌舌面或会厌谷者,扩大切除包括部分舌根部。切除后为了防止误吸,采用胸舌骨肌瓣整复舌根部,并将喉上吊于舌骨上肌肉,如需要亦可上吊于下颌骨。声门上癌向外侧累及一侧梨状窝,扩大切除一侧梨状窝,以颈肌皮瓣整复,方法同上。

（3）对于复发肿瘤侵入喉腔和环甲区域范围广泛的患者,应行全喉切除术。

4. 注意事项

（1）手术术式的决定关键在于术中的仔细探查,凡术中遇有可能甲状腺癌侵犯区域性结构时,术中应立即请相关科室医师会诊,共同探查甲状腺癌侵犯区域结构的详细情况。

（2）肿瘤切下后,应仔细探查气管、食管等有否损伤,遇有损伤,应立即修复。

（四）甲状腺癌侵犯气管的处理

甲状腺癌是发展缓慢且预后较好的恶性肿瘤,但是气管受侵犯则提示肿瘤侵袭性较强,预后不良。该类患者出现局部复发是症状常难以控制,引起的呼吸困难或大出血能直接导致死亡。

1. 甲状腺癌侵犯气管的分期 根据气管的受侵深度,Shin 等将甲状腺癌对气管的侵犯分为五个时期（图 3-38）:

0 期 为肿瘤局限于甲状腺组织内。

Ⅰ期 肿瘤侵袭超过甲状腺被膜和邻近组织但是未侵及气管软骨膜外膜。

Ⅱ期 肿瘤侵袭至气管软骨并出现软骨破坏。

Ⅲ期 肿瘤侵袭至气管黏膜固有层未达黏膜表面。

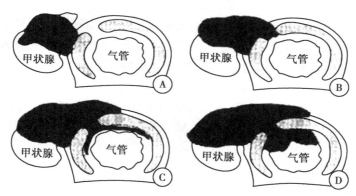

图 3-38 食管侵犯示意图
A. Ⅰ期；B. Ⅱ期；C. Ⅲ期；D. Ⅳ期

2. 甲状腺癌侵犯气管的处理方法 相对于喉和食管的处理,气管侵犯的手术方式更为复杂,并且争议较大。术式主要包括保守性的肿物侧向剔除术、根治性的气管窗状部分切除术和气管袖状切除加气管环端 - 端吻合术,此外,还有依赖游离皮瓣、人工材料及组织工程的气管重建术等。

（1）保守性肿物剔除术:所谓剔除术,是将肉眼可见的肿瘤病变从气管外壁剔除,必要时可同时切除部分气管软骨,仅保留气管黏膜,基本上保留气管结构和功能完整,无肉眼可见的病变残留,镜下若有可见的残留病变则依赖术后的辅助治疗消除。毫无疑问,对于 0 期和Ⅰ期气管侵犯的患者,采用肿物剔除完全能达到根治要求;但对于Ⅱ期和Ⅲ期气管侵犯病变的处理,众多学者意见不一。争议的原因在于,有学者研究发现,单纯的肿物剔除术加术后辅助治疗与更为激进的气管部分切除术相比,患者的生存率及局部控制率均没有明显差别,建议只有在肉眼可见气管全层受侵(Ⅳ期)时才考虑切除部分气管。但其他学者认为,因为病变在气管环间的特殊横向及垂直侵犯方式,对于Ⅱ期和Ⅲ期的气管侵犯,单纯的剔除不可能完全切除病变,即使术后经过完善的辅助治疗,术后仍容易发生局部复发。更有学者发现,对行肿物剔除术后局部复发的患者,再次手术治疗后其生存率明显下降,再次复发风险明显增高。因此笔者认为,术前的仔细检查及评估十分重要,根据 CT、MRI 等影像学检查以及纤维气管镜检查结果,一旦发现气管黏膜下的侵犯,或者经气管镜发现局部气管黏膜的充血,即应考虑更为积极的手术方式。

(2)气管窗状部分切除术:所谓窗状切除即是将肿瘤连同其侵犯气管壁部分全层切除,无镜下可见的肿物残留(图 3-39)。窗状切除适用于气管黏膜下受侵及全层受侵、但术后缺损不超过气管 1/3 周径的患者,尤其适用于气管侧壁受侵且受侵长度超过5 个气管环者。窗状切除的关键在于对切除后遗留气管缺损的修补重建。对于局限于小范围内的侵犯,在气管壁楔形切除后将断面直接拉拢缝合即可;对位于气管前壁的小型缺损,也可以直接行气管造瘘或以颈部邻近皮肤瓣翻转修复;而对于气管侧壁的较大缺损,必须采取修复手段一期重建气管,以维持气道的完整和通畅。常见的气管重建术式包括气管瓣滑行/旋转修复及胸锁乳突肌锁骨膜瓣旋转修复。气管瓣的旋转修复仅适用于缺损范围较小的气管修复;缺损在 6 个气管环以内者可斜向截断气管,以滑行修复缺损(图 3-40);对于缺损大于 6 个气管环者,可将残余气管横向截断,下端气管旋转90° 后向上提拉以修复缺损,外周以局部皮瓣覆盖加固。胸锁乳突肌锁骨膜瓣修复气管壁由 Tovi 等于 1983 年首次应用,并获得了满意效果。锁骨膜目前被认为是较大范围气管缺损修复的理想材料。骨膜质地柔韧,具有良好的血液供应,不产生萎缩、坏死且易成形、易缝合;最关键的是,带血管蒂的骨膜具有成骨的作用,可化骨形成气管支架,使气管不易塌陷且能较快地上皮化;此外,锁骨膜的切取操作在同一术野内进行,手术方便,最大可切取 4cm×8cm 大,可应用于较大范围气管前侧壁缺损的修复,并能提供良好的支撑作用。笔者认为,修复气管壁缺损时需要密闭缝合,以防漏气,一般应缝合两层(图 3-40)。

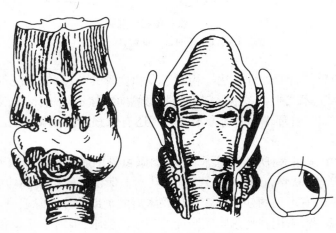

图 3-39 气管前部开窗式切除

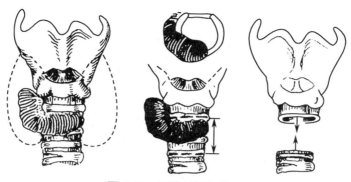

图 3-40　修复缺损气管环

此外,国内学者伍国号等利用带蒂或游离的组织瓣修复较大的气管窗状缺损,并通过在椎体与残余气管环间间断固定多孔钛板以支撑皮瓣,重建了气管的腔道结构,取得了良好的效果。重建后有 90.0% 的气管腔无明显狭窄,拔管率为 66.7%;但重建气管的长期效果,尤其是钛板的稳定性和安全性需长期随访观察。2011 年,Ebihara 等也报道了利用肋软骨、钛网、羟基磷灰石等作为支撑材料,与转移皮瓣相吻合,二期修复了窗状切除后遗留的较大气管瘘口,扩大了窗状切除手术的切除范围。但此类手术的风险较大,需进一步扩大样本进行研究,以评价其在生活质量、无瘤生存状况等方面与姑息性切除手术的差异。

（3）气管袖状切除 - 端端吻合术:袖状切除即全层切除气管环并端端吻合残余气管。对于肿瘤侵犯气管前侧壁大部和近环周侵犯,首选行气管袖状切除端端吻合术。甲状腺癌在黏膜侧的环形方向侵袭范围比在外膜侧大,这表明甲状腺癌一旦侵犯气管则更倾向于在黏膜下层呈环形侵袭,因此,窗状切除仅能保证病变纵向的完全切除,对横向的范围难以精确把握,而气管袖状切除术更符合肿瘤外科治疗的无瘤原则,更符合组织学和病理学要求。气管袖状切除 - 端端吻合术能在不附加自体或异体修补材料的前提下,保持气道的生理完整性,而且能一期完成,因此是一种有效的修复器官缺损的方法。

该术式成功的关键在于保持吻合口的良好愈合,其主要与局部的张力及血供有关。一般来讲,对 4 个气管环以内的缺损可以直接拉拢缝合;而对于 5~8 个气管环的缺损,直接缝合的张力过大,可以通过切断舌骨上肌群、下拉喉体及维持含颌体位来降低吻合口张力。但对于行局部放疗后的患者,袖状切除最多不能超过 4 个气管环。同时由于颈段气管依靠其周围的微血管网供血,对气管壁四周的游离会破坏气管的血供,应避免过分大面积游离气管。此外,因为气管膜部很少受累,可完整保留膜部结构,以更好地保存局部血供。也有学者用带蒂的胸锁乳突肌肌瓣自气管后面包绕气管吻合创缘,并加固缝合。这样可以防止因吻合口缝合不严所引起的气管内分泌物渗漏、感染等并发症的发生。气道狭窄是气管袖状切除端端吻合术后的严重并发症,可由双侧声带麻痹,气管吻合口狭窄或喉头水肿等原因引起,可以应用显微支撑喉镜下 CO_2 激光切除一侧声带后份,不仅能稳定持久有效的改善声门区狭窄,更重要的是能保持较好的发声功能,大大改善了患者的生活质量。此外,术后浅层放疗能有效预防吻合口再次狭窄,放射线可以抑制新生血管的生成和成纤维细胞的增殖进而减少肉芽沉积。

若声门下喉已被切除,呼吸道缺损太大,或如果病变超过 5 个气管环等情况者,作永久性食管皮肤造口术。

（4）气管重建：对于气管缺损大于气管周径 1/2、且纵向距离大于 6cm 的病例，采用窗状切除及袖状切除均不能满足要求。以往观点认为，此类患者不宜手术，或行全喉切除加低位纵隔气管造瘘，但手术后患者不但失去语言功能，且纵隔气管造瘘的风险大、手术致死率较高。随着组织工程技术以及显微外科重建技术的发展，使得气管的重建成为可能。从 2002 年开始，Yu 等对 7 例气管大面积缺损患者（气管缺损长度最长达到 7cm）尝试以前臂游离皮瓣作为内衬，以 Hemashield 人造血管内衬 PolyMax 支架、聚四氟乙烯人造血管、多孔的高密度聚乙烯网等作为外侧支撑材料行修复重建术，切除 1/2~3/4 环气管壁甚至全环切除。术后有 4 例患者长期生存或自然死亡，取得了满意的效果。此外，同种异体气管移植重建、同种异体主动脉移植重建气管、自体干细胞的组织工程气管重建、自体/异体组织复合气管重建等也有报道，但气管重建仍然处于实验性的探索阶段。对侵袭性分化型甲状腺癌，术者除了要考虑气管缺损的大小，还要考虑重建的紧迫性、术后是否需要放疗、可选用的游离组织皮瓣和人工组织材料、是否需要使用免疫抑制剂等诸多因素。

六、纵隔淋巴清扫与胸骨后甲状腺癌切除

对于前上纵隔淋巴结（第Ⅶ组）有转移的甲状腺癌患者应根据术中情况酌情决定是否开胸处理：如淋巴结较小而少，未侵及大血管则尽量从颈部切口清除该组淋巴结；而对于淋巴结较大或较多，侵及深部大血管或相对固定者则应加做胸部切口进行清扫，一般将胸骨劈开至第 2 肋间平面，切除部分胸腺和纵隔淋巴结。

七、甲状腺癌侵犯神经的处理

神经是否受累与预后无明显关系，故主张尽量保留神经以改善生活质量。如果神经受侵犯无法分离，或术前有相应支配功能障碍则不应勉强保留，但应在切除的同时设法修复该神经所支配的功能。甲状腺癌侵犯的神经多为外周神经终末端，直径较小，功能单一，缝合时可用 7-0~8-0 Prolene 线，缝合神经外膜，如能准确吻合，多可取得良好效果。一般认为只要神经元无损伤，神经纤维断裂吻合，轴突可以沿着雪旺氏鞘生长，生长速度一般 2.5mm/d，因此在张力较小的情况下可直接行神经吻合；若张力较大，可选择合适的周围神经进行修复。

甲状腺癌侵犯喉返神经最常见的部位是喉返神经入喉处，由于喉返神经在入喉处距甲状腺最近，仅隔一薄层疏松组织，并且活动余地最小，所以位于甲状腺背侧上极靠近峡部的原发癌灶容易侵犯该段喉返神经，较早发生声音嘶哑。另外，气管旁淋巴结转移癌，可以在喉返神经起始部侵犯该段神经，由于此段喉返神经活动余地较大，所以常常仅侵犯神经外膜，不引起声音嘶哑。术中，若发现喉返神经外膜受侵，可剥除外膜保留神经干，若神经纤维受侵引起了声音嘶哑，则应同时切除受侵的喉返神经。如双侧喉返神经受累，尽量将受累较轻一侧保留少许神经束，必要时行双侧喉返神经切除。喉返神经切除后可探查喉端，充分游离残端与迷走神经中的喉返束支直接吻合，可获良好效果；若不能吻合，可考虑在切除神经后行颈袢神经修复联合杓状软骨内移手术，尽可能恢复患者的发声功能。

迷走神经与舌咽神经、副神经同源于延髓内橄榄后方的疑核，是这三根神经中行走最长，分布最广且较为复杂的一根。迷走神经出颅后垂直下行，然后转入颈总动脉和颈内静脉

之间行走于被包绕的颈动脉鞘内，经胸廓上口进入胸腔。迷走神经受累时的主要表现为声音嘶哑，可出现暂时性心率加快、呼吸不畅等症状，两侧迷走神经损伤会导致死亡。发生的原因大多是颈淋巴结外侵至迷走神经。当肿瘤侵犯迷走神经时，应仔细辨认迷走神经，如仅有少量侵犯时可锐性分离，尽可能保护迷走神经的完整性。术中一定要仔细解剖迷走神经（迷走神经在颈下段常与颈内静脉并列下行），避免误伤颈内静脉，切忌解剖不充分而误将迷走神经与颈内静脉一并切断。

甲状腺癌除侵犯上述神经外，还可侵犯喉上神经、副神经、膈神经、舌下神经、颈丛等，处理方法大同小异，最重要的是熟悉解剖、仔细操作，尽量保证神经的结构和功能完好。

八、甲状腺癌侵犯颈部血管的处理

当甲状腺癌患者术前出现颈前无痛性肿物，伴有呼吸困难、声音嘶哑、头痛、上腔静脉阻塞综合征时，应高度怀疑甲状腺癌侵犯颈部血管，手术前应行相关检查以了解肿物局部侵犯范围、血管内有无癌栓形成，需重点注意的是对侧血管相应有无狭窄、阻塞等，或是侧支循环是否建立。手术时应将原发灶、局部侵犯组织及区域转移的淋巴结尽可能切除。

对于受累静脉可于颈内静脉表面锐性剥离肿瘤，尽量保留血管壁的完整性，如有小的缺损可用显微外科器械缝合；缺损较大时，可切断一侧颈内静脉。如双侧颈内静脉受累，为安全起见，切除时常保留双侧颈外静脉代替静脉回流，处理时要小心。若静脉内有癌栓可考虑行癌栓段静脉切除、静脉旁路、静脉重建或取出癌栓保留静脉等。手术中应高度重视静脉癌栓的处理，如癌栓累及锁骨下静脉、头臂静脉、上腔静脉或右心房时，应与心外科、血管外科医师合作，切开上腔静脉或有心房取出癌栓。操作中切勿挤压静脉，可先处理静脉的近心端，采用结扎、钳夹血管等方法，以防栓子脱落阻塞血管或造成医源性肿瘤转移。

若肿瘤累及颈动脉，术前还应行颈动脉压迫训练以促进大脑动脉及 Willis 环侧支循环的建立，防止术中因修补血管造成一侧脑发生缺血梗死。术中操作仔细，在颈血管的下端预置止血带，如果肿瘤包绕估计无法保留颈总动脉时，则先进行颈动脉血管转流，整体切除肿瘤及其侵犯的颈动脉，并植入人造血管进行颈动脉重建；如果肿瘤能从颈动脉分离出来，尽量保留颈动脉，若操作时发生颈动脉损伤，破损较小时，可直接接用 Prolene 缝线缝合；破损较大时，仍需用人工血管行血管端端吻合修补颈动脉。

甲状腺癌因其恶性程度低，其 10 年生存率可达 90%。甲状腺癌虽侵犯周围组织和器官，仍应以手术治疗为主。原则上应将原发癌和受累的腺外组织一并切除，病灶较大无法保留者，可根据肿瘤侵犯程度酌情切除、重建，或姑息切除，残留少量的肿瘤组织借助术后放射性碘治疗也可取得较好的疗效。侵犯周围组织和器官的甲状腺癌的手术方式应以个体化治疗为原则。甲状腺癌的组织和器官缺损的修复应该注意保留器官的功能。

（伏 鹏 江 明）

参 考 文 献

1. Ark N, Zemo S, Nolen D, et al. Management of locally invasivewell-differentiated thyroid cance. Surg Oncol Clin N Am, 2008, 17（1）: 145-155

2. Tsukahara K,Sugitani I,Kawabata K. Surgical management of tracheal shaving for papillary thyroid carcinoma with tracheal in vasion. Acta Otolaryngol,2009,129(12):1498-1502

3. Gaissert HA,Honings J,Grillo HC,et al. Segmental laryngotracheal and tracheal resection for invasive thyroid carcinoma. Ann Thorac Surg,2007,83(6):1952-1959

4. 秦建武.分化型甲状腺癌侵犯上呼吸消化道的外科处理.中国普外基础与临床杂志,2013,20(9):967-970

5. 伍国号,李浩,陈福进,等.分化型甲状腺癌侵犯气管的外科治疗15例分析.癌症,2004,23(z1):1498-1501

6. Ebihara M,Kishimoto S,Hayashi R,et al. Window resection of the trachea and secondary reconstruction for invasion by differentiated thyroid carcinoma. Auris Nasus Larynx,2011,38(2):271-275

7. 韩多吉,李霄鹏,李建东,等.甲状腺癌侵及气管的外科处理.耳鼻咽喉头颈外科,2003,10(2):88-90

8. Yu P,Clayman GL,Walsh GL. Long-term outcomes of microsurgical reconstruction for large tracheal defects. Cancer,2011,117(4):802-808

9. Rich JT,Gullane PJ. Current concepts in tracheal reconstruction. Curr Opin Otolaryngol Head Neck Surg,2012,20(4):246-253

第六节　甲状腺癌再次手术

一、概述

甲状腺癌是常见病和多发病,约占全身恶性肿瘤的1%,甲状腺癌再手术也是外科常见的再手术之一。甲状腺癌分为乳头状癌、滤泡状癌、髓样癌和未分化癌,其中乳头状癌和滤泡状癌占甲状腺癌的80%左右,尤其是乳头状癌细胞分化程度较高,恶性程度低,病程进展缓慢,目前主要以根治性切除为最佳治疗手段。即使是复发后再次手术也常常取得较好预后。因此,主要讨论乳头状癌和滤泡状癌的再次手术问题。

二、甲状腺癌再手术的指征及手术时机

(一)局部癌组织残留

1. 术前误诊　①对多发结节高恶变率认识不足,多发性结节通常被诊断为结节性甲状腺肿,而甲状腺癌可呈多中心病灶,其发生率为18%~78%。②忽视甲状腺癌有囊性改变,病变组织切除范围不够。经验不足的医生常认为甲状腺囊性病变即为良性,并据此实施手术。事实上,有部分甲状腺癌结节也表现为囊性改变。Rosen就曾报道过60例甲状腺囊性结节中,恶性者达32%。因此,需要对甲状腺囊性病变引起重视,术中常规行冷冻病理切片以免再次手术。③对甲状腺功能亢进合并甲状腺癌认识不足,一般认为,甲状腺功能亢进患者很少发生甲状腺癌。

2. 术中未进行冷冻切片病理检查　部分基层医院不具备术中冷冻切片病理检查的条件;早期甲状腺癌缺乏典型的临床症状和体征,难以和良性病变相鉴别,临床诊断有误。临床医生对疾病不够重视,在手术中未进行冷冻切片病理检查,而需要再次手术。后一种情况

多见于结节性甲状腺肿术后常规病理发现部分结节癌变,甲状腺功能亢进术后常规病理发现合并有隐匿性甲状腺癌等。

3. 术中冷冻切片病理检查漏诊 冷冻切片病理检查漏诊是甲状腺癌再次手术常见原因之一。漏诊原因常见于:①冷冻切片病理检查本身存在有一定的偏差;②冷冻切片取材不当或取材量不够,未将全部病变组织切除送检;③病理科医生水平、经验有限;④细针穿刺细胞学检查对诊断有一定作用,但报道其准确率只能达到82.3%~93.4%,对滤泡型甲状腺癌的诊断尤其困难,有时甚至只能判断为滤泡型肿瘤而不能分辨其良恶性,这就需要病理医生有丰富的经验,而且目前难以在基层医院广泛开展。

4. 术中判断错误 术中忽视良性肿瘤恶变,甲状腺组织切除范围不够,引起局部癌组织残留而需要再次手术。

5. 手术不规范 在一些医院,尤其在部分基层医院,甲状腺结节在术前及术中难以诊断,且术中多采用肿块剜除术。术后常规病理检查发现为甲状腺癌,最终因手术范围不够、癌组织残留而需要再次手术。医源性种植,如手术治疗甲状腺癌时操作不规范,不遵循无瘤原则。

6. 甲状腺癌的多灶性,增加了再次手术的几率。

（二）遗漏并存癌

临床上,甲状腺良性肿块与甲状腺癌并存的病例不少见。尤其对于良性肿块较大,甲状腺癌病灶较小的情况,且术前临床检查、B超等辅助检查均未发现甲状腺癌病灶时,术者常常以良性病变诊断为主,而忽视了较小的甲状腺癌病灶存在的可能性,术中仅仅满足于较大的良性病变的切除,而忽视较小的并存癌灶,导致癌"复发"而需要再次手术。

（三）颈淋巴结清除不彻底

对乳头状癌较早出现淋巴结转移认识不够,只注重甲状腺内病灶检查和切除,对颈部淋巴结未进一步检查和清扫,导致颈淋巴结清除不彻底,患者在首次术后因遗漏的转移淋巴结需要再次手术。

（四）术后复发

术后复发是甲状腺癌再手术的又一重要原因,部位包括甲状腺床、残留腺体、双侧叶或区域淋巴结等处,与病理类型、首次手术治疗是否及时、术式是否得当原发病灶及转移病灶清除是否彻底等有关,但多与恶性肿瘤的转移和复发相关。

（五）远处转移

甲状腺癌远处转移的常见部位为肺和骨骼等器官,病灶以多发为主,转移灶应以^{131}I治疗为首选,但应再次手术切除残留的甲状腺腺体。

甲状腺癌对放疗和化疗均不敏感,因此,根治性切除是目前甲状腺癌的最佳治疗方法。即使是复发病例,再次手术的预后也较好。因此,对于首次手术不当或术后肿瘤复发者,只要无手术禁忌证,都应首选再次手术治疗。

三、术前准备

术前准备主要包括：①术前检查：对于术后晚期复发或颈部淋巴结转移再次手术者，再次手术前应行颈部、胸部 X 线片及钡餐放射线检查，以了解气管是否受压及其程度、纵隔有无钙化淋巴结及肺有无转移和食管有无被癌组织侵犯；检查声带有无麻痹和了解声带麻痹与首次手术的关系，以判断后喉返神经有无受压或损伤。②详细了解或回顾前次的病情及手术过程，制订周密的手术计划。③预防性应用抗生素。④做好气管切开准备如再手术前发现气管受压或一侧声带麻痹，必须准备气管切开器械，一旦气管插管当时及拔管后发生窒息，紧急行气管切开。⑤备皮。

四、手术步骤

（一）手术方式选择

再次手术的方式需根据首次手术方式病情、年龄、病理类型及分级等综合考虑。对于局限于甲状腺腺体内的乳头状癌，可行残留腺体、峡部及对侧部分腺体切除。如复发癌灶侵出甲状腺被膜并侵犯周围组织，或有淋巴结肿大转移时，需行颈淋巴结清扫术。

（二）麻醉、体位、手术入路

再次手术的患者由于首次手术操作后，造成解剖层次不清，故手术难度较大、需时较长，通常采用气管内插管麻醉或静脉复合麻醉。取仰卧位，肩胛部稍垫高，头部伸展。再次手术切口原则上选择原切口进入，如原切口位置较高，可另做低领弧形切口，切缘应达双侧胸锁乳突肌外缘。

（三）患侧腺叶全切、峡部切除加对侧次全切除术

该手术方式适用于：①首次按甲状腺良性肿瘤实施患侧腺体部分切除或肿瘤剜除手术，术后病理证实为甲状腺癌，临床查体、影像学及术中探查癌灶局限于甲状腺内、无颈淋巴结转移，近期再手术者；②首次以甲状腺良性疾病实施手术，术后因癌灶被遗漏经过长时间复发，而且癌灶局限于甲状腺内、无颈淋巴结转移者，操作要点如下：

1. 切口及游离皮瓣　沿原颈部弧形切口进入。因原切口局部粘连、层次不清，新切口两侧应超过原切口少许，并先经此处进入颈阔肌下游离皮瓣。

2. 显露甲状腺　由于残留甲状腺组织与颈前肌粘连、分离困难，为了防止癌组织残留，通常将患侧胸骨甲状肌与患侧残留甲状腺组织一并切除。因此，应在患侧胸骨甲状肌与胸骨舌骨肌之间向后分离，并在胸骨甲状肌的起点和止点切断，分离到颈动脉鞘后再沿血管神经鞘与残留甲状腺之间分离，直至显露患侧残留甲状腺组织。然后分离、显露峡部及健侧腺叶。

3. 结扎、切断甲状腺血管　用拉钩牵开患侧胸骨舌骨肌及胸锁乳突肌，然后解剖、探查并分别结扎、切断甲状腺的有关血管。如果原手术已结扎、切断了部分甲状腺血管，有关操作可省略。

一般情况下应先依次结扎、切断甲状腺上动静脉、中静脉、下动静脉，然后切断、结扎患

侧腺体内侧残留的悬韧带。局部粘连严重者,应先结扎、切断甲状腺中静脉,再处理甲状腺上动静脉和下动静脉。处理甲状腺上动静脉时,为了便于操作,可先用圆针7号丝线在近患侧残留甲状腺腺体上极处"8"字缝合结扎缝线以作牵引,为防止牵引线切割组织,可剪下一小块纱布置于结扎处的腺体表面。向下牵拉残留腺体,钝性分离与锐性分离相结合,分离出患侧甲状腺上极及其上动、静脉,紧靠患侧残留甲状腺腺体上极切断、结扎甲状腺上动、静脉,然后结扎、切断甲状腺下静脉及下动脉。如有甲状腺最下动脉,亦应将其结扎、切断。最后,紧靠腺体切断、结扎甲状腺悬韧带。

4. 切除患侧残留腺体、峡部 因甲状腺再手术时侧面及背面往往粘连较少,易于找到正常的解剖平面,因此,在处理完患侧甲状腺血管后,沿血管神经鞘由外向内分离甲状腺至气管、食管沟。提起患侧残留腺体,由气管、食管沟向气管侧方和前方分离,直至峡部完全分离。

5. 对侧叶次全切除 在游离患侧残留腺体、峡部后,切断健侧甲状腺悬韧带,切断、结扎健侧叶上动、静脉及中、下静脉,沿气管分离健侧腺叶,在预定切线的周围用蚊式血管钳前面楔形切除健侧甲状腺外后侧及内侧面完整,并防止甲状旁腺一并被切除。

6. 缝合健侧残存甲状腺 健侧残存甲状腺切面妥善止血,用1号丝线或2-0可吸收缝线连续锁边缝合残存甲状腺切面。注意勿缝合损伤健侧喉返神经和甲状旁腺。

7. 缝合切口 用温生理盐水冲洗术野,妥善止血,置引流管,然后用可吸收缝线缝合舌骨下肌、颈阔肌、皮下组织及皮肤。

(四)甲状腺全切除术

甲状腺全切除术适用于:①甲状腺癌术后对侧叶复发者;②甲状腺多发癌;③远处转移,需切除残留腺叶后行碘治疗者。手术要点见本章第一节,须确保不要损伤健侧喉返神经和甲状旁腺。

(五)改良性颈淋巴结清扫术

是指保留了颈内静脉、副神经及胸锁乳突肌的颈淋巴结清扫术,亦称为功能性颈淋巴清扫术。适用于分化型甲状腺腺癌术后或患侧腺叶部分切除或肿瘤挖除术后复发,复发瘤灶未侵及周围组织,或有颈淋巴转移但未侵出转移淋巴结被膜者。

与传统的根治性颈淋巴结清扫术相比,由于该手术保留了颈内静脉、副神经和胸锁乳突肌,颈部外形比较美观,术后面部水肿相应减轻,同时避免或减少了同期实施双侧颈淋巴清扫术引起的术后并发症或后遗症、因颈总动脉暴露引起的术后并发症及术后肩胛综合征的发生率。而且大宗病例的临床研究表明,本术式与根治性颈淋巴清扫术治疗效果类似,两者术后颈部复发率均在3%~8%左右。N1病例改良颈淋巴清扫术后颈部复发率多数文献报道为5%~15%,与根治性颈淋巴清扫术无显著性差异。因此,多数学者认为,N0~N1病例应施行改良性颈淋巴清扫术。但N1病例术中发现淋巴结被膜外侵犯应改行根治性颈淋巴清扫术。该手术操作要点见本章第三节。

(六)根治性颈淋巴结清扫术

适用于甲状腺癌术后复发,再次手术史发现癌肿侵出甲状腺被膜、侵犯周围组织或转移淋巴结被膜外侵犯者。手术要点见本章第二节。

五、术后处理

(一)一般处理

甲状腺癌再次手术患者术后一般处理主要包括:①体位:麻醉清醒后取半坐位,以利于引流、呼吸和防止颈部水肿;②观察、记录引流液的性质和引流量,及时拔除引流管;③预防性应用抗生素;④适当静脉补给液体,尤其是合并喉上神经损伤或经口进食困难的患者;⑤术后 7 天拆线,切口愈合不佳者可延长拆线时间;⑥服用甲状腺制剂;⑦晚期复发姑息再手术切除者,术后服用甲状腺制剂和辅以放射治疗,以控制其发展。已有远处部位转移者,可行 ^{131}I 治疗。

(二)术后并发症的处理

1. 术后出血或血肿　缓慢出血多为渗血,常形成血肿,对患者影响不大;可先行穿刺抽吸、加压包扎,若仍不消失,可开放引流。迅速大量出血多有血管断端的结扎线脱落而引起,表现为颈部肿胀、呼吸困难并有失血症状,进展急剧,需紧急手术止血。

2. 乳糜漏　术后发生乳糜漏者,表现为颈部负压引流管内引流液呈乳白色,如处理不当,可导致乳糜液聚集,引起皮瓣漂浮、坏死,造成颈部动脉暴露发生致死性大出血,也可造成咽漏或口腔皮肤漏,大量液体漏出引起水电解质紊乱及蛋白质丢失,有的甚至可引起乳糜胸,未及生命。漏出量较少者,多可行保守治疗,原则是保持引流通畅,予以适当的压迫方法、补充因乳糜液外流所丢失的蛋白质和电解质。若漏出乳糜液量较大(24 小时大于 500ml),或经保守治疗一周未见减少甚至增多者,应行手术探查,行胸导管结扎并应用局部转移肌瓣覆盖。

3. 皮缘坏死　范围小者可适当应用酒精湿敷;较大者可切除坏死皮肤,行换药促进创面愈合,或行植皮方法。对合并感染者,应及时换药控制感染。

4. 甲状腺功能减退　甲状腺功能减退可反馈性引起 TSH 释放增加,易导致癌再复发,可常规服用甲状腺制剂。

(刘勇军　吴志勇)

第七节　甲状腺癌术后常见并发症及处理

一、概述

甲状腺手术常见的手术并发症包括:①术中、术后呼吸困难及窒息;②神经损伤,主要见喉上神经和喉返神经损伤导致声音嘶哑;③甲状旁腺功能下降导致抽搐和手足麻木;④胸导管或淋巴管损伤引起乳糜漏;⑤术中损伤周围组织,如气管、食管损伤。术前准备如未做好,或选择术式不当,或术中处理欠妥,或术后处理不当,均可造成甲状腺手术并发症的发生。如出现手术并发症,会给患者造成更多的身体及心理创伤,也会加重经济负担。所以进行手术时,需仔细研究病情,规范操作,注意手术每一环节,预防手术并发症的发生。

二、呼吸困难和窒息

甲状腺手术出现呼吸困难和窒息是一种十分危急的并发症,常发生于手术中及术后 24 小时内也有在术后 3~4 天发生者。18 世纪进行甲状腺手术发生率可高达 50%,现在国内有文献报道其发生率 0.17%~1.2%。此并发症一旦发生,如没有进行正确及时的处理,常导致患者迅速死亡,需要引起临床医生的高度重视。导致呼吸困难和窒息最常见的原因为出血。此外,其他因素还包括气管软化塌陷、喉头水肿、双侧喉返神经损伤、痰液堵塞、气管痉挛和气胸等。

(一)出血

1. 术中大出血

(1)甲状腺的血液供应丰富:甲状腺的血液供应主要来源于甲状腺上、下动脉,部分还来自甲状腺最下动脉。此外,气管和食管的分支也分布于甲状腺,这些血管的分支在甲状腺腺体内相互吻合。所以,甲状腺的血供十分丰富,甲状腺组织的血流量是肾脏的 2 倍,且在疾病情况下甲状腺血流量会明显增加。主要表现为血管撕裂、脱落处出血,或腺体表面大量渗血,如出血未有效控制,严重时可导致休克。

甲状腺手术是否成功关键的第一条是能否控制术中的出血。术中难以控制的出血会引起术野模糊不清及血液的大量丢失,很容易导致周围神经、甲状旁腺、气管、食管、血管的损伤及循环紊乱的发生。在 18 世纪初期甲状腺手术死亡率高达 50%,主要的原因就是术中大出血。随着对甲状腺解剖的认识,手术准备的完善,手术技能的提高及先进器械的运用,术中大出血发生率已大为下降。

(2)原因

1)血管出血:手术中出血多为甲状腺上极血管出血。当甲状腺腺体肿大明显、上极过高,上极暴露不够充分,上极血管游离不充分,术者强行将甲状腺向下牵拉,粗暴分离甲状腺上极。这样往往会造成血管撕裂,结扎线脱落或血管从血管钳滑脱,从而引起大出血。当腺体与周围组织粘连严重,易撕破甲状腺中静脉出血。有些巨大的甲状腺肿,部分位于胸骨后,显露下极有时困难,如强行分离,可能引起下极血管破裂造成大出血。甲状腺肿块侵犯周围组织时,如不熟悉颈部解剖,可能损伤颈内静脉或颈总动脉,引起大出血。

2)腺体出血:常见于合并甲亢或腺体巨大甲状腺炎患者。该类型患者甲状腺血运丰富,表面分布粗大迂曲血管,分离时较易造成腺体表面血管破裂出血,这种出血往往范围较大,不易被钳夹结扎止血,有时很难控制。

(3)预防:预防甲状腺术中大出血首先需要良好的术野显露,不充分的术野显露,必然会增加术中出血的风险。不能为了追求切口的美容效果而过分采用小切口,如果切口过小影响手术操作,需适当延长手术切口。皮瓣的游离也需经过甲状软骨,以获得良好的上极暴露。甲状腺手术一般无需切断颈前肌群,但对于巨大的甲状腺肿,如显露困难,必须切断一侧或双侧颈前肌群。

熟练正确的手术操作也是减少术中出血的重要因素。分离腺体时,需在甲状腺真假被膜间分离。手术过程中,切勿强行切拉腺体和粗暴操作。离断、结扎组织前需认清该组织的结构及周围关系。

（4）处理：一旦术中发生大出血，术者应保持冷静，不要慌张，切忌在充满血液的视野中盲目钳夹止血，否则可能导致神经及周围组织的损伤。如果是血管出血，首先应用纱布压迫出血位置，再松开纱布，看准出血点钳夹，结扎或缝扎止血。如是甲状腺上动脉出血，由于血管回缩止血困难，需压迫出血点，迅速沿颈外动脉甲状腺上动脉起始处结扎止血。如压迫仍然不能控制出血，影响视野，必要时可阻断同侧颈总动脉创造条件，但阻断时间需在10分钟内，否则可能诱发偏瘫。遇到甲状腺腺体出血，可用丝线作"8"字缝合止血。若腺体质脆，广泛出血，可用纱布压迫腺体表面，尽快游离腺体上、下极及外侧，离断血管，迅速切除腺体。

2. 术后切口内出血　术后切口内出血是术后引起窒息的最常见原因，其发生率可达0.3%~1%，多发生在术后数小时内。

（1）原因：术后切口内出血主要原因是术中止血不彻底、不完善；或是血管结扎线不牢靠，术后患者咳嗽、呕吐、颈部活动、吞咽、说话动作过度、过频时导致结扎线松脱。由于颈部潜在腔隙较小，尽管术后出血量不大，也可引起气管受压而致呼吸道梗阻，呼吸困难，甚至引起窒息死亡。且血肿可压迫颈部静脉，导致静脉及淋巴回流受阻，引起喉头水肿而加重呼吸困难。

（2）主要表现：患者初期仅可见切口引流较多新鲜血液，感觉切口发胀和压迫感，无明显呼吸困难表现。随之出现进行性呼吸困难，可发现颈部肿胀明显甚至皮下淤血青紫，挤压伤口可有鲜血流出。

（3）预防：如果术中带状肌缝合过密，血肿形成后不易早期发现，会致使血肿在带状肌下蓄积造成呼吸困难甚至窒息。因此，带状肌中线缝合宜稀疏，保持深部与表浅颈部间隙的沟通。关闭伤口前仔细冲洗检查，可能出血点需电凝或结扎止血。多数术后积血原因是静脉源性，在手术探查时出血不多，所以可由麻醉师增加肺内压力以辨认潜在出血血管。

术后让血压平稳患者取半坐卧位，严密观察生命体征变化，有无发生呼吸困难和窒息。

告知患者减少颈部活动，咳嗽时用手掌呈"V"字形手势保护颈部以防止渗血。针对不同原因引起的呕吐进行相应处理。

（4）处理：术后应观察颈部是否迅速增大，切口敷料有无渗血和伤口引流量。若手术后伤口引流量不超过100ml，可先压迫止血。小血肿可以穿刺诊断和抽液清除。若引流出血液多而快，颜色呈深红色，无明显呼吸困难且血肿稳定者，可推至手术室尽早处理。造成呼吸困难者，应急诊床边手术，打开伤口，迅速清除血肿。如血肿清除后，患者呼吸困难仍无改善，应立即施行气管插管或气管切开，情况好转后再至手术室进一步处理。

（二）其他因素

临床上引起呼吸困难和窒息的原因除了出血还可见气管软化塌陷、喉头水肿、双侧喉返神经损伤、痰液堵塞、气管痉挛和气胸。

1. 气管软化塌陷　气管软化是甲状腺术中、术后容易发生急性呼吸道梗阻的严重并发症，常见于较大的甲状腺肿和胸骨后甲状腺肿，其发生率占甲状腺手术患者的0.6%~9.2%。其发生原因可能是肿大的甲状腺压迫气管软骨，引起软骨退行性变及坏死。当手术切除压迫气管的甲状腺或肿瘤后,软化的气管壁失去牵拉而塌陷,导致通气不畅,表现为吸气性呼吸困难,最终引起窒息。表现为进行性的呼吸困难,常伴有烦躁不安、大汗、喉鸣及三凹征,但发绀不明显。随着医疗条件的改善,气管软化发生率呈下降趋势。由于术中全麻插管的普遍应用,术中气管软化所致窒息也相应下降。对较大甲状腺肿或胸骨后甲状腺肿患者,术前常规行气管软化试验,阳性者术中常规行气管悬吊术,可用缝线将软化的气管壁固定在周围肌肉组织上。对术后疑为气管软化塌陷所致呼吸困难者,应施行紧急气管插管,留置导管15天后再行拔管。

2. 喉头水肿 喉头水肿主要是因为手术创伤所致,也可由于气管插管引起,多发生在术后12~36小时内,常伴有声带和悬雍垂水肿,多见于严重甲状腺功能减退患者。喉头水肿较轻者,可在严密观察下,采用吸氧、利尿、雾化和静脉应用肾上腺皮质激素等治疗。病情严重上述治疗无效者或进行性加重者,应及时行气管插管或气管切开。

3. 双侧喉返神经损伤 双侧喉返神经损伤症状一般出现快,常在气管拔管后立即出现呼吸困难,而且进展迅速,同时伴有患者不能发音,极少数双侧喉返神经的表现发生在术后数小时。对该类呼吸困难,因为术后短期行气管切开易并发感染,并且声带麻痹也可能是暂时的,几周后可能恢复,所以宜先试行气管插管,气管插管失败后再行气管切开。插管成功后,可于1~2周后在手术室试行拔管,若呼吸困难仍不能改善,则气管切开不可避免。气管切开后需留置导管3~6个月,喉肌电图可评估将来拔管的可能性,如堵管或拔除导管后呼吸困难无改善,则考虑双侧喉返神经的损伤可能为永久性,此时可考虑使用带活瓣气管导管,或行杓状软骨切除术、声带固定术。术中发现双侧喉返神经损伤及时进行神经探查、修复可有效降低永久性神经损伤的发生机会。

4. 痰液堵塞 多见于有呼吸道感染、长期吸烟患者,老年患者尤为常见。患者呼吸道分泌液较多,术后麻醉及伤口疼痛,痰液不能有效排出而致呼吸困难。临床上呼吸困难同时可闻及痰鸣音且发现呼吸道分泌物很多。对于痰液堵塞呼吸道者应立即行吸痰处理,保持呼吸道通畅。如抽吸痰液后呼吸困难仍无改善,应果断行气管切开,同时应用有效抗生素控制感染,雾化吸入以稀释痰液,湿化气道,防止鼻腔、气管内痰液干结,阻塞呼吸道。

5. 气管痉挛 多见于未行气管插管麻醉手术者。常因为术中气管暴露时间过长,且操作粗暴、过度牵拉及对气管冷刺激;或缝合时进针过深至气管黏膜,刺激气管;还少见长期使用普萘洛尔合并甲亢或哮喘病史者,术中因为麻醉药物的影响,导致气管痉挛。气管痉挛引起呼吸困难时,应立即在气管插管下行手术治疗。气管暴露时间过长和冷刺激所致气管痉挛,可用温热盐水热敷气管。对于缝合过深所致气管痉挛者,应立即拆除缝线。长期使用普萘洛尔所致的气管痉挛,由于痉挛范围较广,甚至涉及细小支气管,即使气管插管后呼吸困难也不能改善,可加深麻醉、正压给氧,同时应用地塞米松、茶碱类药物。

6. 气胸 常见于胸骨后甲状腺肿患者,或下极有粘连的甲状腺肿。如术者操作粗暴,强行向上牵拉甲状腺下极,很容易导致肺尖的胸膜损伤。可予吸氧,预防感染治疗,必要时可行胸腔闭式引流。

三、神经损伤

喉上神经和喉返神经与甲状腺关系密切,所以甲状腺手术最常出现喉上神经及喉返神经损伤。除此以外,腺体较大或行颈淋巴结清扫时,也可引起副神经、膈神经、颈丛神经等损伤。

（一）喉上神经损伤

喉上神经源自迷走神经的结状神经节，是迷走神经最上方的分支之一，在颈内动脉后方行至颈内动脉内侧发出分支：内支（感觉支）及外支（运动支）。喉上神经内支主要管理声门裂以上和会厌、舌根的感觉，内支还可激发声带和室壁的张力性收缩。喉上神经外支支配环甲肌，也参与喉内部分黏膜感觉的管理。

甲状腺手术中喉上神经的损伤并不少见，文献报道其发生率0~26%，另有报道，采用肌电图测定环甲肌的功能时发现，甲状腺术后喉上神经损伤发生率高达58%。

1. 原因 喉上神经损伤多因为结扎或切断甲状腺上动、静脉时，离腺体上极过远，没有仔细分离，大块结扎所致。喉上神经损伤最常见于术中大出血时，术者盲目慌乱钳夹组织止血引起。引起喉上神经损伤的其他原因包括：未注意神经走行变异；神经与周围组织解剖关系不清、严重粘连，手术分离不细致、操作较粗暴，将神经连同血管周边组织一起结扎；过度牵拉腺体后翻动腺体，造成神经被一并结扎；大幅度翻动甲状腺体或过度牵拉腺体造成神经钝性损伤；腺体切除后处理腺体残端时误扎或误缝神经等。

2. 主要表现 喉上神经损伤较多出现在单侧，且外支多发。若喉上神经外支损伤，可致环甲肌瘫痪，进而出现声带松弛，发音频率范围缩小，音调降低。症状包括不同程度的声嘶、发音乏力、高音音域降低，声带易疲劳等。当甲状腺上极向上延伸很高时，分离时可损伤喉上神经的内支，导致喉黏膜的感觉丧失，患者喉部的反射性咳嗽消失。进食时，特别是饮水时，就出现误咽而呛咳。经针刺、理疗等一般可自行恢复。

3. 预防 手术剥离甲状腺上极时，轻轻推开甲状腺上动、静脉旁的疏松结缔组织，使手术视野清晰。将喉上神经外支分离出后，再结扎甲状腺上动脉。分离结扎甲状腺上动脉最安全的方法是远离甲状软骨侧贴近血管，并紧靠着上极腺体，然后从上往下地推开周围组织分离出血管，于甲状腺真假被膜间分离并结扎动脉，避免整片一并结扎。在分离开上极血管后，应选择在血管远端结扎，这样有利于避免损伤神经。同时，应注意保护甲状腺上段处喉外肌，避免损伤喉上神经内支。

术中神经监测可以减少解剖范围及损伤发生率，提高喉上神经外侧支的识别率，起到一定的辅助作用。

4. 处理 喉上神经损伤后，患者进食水易发生呛咳，严重者可出现吸入性肺炎，但经过处理2~3个月后大多可恢复。患者清醒后，与其简单问答，正确评估患者的声音。进食时特别是进水时，观察有无呛咳、误咽等情况发生，从而及早发现是否出现喉上神经损伤。若发生呛咳或误咽，应指导鼓励患者半流质饮食，并坐起进食。

喉上神经损伤后的功能障碍多为一过性，即使永久性喉上神经损伤通过合理的对症治疗和理疗后也可能不会遗留下后遗症。无论单侧还是双侧喉上神经损伤，经相应治疗后多在1周内自行恢复。若临床症状明显，其恢复时间可能延长达2~3个月。若患者声音异常时间很长，应指导其发声训练。

（二）喉返神经损伤

喉返神经起源于迷走神经干，左右喉返神经从胸腔上行至颈部后分别发出分支至气管、食管和下咽缩肌,然后在甲状软骨下角前下方、环甲关节侧面后方进入环甲膜入喉。喉返神经在颈部位置常有变异,特别是右侧喉返神经变异性大,但其入喉处较恒定。

1. 原因　喉返神经的保护和修复是甲状腺手术施行功能保全的重点,有报道喉返神经损伤率可高达 10%。喉返神经损伤多是因手术操作直接损伤引起,如切断、热损伤、结扎、挫夹或过度牵拉;少数是由瘢痕组织牵拉或血肿压迫引起。喉返神经常见损伤部位:①近环甲关节处:咽下缩肌下方的喉返神经入喉平面,甲状软骨下角前方附近的损伤约占 80% 以上。②甲状腺中下部:而发生在喉返神经越过甲状腺下动脉平面旁的损伤约占 16%。

喉返神经损伤的常见原因与以下因素相关:

(1) 病理类型:甲状腺肿块的病理类型与手术中喉返神经损伤有明显的关联。甲状腺癌的手术范围较大,增大了喉返神经损伤的可能。同时,癌组织易侵犯周围组织,增加了手术难度。

(2) 手术方式及再次手术:手术方式的选择直接影响了喉返神经损伤的几率,甲状腺腺体切除范围越大越易出现喉返神经损伤。甲状腺癌手术中喉返神经损伤率高也与甲状腺全切除手术范围大相关。而手术后造成组织粘连解剖结构变异,再次手术更易发生喉返神经损伤,再次手术损伤几率可达 15%~33.9%。

(3) 手术医师年资高低:喉返神经损伤发生率与手术医师的训练和经验密切相关。喉返神经位置、粗细均可有较大变异,正确的手术方式及手术经验的积累可降低损伤几率。

(4) 是否显露喉返神经:自 1938 年 Iahey 提出甲状腺手术时应常规解剖和显露喉返神经以来,一直存在争议。赞同显露者认为这是减少神经损伤的必要措施,神经暴露后术者可做到心中有数,操作也可更为精确。而反对者认为显露喉返神经的过程其本身就容易损伤喉返神经,过多的显露可能使局部术后肿胀、粘连、瘢痕形成容易压迫喉返神经。显露或是不显露喉返神经各有利弊,最重要的是在手术中如何正确掌握显露喉返神经的适应证,既不盲目地对所有患者实行常规显露,又能够有效地降低喉返神经损伤率。切忌在手术者缺乏应有的有关喉返神经应用解剖知识或辨别喉返神经的能力时而盲目去显露神经,同时也不要因刻意追求全程暴露神经而过多剥离从而引起营养神经的小血管的损伤,反而导致了喉返神经的损伤。

2. 主要表现　喉返神经若为直接损伤引起在术中立即出现症状,若为血肿压迫或瘢痕组织牵拉而引起则在术后数天才出现症状。单侧喉返神经损伤主要表现为同侧声带瘫痪、声音嘶哑,双侧喉返神经损伤表现为呼吸困难甚至窒息。喉返神经损伤还可表现为吞咽困难或误吸。

3. 预防

(1) 为了减少或避免喉返神经损伤的发生,术前应对患者进行全面评价,尤其是肿瘤的位置、性质及与周围组织的关系。甲状腺手术中,操作应尽量精细轻柔,避免神经游离过长或过度牵拉。术中忌盲目钳夹、缝扎止血,或不合理扩大手术范围。

(2) 术中进行实时神经监控可精确地实行神经定位及判断神经的功能状态,从而减少医源性神经损伤,并可对受损神经功能的预后提供安全可靠的客观指标。神经监护仪是一种诱发肌电图仪,其工作原理是通过脉冲电流刺激喉返神经,诱发其支配的肌肉的肌电活动,进而通过插入肌肉或肌肉表面的多道电极收集记录肌肉动作电位,也就是肌电图。

有报道显示术中实时喉返神经监控可以降低医源性喉返神经损伤风险,提高手术安全性,此项技术在国外常规使用已使甲状腺手术喉返神经损伤率降至1%以下。国内喉返神经的术中实时监控起步较晚,尚需进一步改善监控设施,建立统一的规范的监控指标,从而达到降低医源性喉返神经损伤风险的目标,这也是今后研究的一个重要课题。

4. 处理

(1)若喉返神经被钳夹或结扎后及时松解,损伤多为一过性,术后患者可出现声音低沉或嘶哑,一段时间后神经功能可自行代偿恢复。

(2)如喉返神经切断或缝扎为永久性损害,术中一旦发现应立即吻合。一侧损伤时间长可对侧代偿一部分功能,但不可完全恢复。一侧喉返神经损伤所引起的声嘶,可通过声带过度地向患侧内收代偿而逐渐好转,喉镜检查虽仍显示患侧声带固定,但患者并无明显声嘶症状。两侧喉返神经损伤则会出现两侧声带的麻痹,导致失音或呼吸困难,需行气管切开处理。

(3)药物治疗:包括神经营养药,糖皮质激素和扩张血管药物。

(4)理疗:微波、针灸等,同时指导患者进行声音训练。

(5)单侧喉返神经损伤神经修复术:术中怀疑喉返神经损伤,应当立即行患侧喉返神经全程探查,并根据伤情采用不同的手术方式行一期修复。手术后发现的神经损伤,6个月内经喉内肌的神经肌电图检查判断无望恢复声带运动功能的患者,主张在首次手术后3~6个月内进行。病程6个月以上的喉返神经损伤声带麻痹,要求环杓关节无固定。

(三)副神经损伤

发生在颈部淋巴结清扫术时,部分是因为甲状腺癌病灶侵犯副神经,不得不切除病灶,部分是因术中意外损伤,切断后可出现患侧臂肩部综合征。

副神经是第11对脑神经,为运动神经。副神经出颅后斜行于胸锁乳突肌深面并发出胸锁乳突肌支,副神经在胸锁乳突肌后缘中上1/3处穿出跨过颈后三角区斜向外,后下行于斜方肌前缘进入颈后肌肉群。副神经损伤后出现斜方肌麻痹,临床表现为肩下垂、不能耸肩、上臂外展障碍等。副神经损伤多是因对副神经链的解剖不熟悉,解剖部位过深所致;或是使用电刀分离组织,当邻近副神经时,常会出现肩部肌肉的抽搐,导致神经热损伤。

预防措施首先要熟悉副神经出颅后的解剖位置,可沿着胸锁乳突肌后缘中上1/3处打开筋膜,寻找副神经,尽量避免过度解剖。术中找寻副神经时需与颈丛皮神经、耳大神经鉴别。

(四)其他神经损伤

在颈淋巴结清扫术时,面神经下颌支,舌下神经,迷走神经,臂丛神经,膈神经,颈交感神经链等均有损伤可能,但较少见,损伤后可引起相应功能障碍,如 Horner 综合征等。

四、甲状旁腺损伤

(一)原因及表现

甲状旁腺损伤导致的甲状旁腺功能减退是甲状腺手术的主要并发症之一,可分为永久性严重损伤和一过性甲状旁腺功能不全。多出现在术后 1~3 天,一般 2~3 周后甲状旁腺代偿增生后可恢复。表现为口唇、面部、手足麻木,其中手足麻木多为对称性,严重者可出现手足抽搐,甚至癫痫发作和心功能障碍等。多数患者为一过性的低钙血症,是术中切除或导致 2~3 枚甲状旁腺血供受损。若只有一侧甲状旁腺损伤,3 个月后对侧多可代偿功能。若双侧旁腺全切除后,患者可出现手足抽搐,严重者呼吸困难,甚至发生白内障等。双侧甲状旁腺被全切除后,血中甲状旁腺激素数值接近零,出现严重甲状旁腺功能减退。一般持续 6 个月以上才定为永久性甲状旁腺损伤;均发生在双侧甲状腺手术后,加行Ⅵ区颈淋巴结清扫术时发生率可更高。

(二)处理

1. 术后 1~3 天应注意询问患者有无面部、口唇周围或手、足针刺感、麻木感甚至强直感。
2. 饮食适当控制,嘱患者高钙低磷食物。症状轻者,口服钙片和维生素 D,每周测血钙或尿钙一次,随时调整用药剂量。液体钙剂吸收更快,可口服葡萄糖酸钙口服液 20ml,每 8 小时一次。
3. 若患者手足麻木或抽搐发作时,应立即用 10% 葡萄糖酸钙 20ml 加入 100ml10% 葡萄糖液中静脉滴注,若症状仍无明显好转应继续加量至症状缓解。
4. 移植手术治疗
(1)甲状旁腺自体移植:甲状腺全切除术后,应该仔细检查双侧上下甲状旁腺及其血供,并应该仔细检查所有已经切除的组织,辨识是否有误切的甲状旁腺。对于因血供受损严重变为深黑色的甲状旁腺,以及发现被误切或完全游离的甲状旁腺,术中应即刻进行自体移植。移植前应该小心清除甲状旁腺周边组织,并分别甲状旁腺与脂肪或淋巴组织。将甲状旁腺放于生理盐水中会下沉,而脂肪或淋巴组织则是浮于水面。最常用的即刻甲状旁腺自体移植方法是,将切除的甲状旁腺置于 1~2ml 生理盐水内,用组织剪反复剪切制成细胞悬液,用注射器抽取后注入胸锁乳突肌内。
(2)异体甲状旁腺移植:主要用于永久性甲状旁腺功能减退,长期具有明显低钙血症症状且药物治疗无效,或出现各种并发症的患者,移植后需使用免疫抑制剂。受体:全甲状腺切除或次全切除术所致甲状旁腺被连带全切或误切,供体:肾衰竭所致继发甲状旁腺功能亢进或甲状旁腺瘤须切除甲状旁腺者。目前移植的具体方式主要有:组织移植,带血管甲状腺-甲状旁腺移植,细胞输注移植。细胞输注移植操作简单,安全、有效、并可多次重复进行,是近年发展较快的移植方式。

五、乳糜漏

乳糜漏是甲状腺癌术后少见但较严重的并发症。一般出现在术后 2~3 天。

(一)原因

手术中胸导管颈段或右淋巴管受损导致。胸导管和右淋巴导管具有丰富的淋巴回流,都从颈根部汇入静脉,颈淋巴结清扫术中若伤及胸导管颈段或右淋巴导管会引起乳糜漏。如果引流管引流出乳白色或淡黄色的浑浊液体,且引流量与进食量相关,引流量比常规渗出液多,则考虑为乳糜漏。若不正当处理,导致大量乳糜液流失,不但会引起皮瓣坏死、局部感染,而且可能引起患者血容量减少、电解质紊乱,甚至可能引起颈部血管破裂等严重并发症。大多数患者通过加压包扎、持续负压引流和饮食控制等保守治疗可恢复正常。

(二)处理

1. 控制饮食 若24小时引流量在500ml以内,多为小淋巴管分支受损引起,大部分经保守治疗可以治愈。嘱患者清淡饮食,当24小时引流量低于10ml时可考虑拔除引流管。①尽量低钠、低脂饮食。普食中有大量长链甘油三酯,经肠道吸收后进入淋巴系统导致乳糜液增多,所以要严格控制脂肪类食物的摄入。②禁食和胃肠外营养。若24小时引流量超过1000ml时,可考虑禁食并给予静脉营养支持,同时补充液体及电解质。不仅能改善患者的营养状态,而且可以使消化道充分休息,明显减少乳糜液的产生。

2. 持续负压引流 出现乳糜漏后应立即使用持续负压引流,把颈部淋巴结清扫术后引流管直接与负压引流盒连接持续吸引。同时,应密切观察引流管通畅度、每日引流量及皮瓣的颜色。目的是达到充分引流和均匀加压效果,防止因乳糜液局部聚积所致继发感染,有利于创口愈合。

3. 局部加压包扎 将纱布制成直径约2cm的纱布球,置于锁骨上窝和气管旁的三角区域,再用宽弹力绷带从背部斜向健侧的胸前方加压固定。应小心避免压迫气管过度导致呼吸困难。加压包扎应尽量均匀,可促使皮瓣紧贴皮下组织,消除间隙,待周围肉芽组织生长、局部瘢痕形成即可起到封闭漏口的作用。

4. 硬化剂治疗 硬化剂治疗可以刺激瘘口周边肉芽组织增生和粘连,往皮瓣下注入50%葡萄糖液20ml,每日1次,暂停负压吸引12小时,一般需注入2~3次。

5. 抗感染治疗 若乳糜漏引流不畅会引起乳糜积聚,易诱发局部皮瓣感染坏死,甚至可能继发颈部血管破裂。若患者有发热应常规应用有效抗生素至体温正常后3天,同时需加强伤口换药。

6. 手术治疗 重新手术结扎乳糜管的适应证:①24小时乳糜液引流量大于1000ml,且有逐渐增多的趋势;②经保守治疗3天以上,引流未见减少;③已经出现严重营养不良和电解质紊乱;④疑有皮瓣坏死、出血等其他并发症。

六、其他并发症

(一)甲状腺危象

1. 原因 甲状腺危象,多发生于甲亢手术后,多因术前准备不足所致,出现后应立即抢救。甲状腺危象的发病原因仍不明确,可能因甲亢时肾上腺皮质激素的合成、分泌和分解代谢率加速,久之导致肾上腺皮质功能减退,而手术创伤的应激作用诱发危象。

2. 临床表现

(1)发热:多表现为高热、皮肤潮红,常伴有大汗淋漓。少数表现为低温,这种类型的甲状腺危象较少见,但出现后易被忽视而导致严重后果。

(2)心血管异常:主要包括心动过速和脉压增大。心动过速多为窦性心动过速心率,心率大于120次/分,少数表现为室上性心律失常。而脉压增大严重时会导致心衰或休克。

（3）中枢神经系统功能障碍：主要表现为躁动、兴奋、烦躁、谵妄、焦虑、精神错乱、恍惚，严重时可出现昏迷。

（4）胃肠功能紊乱：如呕吐、腹泻、绞窄性肠梗阻、急性腹膜炎等，部分患者可有黄疸或肝损伤，严重时出现脱水导致休克。

3. 预防　甲亢患者准备手术，应首先口服药物控制甲亢至基本正常，每日监测基础代谢率于正常范围，若基础代谢率不正常可使用相应心血管药物控制。然后嘱患者口服碘剂3滴，每日3次，逐日增加1滴至15滴止。服碘期间基础代谢率基本处于正常范围内，方可施行手术。

4. 处理

（1）口服3~5ml复方碘溶液，紧急时可用10%碘化钠5~10ml加入500ml10%葡萄糖液中静脉滴注，从而减少甲状腺素的释放。

（2）用β受体阻滞剂或抗交感神经药，可用普萘洛尔5mg加入5%葡萄糖液100ml静脉滴注，或口服40~80mg，每小时一次。

（3）糖皮质激素：可每日口服氢化可的松200~400mg，分次静脉滴注。

（4）镇静剂：可用苯巴比妥钠100mg或冬眠合剂Ⅱ号半量，肌内注射，每6~8小时一次。

（5）降温：一般配合冬眠药物物理降温，使患者体温尽量保持在37℃左右。

（6）静脉滴注大量葡萄糖液并保持水、电解质及酸碱平衡。

（7）吸氧：鼻导管吸氧3L/min。

（8）如有心衰者可用洋地黄制剂，如有肺水肿可给予呋塞米。

（二）气管食管损伤

1. 原因

（1）最常见的原因是甲状腺肿瘤较大，压迫或侵犯气管、食管；甲状腺肿囊性变局部渗出，时间长后粘连气管或食管；胸骨后巨大甲状腺肿瘤。

（2）甲状腺癌或中央区淋巴结转移并侵犯气管、食管。

（3）二次手术或多次手术的患者，因陈旧手术瘢痕粘连周围组织，至解剖结构改变，导致误伤气管或食管。

（4）气管肿瘤、食管憩室等少见病变被误诊为甲状腺肿瘤，手术后损伤气管或食管。

（5）全腔镜下甲状腺手术视野较小导致误伤，且超声刀也可能造成气管或食管热损伤。

2. 临床表现　气管损伤的临床表现多为引流管漏气或皮下气肿，咳嗽时皮下气肿加剧，若未能及时发现可导致纵隔气肿，严重可致呼吸困难。食管损伤范围较小时，术中有时很难及时发现，常在术后患者进食后才出现症状，临床表现多为患者发热，伤口局部红肿渗出，引流液颜色混浊或有食物成分流出。

3. 处理

（1）若气管损伤破口较小，漏气量不多。当局部气肿经引流可控时，可局部加压包扎同时负压吸引，气管周围软组织粘连后可自行痊愈。若症状无明显改善，或气管漏口较大时须及时再次手术修补。单纯气管壁小范围破损可直接拉拢缝合；如气管壁缺损无法直接缝合，但缺损长度小于1.5cm，可直接于缺损处行气管造口，待后期堵管无呼吸困难后拔管，切口自行闭合或Ⅱ期修复；如气管壁缺损较大但未过中线或环状软骨受侵，可以带蒂胸锁乳突肌骨膜瓣或胸大肌肌骨膜瓣修复缺损;如气管全周受侵,则宜行气管袖状切除端端吻合,无须行气管造口;如气管缺损超过8个气管环或长度大于4cm,端端吻合有困难时,则只能行全喉切除气管永久性造口。

(2)若出现食管损伤,患者需立即禁食,予静脉或鼻饲营养支持,同时行抗炎对症处理。缺损范围小时,可在充分引流的前提下保守治疗,漏口较小时可自行愈合。若缺损范围大时或行保守治疗无明显缓解时,须行再次手术治疗。清创后直接行双层缝合,外层再用邻近的带状肌或胸锁乳突肌加固修复,局部留置引流管。若缺损范围大,而无法进行局部修复,则须行食管切除胃代食管术。

(3)若气管、食管同时损伤,发生气管食管瘘则是甲状腺手术最严重的并发症之一,气管食管瘘需行再次手术治疗。

(三)术后气胸及纵隔气胸(罕见)

1. 原因

(1)甲状腺恶性肿瘤肿块过大或Ⅳ区颈淋巴结转移可侵犯胸膜,手术分离时引起胸膜肺尖部受损破裂而产生气胸。

(2)胸骨后甲状腺肿掉入胸骨后方,若肿块较大或与周围组织粘连明显,将其从胸骨后方拉出时可能会引起胸膜的撕裂,而形成纵隔气胸。胸骨后甲状腺癌手术更易产生气胸并发症。

(3)乳晕入路全腔镜甲状腺手术建立通道时造成气胸。

2. 临床表现及处理 若术中怀疑肺尖胸膜破裂,可置患者于头低仰卧位,生理盐水冲洗局部,观察有无气泡。若有气泡,表明胸膜破损,应立即缝合并将局部肌肉覆盖。

术后若患者出现胸痛、呼吸困难、心率加快、皮下气肿、氧分压下降时,要听诊肺部呼吸音是否减弱,必要时行床边胸片检查确认有无气胸。确诊后若积气量较少,可行保守治疗,监测生命体征,一般可自行吸收。若肺压缩大于30%则应即刻行胸腔闭式引流,一般3~5天后可好转。尤其是行气管切开患者,术后更要密切观察。

(四)切口并发症

包括血肿需二次手术,切口积液、感染、愈合延迟等。

(李文环 胡 波)

第八节 甲状腺癌围术期的护理

甲状腺癌是最常见的甲状腺恶性肿瘤,约占全身恶性肿瘤的1%。除髓样癌外,大多数甲状腺癌起源于滤泡上皮细胞。其临床表现在早期大多无明显症状,仅在甲状腺组织内有单一肿块,质地较硬且固定,表面不光滑,肿块逐渐增大,腺体在吞咽时上下移动性小。晚期除伴颈淋巴结肿大外,常因喉返神经,气管或食管受压而出现声音嘶哑,呼吸困难或吞咽困难;若交感神经受累可引起Horner综合征,即颈交感神经麻痹综合征,是由于交感神经中枢至眼部的通路上受到任何压迫和破坏,引起瞳孔缩小、眼球内陷、上睑下垂及患侧面部无汗

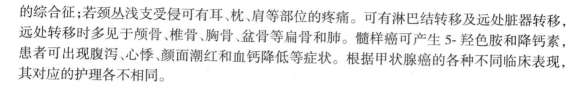

的综合征;若颈丛浅支受侵可有耳、枕、肩等部位的疼痛。可有淋巴结转移及远处脏器转移,远处转移时多见于颅骨、椎骨、胸骨、盆骨等扁骨和肺。髓样癌可产生 5- 羟色胺和降钙素,患者可出现腹泻、心悸、颜面潮红和血钙降低等症状。根据甲状腺癌的各种不同临床表现,其对应的护理各不相同。

(一)专科评估与观察要点

1. 肿块的大小、形状、质地、活动度;有无压迫气管或者使气管移位。
2. 肿块的生长速度,颈部有无颈淋巴结肿大。
3. 有无声音嘶哑、饮水呛咳或吞咽困难。
4. 有无呼吸困难、四肢及面部麻木。
5. 切口渗出,引流液颜色、形状和量。

(二)护理问题

1. 焦虑　与颈部肿块性质不明、环境改变,担心手术及预后有关。
2. 疼痛　与手术伤口有关。
3. 清理呼吸道无效　与咽喉部及气管受刺激、分泌物增多以及切口疼痛不敢咳嗽有关。
4. 生活自理能力部分缺陷　与手术有关。
5. 自我形象紊乱　与颈部切口瘢痕有关。
6. 潜在并发症　呼吸困难和窒息、吞咽困难、喉返神经损伤或喉上神经损伤、手足抽搐。

(三)护理措施

1. 术前护理

(1)心理护理:加强沟通,了解患者所患疾病的感受和认识,对准备接受的治疗方式的想法;告知甲状腺癌的有关知识,说明手术的必要性、手术的方式、术后恢复过程及预后情况,消除其顾虑和恐惧。

(2)完善术前检查:除全面的体格检查和必要的实验室检查外,还包括:颈部 B 型超声检查,可测定甲状腺大小,探测结节的位置、大小、数目及与邻近组织的关系;颈部 X 线检查,可了解有无气管移位、狭窄、肿块钙化,术前完善 T_3、T_4、TSH 的测定,有心悸或全身情况差者请心内科医师会诊。有合并症患者如糖尿病、高血压应使血糖控制在 8mmol /L 以下,血压控制 150/100mmHg 以下能耐受手术范围内,术晨降压药不能停服。

(3)术前适应性体位训练:术前指导患者适应手术体位,降低术后头晕、恶心及头痛等术后体位综合征的发生率。训练在饭后 2 小时进行,患者在训练前 5 分钟进行颈部准备活动,如前屈、左右旋转和回环等,以放松颈部肌肉,第 1 天训练 2~3 次,20~45 分钟 / 次,2 次之间间隔 1 小时;第 2 天训练 4~5 次,30~60 分钟 / 次,2 次之间间隔 30 分钟。训练开始时间及每次持续时间应根据患者的各项检查结果、拟定手术方式及估计手术时间长短来确定,一般良性肿瘤患者,术前 2 天开始训练;恶性肿瘤患者,术前 3 天进行训练。选用充气式枕头对患者进行训练(充气式枕头高度可人为调节控制且兼有颈背部固定作用),保持患者在后仰时头后顶部不会悬空,以能接触床面为宜,由于颈椎前凸的生理特点,在颈椎部位加放 1 个宽 10cm,高 8cm 的软垫以支撑颈椎,患者感觉更加舒适,使患者逐步适应颈过伸位的训练。

在训练过程中及时询问患者感受,训练完毕后让患者先卧枕休息后缓慢起床再进行颈部放松活动,避免突然下床导致体位性低血压发生。

（4）训练有效咳嗽练习:有效咳嗽帮助患者在术前练习有效的咳嗽,指导患者在练习咳嗽时坐起,头颈躯干向前弯曲,用手压住颈前手术切口部位,减少颈部震动引起的术后切口疼痛,深吸气后声门紧闭,用胸腹部的力量作最大咳嗽,咳嗽的声音应从胸部发出,形成气道冲击力,使痰液排出,避免仅在喉头上发声而无有效咳嗽,每日练习 3 次,每次 20 次左右。

（5）饮食护理:根据患者爱好给予高热量、高蛋白、富含维生素 B 的易消化的食物,同时多进食新鲜蔬菜和水果,以保证足够的液体摄入量,提高机体抵抗力。避免浓茶、咖啡等刺激性食物,戒烟、酒。

（6）一般生理准备:指导患者术前做好个人卫生（沐浴、剃须、剪指甲等）,必要时剔除其耳后毛发,以便行颈淋巴结清扫;指导患者排尿练习。

（7）镇静安眠:术前保证患者充足的休息,必要时遵医嘱给予镇静安眠类药物,使其身心处于接受手术的最佳状态。

2. 术中护理

（1）麻醉:颈丛神经阻滞麻醉或全身麻醉。

（2）体位:仰卧位、颈部过伸（患者肩部垫高,头后仰,两侧放置沙袋固定,使头部与躯干保持在同一条直线上）。

（3）术中配合。

（4）迎接并核对患者身份、病例、影像资料等,做好心理护理。

（5）正确放置手术体位,使肢体处于功能位,防止受压。注意患者安全,给予必要的固定。

（6）开通静脉通道,协助诱导及插管。备好吸引器、胶布。若发生麻醉意外,协助抢救。

（7）与主刀医生、麻醉医师再次核对患者信息、手术名称、手术部位、手术体位等。

（8）做好术前、术中、术后的保暖,注意隐私保护及安全工作。

（9）术中严格执行无菌操作。

（10）密切观察呼吸情况,配合手术医师检查声音是否嘶哑,以便及时发现喉返神经损伤。

（11）手术即将结束时,将患者头部放平,减少伤口张力,便于缝合。

（12）在包扎伤口时,注意胶布不要粘到头发。

（13）术后协助麻醉师拔管,避免坠床。

（14）手术结束后检查受压皮肤有无异常。

（15）术毕搬运时用手托住头、颈部,防患者自行用力,引起出血。

（16）整理病例、药物、影像资料。

3. 甲状腺癌术后一般护理

（1）体位:术后 6 小时内给予低枕平卧位,采用自制的甲状腺术后颈椎枕（枕头高 8cm,宽 10cm,压迫后保持 4~6cm）,保持颈部正常生理弧度,使患者由于手术体位而引起的颈部血管、神经、软组织过伸受挤压状态得到改善,从而缓解由此造成头痛、恶心、呕吐等症状;麻醉清醒、血压平稳后,改半坐卧位,以利于呼吸和引流。

（2）病情观察:严密观察患者生命体征,尤其要注意呼吸和脉搏变化。了解患者的发音和吞咽情况,判断有无声音嘶哑或音调降低、误咽呛咳。及时发现创面敷料潮湿情况,估计渗血量,并及时更换。有颈部引流管者,观察引流液的颜色、形状和量,固定好引流管,避免其受压、打折和脱出,及早发现异常并通知医生。如血肿压迫气管,立即配合床边抢救,切口拆线,清除血肿。

(3)保持呼吸道通畅,预防肺部并发症。

(4)饮食:病情平稳后或全身麻醉清醒后,可选用冷流质饮食,减少局部充血,避免过热食物引起血管扩张出血,向患者说明饮食、营养对于切口愈合、机体修复的重要性,鼓励患者克服吞咽不适的困难,逐步过渡到稀软的半流质饮食和软食。

(5)活动和咳嗽指导:患者起身活动时可用手置于颈后以支撑头部,指导患者深呼吸,有效咳嗽。咳嗽时可护住伤口两侧,以减轻咳嗽时伤口的压力,减轻疼痛。

(6)行颈淋巴结清扫创面较广泛,手术创伤较大,患者疼痛不适可给予镇静止痛剂,以利休息。遵医嘱补充水、电解质。如癌症较大,造成气管软化,配合医生行气管切开。

(7)纳米穴位贴的使用:纳米穴位贴可促进血液循环,从而达到疏通经络、活血化瘀、理气止痛的目的,在一定程度上能够有效缓解甲状腺术后恶心、呕吐、头晕、头颈及腰背部的肌肉酸痛等体位综合征。操作方法:于术后 6 小时用 75% 酒精棉球或温水清洁颈肩部皮肤,待干,将敷贴贴在肩井、天柱、大椎、风池、外关、合谷等穴位及颈部压痛点上,揭掉治疗贴的保护膜,24 小时更换一次敷贴或根据患者的耐受能力确定更换时间。

4. 并发症的观察和处理

(1)呼吸困难和窒息:呼吸困难和窒息是最危急的并发症,多发生在术后 48 小时内。引起呼吸道梗阻的主要原因有:①全麻气管插管导致喉头水肿、呼吸道大量分泌物不能及时排出或误吸;②切口内出血压迫气管;③痰液堵塞;④双侧喉返神经损伤;⑤气管塌陷由于气管壁长期受肿大的甲状腺压迫,发生软化,切除大部分甲状腺腺体后,软化的血管壁失去支撑所致。术后 24~48 小时内,护理中特别要注意术后监测:全麻未清醒前注意观察瞳孔、肢体活动、咳嗽及吞咽反射情况,经常呼唤患者以掌握其清醒时间;密切观察病情,特别注意肿胀后局部皮肤的颜色、判断是否出血;观察压迫口唇、甲床后颜色恢复情况以判断有无缺氧现象,血氧饱和度监测应达到 95% 以上,必要时做动脉血气分析。如患者出现颈部迅速肿大,压迫气管,引起呼吸困难、窒息、烦躁不安,甚至出现青紫面容,患者颈部有紧缩感、呼气费力,切口渗出鲜血时应立即报告医生,配合医生床边抢救,拆开缝线,敞开伤口,迅速清除血肿,结扎出血的血管。若呼吸无改善则行气管切开、给氧,保持患者呼吸道通畅,待病情好转,再送手术室作进一步处理。对喉头水肿者立即给予大剂量激素,减轻水肿,如地塞米松30mg 静脉滴注。呼吸困难无好转时,行环甲膜穿刺或气管切开。术后床边备气管切开包至少 48 小时。

(2)喉返神经损伤:发生率约为 0.5%,主要是手术操作时损失所致如切断、缝扎、钳夹或牵拉所致,少数是由于血肿压迫或瘢痕组织的牵拉引起。仅是因为水肿压迫神经,1 周左右可恢复。钳夹或牵拉或血肿压迫所致者多为暂时性,经理疗等处理后,一般在 3~6 个月内可逐渐恢复。一侧喉返神经损伤可由健侧声带向患侧过度内收而代偿,但不能恢复原音色,双侧喉返神经损伤可导致失声或严重的呼吸困难,甚至窒息,需立即做气管切开。术后应观察患者的喉返神经有无损伤,观察患者的情绪后,与其交谈,以了解患者的喉返神经的情况,护理上要多关心、体贴,可用理疗、针灸、神经营养等药物促进喉返神经的恢复,并帮助患者做发音练习。

（3）喉上神经损伤：多因在手术过程中处理甲状腺上极时损伤喉上神经外支或内支所致。如损伤外支（运动），可使环甲状腺肌瘫痪，引起声带松弛、声调降低；损伤内支（感觉）则使喉部黏膜感觉丧失，患者在进食特别是饮水时容易发生误咽、呛咳。嘱患者坐起饮水或进食半固体食物。喉上神经损伤一般情况在经使用促进神经恢复的药物、理疗或针灸后可恢复。

（4）手足抽搐：因术中甲状旁腺被误切、挫伤或血液供应受累，导致甲状旁腺功能低下、血钙浓度下降、神经肌肉应激性提高从而引起手足抽搐。多发生于术后1~2天。轻者仅有面部、口唇或手足部的针刺感、麻木感或强直感；一般2~3周后未受损伤的甲状旁腺增生、代偿，症状逐渐消失。严重者可出现面肌和手足伴有疼痛的持续性痉挛，每日发生多次，每次持续时间10~20分钟或更长，甚至可发生喉和膈肌阵发性痛性痉挛而致死亡。一旦发生应适当限制肉类、蛋类和乳品类食物，因此类食物含磷较高，影响钙的吸收。症状轻者可口服葡萄糖酸钙或乳酸钙2~4g，每天三次；症状比较重者或者长期不能恢复者，可加服维生素D_3，每日5万~10万U，以促进钙在肠道内的吸收。最为有效的治疗是口服双氢速甾醇油剂，能有效提高血钙含量。当发生抽搐时，应立即用压舌板垫于上下磨牙间，并遵医嘱静脉注射10%葡萄糖酸钙或氯化钙10~20ml。

（5）乳糜漏：乳糜漏是甲状腺癌行颈淋巴结清扫术后较严重的并发症之一，发生率为1%~5.8%。如不及时有效处理，不仅容易引起皮瓣坏死、局部感染，还可导致血容量减少、电解质紊乱、淋巴细胞减少、低蛋白血症，有的可继发乳糜胸或全身衰竭。①术后密切观察患者生命体征及切口局部情况，甲状腺癌术后如患者出现呼吸不畅、局部肿胀、皮瓣有波动感甚至血氧饱和度下降等情况应警惕出血、淋巴漏等情况。因颈部组织较疏松，易集聚大量液体，引流不畅时可出现局部肿胀、皮瓣有波动感。护士术后早期应认真倾听患者主诉，查看有无呼吸费力，按时检查切口及其外周有无肿胀、渗液和局部皮瓣有无波动感，观察敷料和引流管通畅情况，监测患者血压、血氧饱和度及呼吸情况。②加强术侧切口的护理，加强术侧切口管理有利于减缓伤口局部淋巴的回流量，从而减少淋巴液的渗出。发生乳糜漏尽量避免术侧肢体输液，控制输液量及输液速度，减少局部淋巴液的漏出，利于淋巴管断端闭合。密切观察术侧皮瓣的颜色、皮瓣与深筋膜的贴合情况及有无肿胀。指导增加术侧半卧位，通过体位自身的压迫作用减少患侧淋巴回流，并有利于引流。③饮食控制与营养支持的护理，进食可刺激胃肠道增加淋巴液的分泌，饮食中如含有大量长链甘油三酯，经肠道吸收后进入淋巴循环增加乳糜液的生成。因此，低脂饮食或禁食能减少淋巴液的产生和丢失，缩短淋巴管裂口的闭合时间。丢失的淋巴液中含有大量的水分、电解质和蛋白等成分，全胃肠外营养（TPN）通过静脉途径提供人体每天必需的营养素，为组织修复和破裂口愈合提供必要的基础和条件，也可减少淋巴液的形成。遵医嘱予TPN治疗，注意严格无菌操作，保证营养液每天匀速输入，营养液输注过程中避免被阳光直射，注意观察有无沉淀，及时听取患者主诉。当患者日引流量200ml时，指导低脂或无脂饮食，补充蛋白质、维生素；日引流量200ml时指导患者禁食，按医嘱给予肠胃外营养（PN）、补充液体和电解质，改善患者的营养状态，利于患者恢复。④维持持续负压的有效状态，发生乳糜漏采用持续负压吸引，以达到充分引流和均匀加压，防止乳糜液积聚继发感染，局部均匀加压可消灭残腔，通过引流管接中心负压系统，压力范围150~200mmHg，维持引流管通畅，同时避免压力过大。因高负压可能导致引流管将颈内静脉吸引破裂致大出血，应密切观察引流液性状，如出现大量鲜红色血性液,立刻关闭负压装置,报告医生处理。⑤用药护理,使用生长抑素可抑制多种胃肠道激素的释放,抑制胃液、胰液的分泌,抑制胃和胆道的运动,从而抑制肠道吸收,减少肠道淋巴液的生成,最终可减少颈部淋巴漏的流量,促进漏口闭合。有利于乳糜胸的治疗,建立单独的静脉给药通路,保持用药的连续性,停用药物时间不超过 3 分钟,严格控制输注速度,当输注速度 >0.05mg/min 时,患者会出现恶心、呕吐和胸闷现象,护士应观察药物不良反应,认真听取主诉。

(6)乳糜胸:随着乳糜漏的病情发展可至乳糜胸,甲状腺癌颈部淋巴结清扫时结扎淋巴管可导致回流压增高,加上呼吸或咳嗽造成胸膜腔负压的双重作用,可使淋巴液进入胸腔形积液造成乳糜胸。大量乳糜液能够直接压迫肺及心脏,影响肺及心脏功能导致低氧血症、心律失常等,大量蛋白质、电解质及脂溶性维生素随着乳糜液的丢失,导致患者营养状况恶化及电解质紊乱,乳糜液中大量白细胞的丧失导致免疫功能缺陷,使患者易发生感染。①颈部引流管护理:同乳糜漏颈部引流护理。②胸腔引流管护理:保持引流管通畅,定时挤压引流管注意观察水封瓶内水柱波动情况,观察引流液的颜色、性状、量,并准确记录。严格无菌操作,防止感染,保持管道的密闭性,搬运患者及更换引流瓶时,必须用 2 把血管钳双重夹闭引流管,以防空气进入胸膜腔,同时引流瓶低于膝关节,以防引流液回流。③饮食控制与营养支持的护理:同乳糜漏饮食护理。④预防肺部感染:乳糜胸时由于大量液体积聚胸腔,使肺组织受压,影响了患者的呼吸功能。向患者强调咳嗽、咳痰、深呼吸的重要性,加强肺部的物理治疗,予翻身、拍背及雾化吸入,持续吸氧 3 天,流量 3~5L/min 维持血氧饱和度在 95% 以上。加强病情观察,注意体温,呼吸频率和节律变化及血常规 C 反应蛋白的变化,加强呼吸音听诊。⑤用药护理同乳糜漏药物护理。

(7)咽漏、食管吻合口瘘:甲状腺癌晚期的患者行食管部分切除端端吻合,术后可能并发食管吻合口瘘。表现为颈部伤口红肿、压痛,唾液从切口外漏。护士发现咽漏、食管吻合口瘘应立即报告医生后给予拆开颈部切口缝线,用鼻窦内镜检查发现食管吻合处可见漏口。予以加强切口换药,保持创面的清洁,术腔填塞碘仿纱条。加强抗感染和支持治疗,延长留置胃管至术后 1 个月,保证营养摄入,漏口逐渐缩小至闭合。吞泛影葡胺复查食管未见狭窄及瘘管,证实瘘口愈合后拔除胃管。恢复经口进食。

5. 胸乳晕入路方法腔镜甲状腺癌术后护理

(1)常规术后一般护理

1)、2)、3)、4)、5)、6)、7)步同甲状腺癌术后一般护理。

8)胸部腋以下部位用背心式多头胸带加压包扎,腋以上颈胸部用 U 形沙袋加压,告知患者少说话,尽量使用非语言信息(摇手、点头、眼神等)交流。术后引流管自胸带乳晕部开窗处引出,连接负压引流球持续负压吸引,引流球用安全别针固定在胸带下缘,保持引流通畅,防止引流管打折、扭曲,观察引流液的性质及量,术后 2~3 天拔管。

(2)并发症的观察及护理

1)皮下积液及皮肤瘀斑:因手术需要在颈前、胸部皮下分离建立手术空间,术后容易引起分离创面渗液、渗血发生皮下积液、皮肤瘀斑。术后在患者颈前、胸部用 U 形沙袋配合多头胸带加压包扎,可有效预防积液及皮肤瘀斑发生。

2)皮下气肿:腔镜甲状腺切除术需因手术需要二氧化碳气体建立操作空间,由于压力过高,灌注过快,手术时间过长,气体向皮下软组织扩散,术后容易引起颈胸部甚至面部皮下气肿,一般不需要特殊处理,向家属做好解释,24 小时后可自行吸收。

3)酸中毒、高碳酸血症:术中患者吸收大量二氧化碳气体,会引起高碳酸血症、酸中毒,术后给予低流量氧 18~24 小时,提高氧分压,促进二氧化碳排出,并监测血氧饱和度,观察呼吸状况,及时对症处理。

4)其他同甲状腺癌术后并发症的观察及护理。

6. 甲状腺癌侵犯气管的术后护理

(1)常规术后一般护理

1)、2)、3)、4)、5)、6)、7)步同甲状腺癌术后一般护理。

8)管道的护理:①气管套管的固定:固定导管的系带缚于患者颈后,并打死结,固定要松紧适宜,以容纳一根手指为宜,应经常检查和调整。当患者出现面色青紫、烦躁不安,说明有气管套管脱管的可能,立即报告医生紧急剪断系带,使患者仰卧,固定头部,由医生重新插入气管套管。②气道湿化:气道湿化是保证气道畅通的重要措施,湿化的目的在于稀释痰液,以利吸引或咳出。予以高压泵雾化吸入 Q4h、使用微量泵以 0.2~0.3ml/min 速度。持续泵入气道湿化液,降低痰液黏稠度(湿化液由 100ml 灭菌盐水＋ 100ml 生理盐水＋盐酸氨溴索 20ml ＋吸入用异丙托溴铵溶液 20ml 共同配制而成)。气道干燥、痰液黏稠者,可气道外口用无菌湿纱布覆盖,并经常更换,保持湿润。床头放置空气湿化增加房间空气湿度。

9)伤口的皮肤护理:气管切开伤口的护理十分重要,切口局部要保持清洁、干燥,及时更换敷料并消毒。

(2)并发症的观察及护理同甲状腺癌术后并发症的观察及护理。

(四)健康指导

1. 心理调适　加强与患者的沟通,帮助患者面对现实、调整心态,配合后续治疗。

2. 功能锻炼　鼓励患者在卧床期间适当床上活动以促进血液循环和切口愈合。为促进颈部功能恢复,术后头颈部在制动一段时间后可逐渐进行颈部活动,一般拔除伤口引流管后,可作颈部小幅度的活动,也可用手按摩松弛颈部,防止颈部肌肉疲劳。伤口愈合后,可做点头、仰头、伸展和左右旋转颈部,做颈部全关节活动(屈、过伸、侧方活动),每天练习,以防颈部功能受限,直至出院后 3 个月。颈淋巴结清扫术的患者因斜方肌不同程度受损,故切口愈合后即应开始肩关节和颈部的功能锻炼,并随时保持患侧上肢高于健侧体位,以防肩下垂。

3. 后续治疗指导　甲状腺癌手术后患者遵医嘱坚持终身服用甲状腺素制剂,以抑制促甲状腺素的分泌,预防肿瘤复发,指导患者掌握正确的服药方法,不随意更改服用剂量。必要时遵医嘱按时行放疗等。

4. 定期复查　指导患者自行检查颈部,出院后定期复查,发现结节、肿块及时来院检查,注意观察肿块的生长情况,包括部位、形状、大小、软硬度、活动度、表面光滑度,有无压痛等;注意颈部肿块与全身症状的关系。

(五)护理结局评价

1. 患者情绪稳定。

2. 患者切口疼痛解除或减轻。

3. 患者有效清理呼吸道分泌物,保持呼吸道通畅。

4. 患者术后生命体征平稳,未发生并发症。若发生并发症,能被及时发现和处理。

5. 患者获得疾病相关知识和康复知识,能够配合各种治疗和护理措施。

(六)甲状腺癌术后的长期随访

1. 自我检查 对颈部和甲状腺区域进行自我检查很有价值,术后我们指导并且鼓励患者做简单的自我检查:用中等力度揉按颈部和甲状腺区域,慢慢感觉是否有肿块。如判断不了或者触及肿块应向医务人员咨询。虽然目前没有确切的自我检查指南,但是每月进行一次检查是很有必要的。

2. 实验室检查 在长期随访期间,患者应该定期进行实验室检查,包括甲状腺激素、TSH、Tg 和 TgAb 等。具体检查项目由医生确定并告知患者。

3. 预约随访门诊 患者在出院前我们会告知患者前来随访的时间,或者让患者打电话预约。第一次随访的时间取决于患者的具体情况,但通常不会晚于治疗后一年。有时候,为了调整或者监测甲状腺素替代治疗的剂量,随访的时间可能会有变动。接受甲状腺素治疗的患者一旦怀孕,可能在妊娠早期增加用药剂量以持续整个妊娠期,所以,患者一旦确认怀孕就应该立即就诊,以便及时调整药量并且更密切地监测血清 TSH 水平。

4. 放射性碘全身扫描 随访中是否进行放射性碘全身扫描应听取医生意见。过去认为放射性碘全身扫描是常规随访项目,但是目前一些医疗机构会根据患者的体格检查、甲状腺球蛋白水平和其他检查的结果来确定患者是否需要进行该项检查。如有甲状腺癌复发的迹象,医生将考虑进行放射性全身扫描。^{131}I 全身显像可分为小剂量诊断性 ^{131}I 全身显像和大剂量治疗后 ^{131}I 全身显像。一般而言,在经过较彻底的甲状腺手术切除后,残留甲状腺组织所剩无几,此时对 ^{131}I 的摄取不会太高,如给予一个小的 ^{131}I 诊断剂量、行 ^{131}I 全身诊断显像,很难发现残留甲状腺组织或转移病灶,故现在大多数学者主张在治疗后 7~10 天再行 ^{131}I 全身显像,既可探测出在诊断性 ^{131}I 全身显像中难以发现的病灶,又可避免顿抑效应,而且能发现新的转移病灶。

(佘晓芳 戈文心 韩永红)

参 考 文 献

1. 道格拉斯·范·诺顿斯特兰,里昂纳多·瓦托夫斯基,盖瑞·布鲁姆,等.解读甲状腺癌.关海霞,吕朝晖,译.沈阳:辽宁科学技术出版社,2014

2. 杨辉,张文光,付秀荣,等.外科责任之整体护理常规,北京:人民卫生出版社,2014

3. 李秀云,汪晖.临床护理常规.北京:人民军医出版社,2013

4. 北京协和医院.北京协和医院医疗常规临床护理常规.北京:人民卫生出版社,2012

5. 周凤芹,许乐,阮美莲.甲状腺癌经根治术后乳糜漏患者的护理.国际护理学杂志,2013,32(11):2477-2478

6. 金勇妍,周海燕.甲状腺癌颈淋巴结清扫术后并发乳糜胸三例的护理.护理与康复,2014,13(1):92-93

7. 谢静芳,黄运芳,邹海棠.晚期甲状腺癌患者手术前后的护理.南方护理学报,2004,11(6):23-24

第九节　甲状腺癌术后伤口增生性瘢痕的治疗与预防

甲状腺次全切除术是治疗甲状腺结节、甲状腺癌的有效方法,甲状腺手术后皮肤的瘢痕是皮肤受到创伤后的正常生理反应和愈合过程后的必然结果。然而,伤口皮肤过度的瘢痕修复,会影响到患者的皮肤美观,瘢痕过大,甚至会导致患者的颈部功能障碍。手术切除术后颈部皮肤瘢痕增生在临床中比较多见,在临床实践中一般认为与患者本人是否为瘢痕体质、甲状腺手术中是否皮肤缝合不恰当、局部皮肤切除过多以至皮肤的张力过大、手术后局部伤口感染发炎、伤口分泌物过多局部引流不畅、皮肤缝合时有异物残留等因素有关。甲状腺手术的人群多为女性患者,该群体对仪容较为关注,对裸露在外的面颈部尤为在意,甲状腺手术后切口增生性瘢痕往往对大多数的患者造成沉重的心理负担,因此做到早预防和治疗甲状腺手术增生性瘢痕,越来越引起医生和患者普遍的关注和重视。

一、甲状腺手术后皮肤创面愈合的基本过程

皮肤伤口愈合过程中,若创面仅累及表皮或真皮浅层,真皮未受损,仍有足够的正常皮肤去修复伤口,则皮肤结构和功能完全可以恢复到正常状态,临床上称为完整的皮肤再生。手术后伤口愈合主要是纤维组织增生、胶原形成取代损伤的组织,这是由于手术中皮肤的损伤达到较深程度,到达皮肤的真皮和皮下组织,临床上称为不完全再生愈合,即瘢痕。瘢痕有助于保护机体,避免机体出现感染及再次受到损伤。甲状腺手术后皮肤创面愈合过程通常分为三期:

炎症期:局部炎症反应包括血流动力学改变、血管通透性升高、中性粒细胞和单核细胞渗出及吞噬作用三个主要方面。参与损伤部位炎症反应的细胞主要有血小板、中性粒细胞和巨噬细胞等。

细胞增殖期:细胞增殖期间,皮肤表皮和真皮进行修复性增生,损伤处的血管内皮细胞形成新生血管组织、成纤维细胞大量增殖,合成含大量胶原蛋白的结缔组织,同时,在伤口肉芽组织形成的边缘上,覆盖了新生表皮细胞。

瘢痕成熟期:由纤维连接蛋白、Ⅰ和Ⅲ型胶原蛋白组成的病理性瘢痕组织迅速取代缺失组织,即肉芽组织向瘢痕组织转化期。在此过程中,Ⅰ和Ⅲ胶原蛋白含量显著增加,胶原纤维交联增加,透明质酸和水分减少,肉芽组织中的细胞由于凋亡而减少,毛细血管逐渐消退,多余的细胞外基质成分被各种基质降解酶分解,组织的结构和强度得到改善,尽可能恢复原有的组织结构和功能。

二、增生性瘢痕的临床表现和病理生理改变

瘢痕是手术后创面愈合过程的必然产物,过度修复则导致增生性瘢痕的形成,引起外形的毁损和程度不等的功能障碍。甲状腺手术后增生性瘢痕的病因尚不完全清楚,目前认为遗传因素以及成纤维细胞生物学功能异常、不能进入正常的凋亡途径、增殖活性增强,胶原代谢障碍等因素在其发生过程中发挥着重要关键的作用。

1. 临床表现　甲状腺手术后切口增生性瘢痕可发生于任何年龄的男性和女性,在成人更常见。皮损与颈部的手术后伤口形状、走向一致,为暗红色或皮色的高起于皮面的条索状

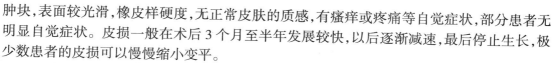

肿块,表面较光滑,橡皮样硬度,无正常皮肤的质感,有瘙痒或疼痛等自觉症状,部分患者无明显自觉症状。皮损一般在术后 3 个月至半年发展较快,以后逐渐减速,最后停止生长,极少数患者的皮损可以慢慢缩小变平。

2. 病理特点 增生性瘢痕主要病理特点是成纤维细胞的过度增生,毛细血管异常增多,以胶原为主的细胞外基质的过度沉积。成纤维细胞是瘢痕形成的效应细胞,成纤维细胞的增殖异常是瘢痕过度增生和持续存在的主要原因。增生性瘢痕中成纤维细胞存在着广泛的异质性,成纤维细胞胶原合成增加、降解减少,导致增生性瘢痕中胶原过度积聚。

3. 细胞及分子生物学改变 增生性瘢痕的细胞及分子生物学改变表现为以下方面:①成纤维细胞受各种刺激因素的影响,大量增殖;②成纤维细胞合成胶原、纤维粘连蛋白和某些糖胺聚糖等细胞外基质成分增加;③各种胶原酶产生减少或活性下降使得以胶原为主的细胞外基质降解不足;④成纤维细胞对转化生长因子 -β1 调节胶原及纤维粘连蛋白合成的反应性增强;⑤增生性瘢痕组织中,血管内皮细胞大量增生,促进大量新生毛细血管的形成;⑥增生性瘢痕组织中肥大细胞数目增加,肥大细胞脱颗粒释放的组胺和肝素,可刺激成纤维细胞增殖、胶原合成和血管生成;⑦碱性成纤维细胞生长因子、血小板衍化生长因子、表皮生长因子、胰岛素样生长因子等多种细胞因子的表达不同程度的增强,共同刺激成纤维细胞迁移、增殖、合成细胞外基质,抑制胶原酶产生;⑧促凋亡基因表达下降、凋亡抑制基因表达增加,成纤维细胞不能进入正常的凋亡途径导致其过度增殖。

三、甲状腺手术后切口增生性瘢痕的发病机制

甲状腺手术后少数患者往往具有瘢痕的体质,术后伤口可以发生过度的组织反应,造成胶原合成和降解之间的调节障碍,最终持续性发展成为增生性瘢痕。该病患者发病具有一定的家族史,但其遗传规律仍需研究证实。目前,增生性瘢痕的病因及发病机制复杂,尚未完全明确,研究发现成纤维细胞生物学功能异常、细胞外基质代谢障碍、细胞因子及细胞凋亡等方面都与其发生、发展密切相关。

1. 细胞外基质代谢异常 细胞外基质(extracellular matrix,ECM)的生成与降解动态平衡之间的失调参与增生性瘢痕的形成。细胞和细胞外基质构成了正常的真皮。细胞外基质是一种由众多成分组成的网状结构,包括由细胞分泌的胶原蛋白、弹力蛋白、纤维蛋白、非胶原性糖蛋白、蛋白聚糖、氨基聚糖等,起到链接和支持细胞、维持细胞的形状和功能,辅助细胞之间的信号传导,调节细胞的增殖和凋亡、参与细胞的分化和迁移。胶原蛋白是细胞外基质中的主要成分,病理性瘢痕中胶原蛋白较正常皮肤含量明显不同,排列也十分紊乱,并可出现漩涡状结构和胶原结节。通常表现为在真皮中胶原蛋白总量明显增加,增生性瘢痕Ⅰ、Ⅲ型胶原蛋白均明显增加。Ⅰ、Ⅲ型胶原蛋白的过度沉积和降解减少是增生性瘢痕形成的主要原因。ECM 的降解主要是依靠组织细胞所分泌的基质金属蛋白酶(matrix metalloproteinases,MMPs),尤其是间质胶原酶(MMP-1),MMP-1 具有特异降解Ⅰ、Ⅱ、Ⅲ型胶原的作用,MMPs 是一组由结缔组织细胞分泌的蛋白酶,在细胞外基质降解和重塑过程中起重要作用;MMPs 主要由成纤维细胞、软骨细胞、内皮细胞、巨噬细胞和粒细胞等细胞合成,以酶原形式分泌,其酶的活性依赖于活性中心的锌离子和钙离子。MMPs 活化后能降解一种或多种 ECM。间质胶原酶,即 MMP-1 为降解 ECM 的主要 MMP,具有特异降解Ⅰ、Ⅱ、Ⅲ型胶原的作用。MMPs 的活性主要受组织金属蛋白酶抑制剂(tissue

inhibitors metalloproteinases,TIMPs)的抑制。TIMPs 与金属蛋白酶的活性形式结合成复合物从而抑制金属蛋白酶活性,TIMP-1 可抑制金属蛋白酶 -1、-3 和 -9;TIMP-2 主要抑制金属蛋白酶 -2。成纤维细胞生长因子(FGF)、血小板衍生生长因子(PDGF)、白介素 -1(IL-1)和肿瘤坏死因子 α(TNF-α)和干扰素(IFN)等细胞因子可刺激基质金属蛋白酶产生。转化生长因子 β(TGF-β)、皮质类固醇、维 A 酸、可抑制金属蛋白酶产生。血浆中的抑制因子主要为 α-2- 巨球蛋白、β-1- 胶原酶抑制因子和 α-1- 抗甘素。此外,合成的胶原多肽也可抑制胶原酶活性。转化生长因子 β 可刺激 TIMP 产生。如果成纤维细胞的过度合成细胞外基质,胶原酶减少,胶原酶抑制剂增加导致胶原降解减少;胶原酶抑制剂增加导致胶原降解减少,胶原合成以及胶原的降解的动态平衡被打破,胶原合成速度远大于胶原分解引起胶原沉积。可形成病理性瘢痕增生性瘢痕组织中胶原酶活性明显低于正常皮肤,胶原降解明显减少,表明胶原酶活性降低、胶原降解不足可能是导致胶原异常聚集、增生性瘢痕形成的重要原因。

2. 成纤维细胞的增殖异常 成纤维细胞是增生性瘢痕形成的主要效应细胞,真皮成纤维细胞在创面愈合中的作用为:①迁移和增生:成纤维细胞在血小板衍生生长因子(PDGF)、转化生长因子 β(TGF-β)、白三烯 B4、纤维粘连蛋白及其碎片、胶原片段的作用下,血管周围的成纤维细胞迁移到损伤创面并在各种细胞因子的作用下通过有丝分裂大量增殖。②合成细胞外基质:成纤维细胞的主要功能是合成细胞外基质,真皮成纤维细胞能合成胶原、纤维粘连蛋白、板层素、糖胺聚糖及其他细胞外基质成分,参与真皮结缔组织形成。转化生长因子 β(TGF-β)是真皮成纤维细胞的胶原合成的主要调节因子。③释放各种胶原酶:通过分泌基质金属蛋白酶 -2 降解细胞外基质,降解Ⅲ、Ⅳ型胶原、蛋白聚糖等细胞外基质,利于成纤维细胞的迁移并参与修复后组织重塑。④分泌多种细胞因子:成纤维细胞可产生碱性成纤维细胞生长因子(bFGF)等多种细胞因子,刺激自身增殖及产生细胞外基质成分。

由各种因素引起的成纤维细胞的增殖异常,功能异常、不能进入正常的凋亡途径造成成纤维细胞的过度增生和过度合成细胞外基质是瘢痕过度增生和持续存在的主要原因。转化生长因子 β(TGF-β)、血小板衍生生长因子(PDGF)、表皮生长因子(EGF)和成纤维细胞生长因子(FGF)、组胺等多种细胞因子可促进成纤维细胞增生和胶原合成。其中转化生长因子 β 的作用尤为突出。干扰素、维拉帕米、肿瘤坏死因子 α 和皮质类固醇、维 A 酸等能抑制成纤维细胞合成胶原。

3. 毛细血管的异常增生 甲状腺手术创面愈合的整个过程都离不开血管内皮细胞的参与,血管内皮细胞在血小板、中性粒细胞分泌的游走因子及多种细胞因子作用下,迁移到损伤部位、通过自分泌和旁分泌作用大量增殖,释放前列环素,释放组织纤溶酶原激活剂,释放胶原酶及其他某些蛋白水解酶,刺激纤维细胞合成细胞外基质,完成血管形成过程。研究发现增生性瘢痕周边区域血管密度高于中央区血管密度;大量血管内皮细胞激活所致,创伤后新生的血管内皮细胞可刺激邻近的成纤维细胞高表达 TGF-β,也可自分泌 TGF-β,促进成纤维细胞的增生促使,促进胶原合成增加。

4. 肥大细胞与病理性瘢痕 肥大细胞在正常皮肤中主要位于真皮乳头层的血管周围,约占真皮细胞的 8%。病理性瘢痕中肥大细胞主要分布在胶原纤维束之间及血管周围,其数量较正常皮肤增多。肥大细胞主要通过以下途径在瘢痕形成中发挥作用:肥大细胞脱颗粒可释放肝素和能够刺激 ECM 合成的细胞因子。其主要活性介质有:肥大细胞分泌的组胺、肝素能刺激成纤维细胞的增殖和胶原蛋白合成;肥大细胞分泌的组胺,肝素可增加血管通透性,促进内皮细胞的分裂增殖,促进血管的生成,在血管生成和瘢痕组织形成中有重要作用;肥大细胞分泌的类胰蛋白酶为成纤维细胞的丝裂剂,促进成纤维细胞的增殖。活化的组胺可产生一系列致纤维化的细胞因子,如血管内皮生长因子、转化生长因子 β,有助于血管生成和胶原形成。

5. 低氧与病理性瘢痕　低氧对病理性瘢痕的形成有两面性,一方面缺氧可增强成纤维细胞分裂增殖,促使成纤维细胞合成大量的胶原,降低间质金属蛋白酶 -3 表达降低;缺氧诱导因子 1α(HIF-1α)是缺氧的特异感受因子,缺氧环境诱导 HIF-1α 表达,HIF-1α 可能通过上调血管内皮细胞血管内皮细胞生长因子(VEGF)的表达,促进血管生成,增加瘢痕组织内的供氧,此外,低氧可刺激成纤维细胞产生 TGF-β、VEGF,这些因子进一步促使成纤维细胞大量增殖,合成胶原,同时产生大量毛细血管,促进瘢痕组织的形成,另一方面,大量的胶原沉积使局部组织的氧弥散功能降低和过量 VEGF 所导致的血管内皮细胞的大量增殖引起血管闭塞,血管闭塞进一步加重缺氧,进一步缺氧又可以反过来导致胶原合成胶原合成受限,同时,严重低氧可诱导瘢痕内的细胞凋亡、受损,限制瘢痕组织的发展。

6. 自由基与病理性瘢痕　自由基是指单独存在的、具有配对价电子的离子、原子、分子基团,共同特征是最外层电子轨道上具有不配对电子,主要特点是性质活泼和反应性强。自由基主要包括:羟离子自由基、超氧阴离子自由基、过氧化氢自由基等。病理性瘢痕组织内自由基强度远远高于正常皮肤及皮下组织。病理性瘢痕组织内的血供相对不足引起低氧状态和局部组织的炎性因子含量异常,均可产生过量的自由基。增生性瘢痕组织中的成纤维细胞主要通过黄嘌呤氧化酶系统和 NADPH 氧化酶系统 2 种途径产生自由基。①自由基对成纤维细胞增殖的影响:氧自由基可以对成纤维细胞的 DNA 复制与转录进行干扰,诱导发生异常的复制与转录,并可影响 DNA 的合成速率,使某些细胞增殖正性调控发生突变活化和突变,促使成纤维细胞的大量增殖。成纤维细胞可以通过胞内的 NADPH 氧化酶系统产生自由基,这些自由基反过来又可以促进成纤维细胞增殖。②自由基对胶原蛋白合成的影响:胶原蛋白由原胶原蛋白发生羟化反应转变而来,氧自由基可增加纤维细胞中的脯氨酸羟化酶、赖氨酸羟化酶活性,促进原胶原蛋白的脯氨酸与赖氨酸残基,脯氨酸羟化酶和赖氨酸羟化酶的催化作用下发生羟化反应,显著增加胶原蛋白的合成。同时,氧自由基能摆脱羟化酶的限制,直接非酶性羟化原胶原蛋白转化为胶原蛋白。羟自由基在有氧条件下可从胶原的脯氨酸、羟基脯氨酸残基处裂解其成为小分子的多肽。自由基降解的胶原片段可作为成纤维细胞的趋化物质,诱使更多的成纤维细胞向瘢痕处聚集,从而合成分泌更多的胶原蛋白。③自由基其他细胞因子的影响:在病理性瘢痕中,由于自由基水平升高,它可能作为重要的信号分子通过诱导促纤维化细胞因子(如转化生长因子 β1 或结缔组织生长因子)的基因表达及蛋白合成,参与调节成纤维细胞的胶原合成,由此引起胶原代谢紊乱,导致胶原过度沉积。

四、细胞因子在增生性瘢痕中的作用

在瘢痕形成的过程中,成纤维细胞的生物学行为受各种细胞生长因子的调控,其趋化性迁移、增生分化、细胞外基质合成及分泌胶原等活动的变化,决定于胶原基质产生与降解的动态平衡状态。细胞因子的调控机制异常,导致这个平衡破坏,胶原基质过度积累而瘢痕形成过度。细胞因子对成纤维细胞的作用表现在:一种细胞因子可以同时作用多种细胞,直接或间接作用于成纤维细胞而发挥作用。多种细胞因子能同时影响成纤维细胞的功能,起到相互协同作用或拮抗作用;一种细胞因子对成纤维细胞的作用可能只是影响成纤维细胞功能的某一方面;一种细胞因子在不同的浓度及不同的环境下,对成纤维细胞的作用是不同的。

1. 血管内皮生长因子 血管内皮生长因子(vascular endothelial growth factor, VEGF)是血管内皮细胞特异性肝素结合生长因子,能在体内诱导血管新生,VEGF 家族包括 VEGF-A、VEGF-B、VEGF-C、VEGF-D、VEGF-E 等,是具一种高度保守的同源二聚体糖蛋白,由相对分子质量为 24×10^3 两条单链组成。血管内皮生长因子受体(VEGFR)由 3 个受体为酪氨酸激酶家族中的基因编码组成,分别为 VEGFR-1、VEGFR-2 和 VEGFR-3。VEGFR 均有相似的蛋白质结构,均含有免疫球蛋白样结构的细胞外区域、跨膜区及酪氨酸激酶活性的细胞内区域。VEGFR-2 具有超强的酪氨酸激酶活性,是 VEGF 的主要受体,介导 VEGF 的大部分生物学作用对内皮细胞的增殖、迁移及血管生成进行调节;VEGF 与其相应受体结合,诱发一系列信号转导机制,诱导的内皮细胞迁移和血管形成。VEGF 作为特异内皮细胞分裂素,能够刺激内皮细胞的活化、增殖(有丝分裂)、迁移和促进诱导新生毛细血管的形成,在核酸和蛋白水平诱导纤维蛋白溶解酶原的降解,参与细胞外蛋白水解和基底膜的降解,利于血管内皮细胞的迁移和增生和血管形成。同时,增加微血管通透性,维护血管正常状态及完整性,为瘢痕组织提供充足的氧气和养分,促进瘢痕的增生。创伤、严重感染、局部组织缺氧、缺血等因素可诱导 VEGF 表达,成纤维细胞生长因子(FGF)、TGF-β、IL-1β 及 IL-6、促甲状腺素释放激素可上调 VEGF 的表达,而 IL-10 和 IL-13 促甲状腺激素、糖皮质激素则抑制 VEGF 的表达。

2. 表皮生长因子 表皮生长因子(epidermal growth factor, EGF)也是一种强有力的细胞分裂促进因子,能刺激体内组织修复细胞的分裂和增殖,通过旁分泌或自分泌机制与细胞表面的特殊受体结合后,激活受体分子内的蛋白激酶,从而启动基因的表达,使趋化炎性细胞、表皮细胞和成纤维细胞向伤口聚集。

3. 结缔组织生长因子 结缔组织生长因子(connective tissue growth factor, CTGF)是一类由 349 个氨基酸组成,相对分子质量为 34~38kD 的分泌肽,含有丰富半胱氨酸的促分裂原,属间充质细胞生长因子家族,CTGF 在促进伤口愈合方面的主要生物学功能为:①促进成纤维细胞的有丝分裂,促进成纤维细胞增殖、合成胶原;②诱导细胞凋亡;③刺激细胞迁移,介导细胞黏附促进血管形成及细胞外基质合成,是导致纤维化的主要因素;④在增生性瘢痕形成和伤口愈合过程中,CTGF 与 TGF-β 发挥着重要的协同作用,TGF-β 可直接促进 CTGF 的表达,促进局部肉芽组织的形成和局部纤维化的发生;⑤ TGF-β1 和血管紧张素 Ⅱ、纤维蛋白酶、血管内皮生长因子、前列腺素 E_2、高糖等可刺激 CTGF 的表达,肿瘤坏死因子、环磷腺苷、高氧等可以抑制 CTGF 的表达。

4. 转化生长因子 β 转化生长因子 β(transforming growth factor-β, TGF-β)有 3 种亚型:TGF-β1、TGF-β2、TGF-β3,其中以转化生长因子 β1 在人体细胞中比例最高。TGF-β1、TGF-β2 可促进成纤维细胞 Ⅰ、Ⅲ 前胶原 mRNA 表达,而对胶原酶 mRNA 的表达起抑制作用,瘢痕形成。TGF-β3 则通过与 TGF-β1、TGF-β2 竞争受体,而下调二者的表达,从而抑制瘢痕的形成。

TGF-β 目前被认为是促进成纤维细胞增殖的最重要因子,主要作用于骨骼肌细胞、成纤维细胞,其受体分别为高亲和性的酪氨酸蛋白激酶受体和低亲和性的肝素样受体,也分布在上述细胞表面。TGF-β 信号主要由 Smad 家族介导,其作为配体形成受体复合物,激活 Smad,转移到细胞核内与 TGF-β 诱导基因的特定序列直接结合,共同激活或抑制其调节的靶基因转录。TGF-β/Smad 信号通路是通过正、负反馈的调节通路自我调控的,一方面,Smad2/3 发挥正反馈调节作用;另一方面,Smad7 与激活的 TGF-β1 型受体结合,阻止 Smad3 的磷酸化,阻断信号进一步的传导。TGF-β 在促进伤口愈合方面的主要生物学功能为:① TGF-β 可以促进成纤维细胞,上皮细胞、内皮细胞的有丝分裂,促进这些细胞在创面的增殖。② TGF-β 是最活跃的促血管形成因子,促进创面血管内皮细胞的活化、有丝分裂,诱导新生毛细血管的形成。③正常的伤口愈合过程中胶原纤维的合成与降解之间维持动态的平衡状态。但在病理性瘢痕中,这种正常的平衡被打破,胶原的合成增加,而胶原的降解减少,其结果为以胶原为主的细胞外基质成分大量沉积。TGF-β 与成纤维细胞表面的酪氨酸蛋白激酶受体结合,促进成纤维细胞内调节蛋白丝氨酸和苏氨酸残基磷酸化,使成纤维细胞合成 I、VI 型胶原增加。④ TGF-β 可以抑制胶原酶的产生,也可抑制基质金属蛋白酶活性和促进基质金属蛋白酶组织抑制剂纤溶酶原激活物抑制剂 - 1 基因的表达,抑制胶原的降解。⑤ TGF-β 可以强烈地促细胞内胶原蛋白、透明质酸、羟脯氨酸等外基质蛋白的合成,促进纤维粘连蛋白和胶原基质的黏附,加速创面组织的修复。⑥与其他细胞因子联合作用:TGF-β 介导血小板源性生长因子、结缔组织生长因子的致纤维化作用。

5. 血小板衍化生长因子　血小板衍化生长因子(platelet-derived growth factor,PDGF)是血管内皮生长因子家族成员之一,主要由黏附于血管损伤中位的血小板颗粒释放,是一种碱性多肽生长因子。由三种亚型组成,即 FDGF-AA、FDGF-AB 和 FDGF-BB。PDGF 主要由受到刺激后的血小板脱颗粒而释放,当成纤维细胞、内皮细胞受刺激后也可分泌,PDGF 有两个跨膜酪氨酸激酶受体:PDGFα 和 PDGFβ。促进伤口愈合方面的主要生物学功能为:①趋化各种细胞到创伤组织周围:在机体受到创伤时,血小板释放 PDGF 能够通过与中性粒细胞、单核细胞、平滑肌细胞、成纤维细胞膜表面的 PDGFβ 结合来调节这些细胞的趋化性。TGF-β 可以协同 PDGF 完成这一趋化作用。②促分裂作用和产生细胞外基质:PDGF 趋化单核细胞、成纤维细胞、中性粒细胞等到达创面后,与这些细胞表面 PDGFα 和 PDGFβ 结合,诱导其分化、增生,产生胶原蛋白和纤维连接蛋白等细胞外基质。通过增加靶细胞 PDGFR 可以扩大 PDGF 的这种促分裂作用。

6. 胰岛素样生长因子 - I　胰岛素样生长因子 - I(insulin-like growth factor- I,IGF- I)是一种在分子结构上与胰岛素类似的多肽蛋白物质,又称类胰岛素生长因子。其由两类物质组成,即 IGF- I 和 IGF- II。IGF- I 是胰岛素样生长因子的主要组成部分,主要由肝细胞分泌。IGF- I 是天然的单链多肽,具有 3 个二硫键,IGF- I 是由 70 个氨基酸组成,具有内分泌、自分泌及旁分泌特性的耐热碱性单链多肽,其 48% 与胰岛素具有同源性。IGF- I 通常通过与受体的结合发挥其生物活性。IGF- I 具有胰岛素样效应,促进细胞内葡萄糖的转运及促进细胞生长的作用,对某些特定细胞有促进分裂、增殖的功能。成熟的 IGF- I R 是由两条 α 亚基和两条 β 亚基通过二硫键结合而形成四聚体,IGF- I 的活性主要是由 IGF- I R 介导的,IGF- I 和 IGF- I R 结合后,在细胞内通过激活磷脂酰肌醇信号通路,加速细胞增殖,并抑制细胞凋亡,与其他生长因子的信号传导通路相互作用。研究发现,IGF- I 在增生性瘢痕组织中的表达增高,IGF-Ⅰ可增加成纤维细胞Ⅰ和Ⅲ型前胶原 mRNA 的表达,促进成纤维细胞产生Ⅰ和Ⅲ型胶原;IGF-Ⅰ有促进有丝分裂的作用,促进创面组织的内皮细胞和成纤维细胞的增殖,IGF-ⅠR 介导的信号通路还能够抑制内皮细胞和成纤维细胞的凋亡。新近的 IGF-Ⅰ可以诱导瘢痕组织成纤维细胞 TGF-β 的表达,增强 TGF-β 对瘢痕组织成纤维细胞的促增殖和合成作用,诱导作用,瘢痕疙瘩的发生与 IGF-Ⅰ信号系统有密切关系。bFGF 主要是通过增加 MMP-1 合成、促进胶原蛋白降解作用而避免 ECM 过度沉积的发生。

7. 碱性成纤维细胞生长因子 碱性成纤维细胞生长因子(basic fibroblast growth factor,bFGF)是成纤维细胞生长因子家族中成员之一,与瘢痕增生关系最为密切,含 155 个氨基酸的多肽,具有很强的肝素亲和力的有丝分裂原,可诱导多种细胞增殖、分化。是由 2 个结构相同或相近的、相对分子质量 12 500 的亚单位借二硫键连接的双体,是一种具有广泛生物活性的肽类物质,因它能促进成纤维细胞增殖,被命名为成纤维细胞生长因子(FGF)。bFGF为单链、脱糖基的多肽,以其前体水解后转化而来。FGF 受体主要有四种:FGFR1、FGFR2、FGFR3、FGFR4。bFGF 主要由内皮细胞产生,与肝素样硫酸葡萄糖胺聚糖结合,处于无活性状态,在组织损伤激活,对血管内皮细胞、血管平滑肌细胞、成纤维细胞和角朊细胞等多种细胞具有促分裂作用。通过血管生成和胶原纤维的合成与分解使细胞外基质的处于相对的平衡。bFGF 一方面刺激成纤维细胞增殖和迁移、诱导或促进胶原的形成,合成新的细胞外基质;促进毛细血管内皮细胞及血管周围细胞的增殖,促进血管生成;另一方面,bFGF 通过增加前胶原 mRNA 的降解,和抑制Ⅰ型前胶原 mRNA 的转录,减少Ⅰ型前胶原的基因表达。bFGF 可在转录水平上刺激成纤维细胞、内皮细胞分泌胶原酶和组织金属蛋白酶抑制剂的产生释放,促使基底膜和细胞外基质降解。

8. 肿瘤坏死因子 肿瘤坏死因子(tumor necrosis factor,TNF)是介导多向性炎症反应和免疫调节反应的细胞因子,主要由激活的单核/巨噬细胞和激活的 T 淋巴细胞产生。TNF可分为 α 型和 β 型。TNF-α 即经典的 TNF,主要由脂多糖(LPS)激活的单核巨噬细胞和活化的 T 淋巴细胞产生。肿瘤细胞因子受体 TNFR 分为两类:一类称为Ⅰ型 TNFR(TNFR1),另一类称为Ⅱ型 TNFR(TNFR2),同属于 TNF 受体超家族。肿瘤坏死因子 α(tumor necrosis factor alpha,TNF-α)主要由激活的单核/巨噬细胞和激活的 T 淋巴细胞产生,不仅有杀伤肿瘤细胞和在炎症、休克以及自身免疫等病理过程中起重要作用,TNF-α 在成纤维细胞中可能起着双重作用,既是诱导剂又是抑制剂。TNF-α 对成纤维细胞具有双向作用:低浓度时对显著促进成纤维细胞的增殖,并促进胶原纤维的合成,成纤维细胞增殖,高浓度时则抑制成纤维细胞增殖。高浓度 TNF-α 可能通过抑制了 TGF-β1 的表达,诱导成纤维细胞的凋亡,抑制成纤维细胞增殖,抑制成纤维细胞前胶原 mRNA 合成,导致胶原等细胞外基质合成减少,组织中沉积减少。同时,TNF-α 主要通过 3 条信号传导途径,信号在 MAPKs 通路级联放大后活化 AP1 等转录因子,转录因子与胞核内 DNA 上相应 TPE 进一步结合,最终引起成纤维细胞增生或程序性死亡。病理性瘢痕组织中 TNF-α 的缺乏可能会导致胶原的过量沉积。

9. 干扰素 -γ 干扰素 -γ(interferon-γ,IFN-γ)是由激活的 T 淋巴细胞所分泌的,是一种重要的抗肿瘤、抗病毒的细胞因子,IFN-γ 阻断或延缓成纤维细胞从 G0 期进入 G1 期再过渡到 S 期的过程,抑制成纤维细胞生长,增殖Ⅰ、Ⅲ型胶原合成,促进体外成纤维细胞产生胶原酶,并减少 TIMP,增加了胶原酶的活性,加速胶原的转化。同时,干扰素通过拮抗 TGF-β 的作用抑制成纤维细胞的增殖及胶原合成;此外,干扰素为促进细胞凋亡的因子,可促进成纤维细胞的凋亡。

10. 白介素　白介素（interleukin, IL）是由巨噬细胞所分泌的多肽类型细胞因子，与细胞表面的受体结合后，能趋化角质细胞、中性粒细胞及淋巴细胞。IL-1 为病理性瘢痕成纤维细胞的负性调节因子，可以抑制瘢痕组织成纤维细胞前胶原蛋白的合成，通过刺激前列腺素 E_2 的生成，抑制成纤维细胞脯胺酸的摄入，加速前胶原蛋白的降解，抑制成纤维细胞教育的合成。IL-1 促进成纤维细胞胶原酶表达增加，加速细胞外基质的降解。同时，IL-1β 能引起病理性成纤维细胞 bxa 蛋白明显增高，bcl-2 蛋白下降，可能是通过加强细胞凋亡来抑制成纤维细胞的增殖和功能。IL-2 可以抑制成纤维细胞的胶原蛋白的合成。IL-6 可抑制瘢痕组织中成纤维细胞和血管内皮细胞的增殖，进而抑制瘢痕的增生。

五、成纤维细胞凋亡异常在增生性瘢痕中的作用

增生性瘢痕组织中成纤维细胞生物学功能异常、不能进入正常的凋亡途径是其发病的重要原因。成纤维细胞凋亡的伤口创面的愈合中，凋亡异常，导致其增殖过度，是增生性瘢痕的重要原因。细胞凋亡是一种由基因控制的细胞自主性死亡，生化改变主要表现为：①细胞内 Ca^{2+} 浓度增高；②内源性核酸内切酶激活：Ca^{2+} 内流，包浆内 Ca^{2+} 浓度增高，置换核内的 Zn^{2+}，激活核酸内切酶水解细胞 DNA；③生物大分子合成。

1. 增生性瘢痕成纤维细胞凋亡相关基因　增生性瘢痕成纤维细胞具有高增殖低凋亡的特性，与促凋亡基因表达下降、凋亡抑制基因表达上调密切相关。抑制细胞抗凋亡因子以及控制信号传导使细胞向凋亡方向进行，为瘢痕在基因治疗方面开辟一个新的靶位点。

（1）p53：p53 基因的编码产物属于一种多功能转录因子，与肿瘤的发生、发展相关，对细胞周期的调控、细胞的分化和凋亡起重要的作用。p53 分野生型和突变型两种形式。野生型 p53 可诱导细胞发生凋亡，突变型可抑制凋亡。研究表明野生型 p53 调控细胞周期、诱导细胞凋亡的机制为促进 Cip1 的表达，从而抑制周期素依赖性激酶 2 的活性，阻止细胞进入 DNA 合成期，使细胞停滞于 G1 期，有利于细胞启动自身修复。大量研究显示病理性瘢痕组织中存在着野生型 p53 基因突变，在基因 4、5、6、7 外显子区域存在突变，引起 p53 蛋白失活，使其失去正常的转录活化功能，无法实现对成纤维细胞的增殖抑制作用，使成纤维细胞不能进入正常的凋亡程序，导致其异常增殖。

（2）Fas 基因：Fas 又称 CD95，属 TNFR 超家族成员，Fas 为一跨膜蛋白，分子量 35kDa，其胞质区含有与 TNFR 胞质区高度同源的序列，含 60~70 个氨基酸，参与 Fas 介导的细胞凋亡的信号传递。FasL 属 TNFR 超家族成员，为 40kD 的膜蛋白，FasL 分子胞外区与 TNF 高度同源，正常情况下 Fas 蛋白与 FasL 结合后，经胞内蛋白介导，直接激活凋亡基因产物，诱导 FasL 蛋白所在的细胞在数小时内发生凋亡。研究发现瘢痕疙瘩成纤维细胞内编码 Fas 蛋白分子死亡域基因突变，Fas 处于无功能状态，成纤维细胞不能进入正常的凋亡程序，研究证实成纤维细胞上 Fas 受体呈低表达，Fas 介导凋亡的异常可能是成纤维细胞增殖的原因。

（3）bcl-2/bax 基因：bcl-2 基因是一种细胞凋亡调节因子，对有明显细胞凋亡过程抑制作用的癌基因，对细胞的死亡干扰有选择性，对细胞周期无明显影响，bcl-2 阻止细胞死亡的最后信号传导途径，以及核苷酸内切酶对 DNA 的降解。bcl-2 能抑制多种因素所引起的细胞凋亡，bcl-2 过度表达时，可以在缺乏生长因子的状态下延缓细胞的死亡，同时显著阻止和减少各种刺激因素引起的细胞杀伤，例如，bcl-2 可以减少射线辐射和各种药物导致的细胞凋

亡,这些因素可直接或间接引起细胞的 DNA 损害,干扰 DNA 的复制,引起细胞死亡。bcl-2 阻断引起细胞凋亡的最后通路,起到保护细胞的作用,虽然 bcl-2 可以阻止不同类型细胞中许多凋亡刺激引起的凋亡,但 bcl-2 却不能阻止各种因素引起的细胞 DNA 损伤,也不能促进细胞的 DNA 修复。同时 bcl-2 可以通过抗氧化作用,抑制氧自由基的产生,从而抑制细胞的死亡,bcl-2 定位于内质网膜上,干扰凋亡发生细胞内 Ca^{2+} 外流,抑制细胞的凋亡。相关研究显示 bcl-2 蛋白在增生性瘢痕中呈强阳性表达,因此 bcl-2 可能直接抑制成纤维细胞的凋亡。bax 为编码 bcl-2 相关蛋白 X 的基因,人 bax 和 bcl-2 的氨基酸结构有 20% 的同源性,但两者的作用却是相反的。单体 bax 不能诱导凋亡,必须形成同源二聚体或与 bcl-2 形成异二聚体方可发挥作用。研究发现增生性瘢痕的 bcl-2 蛋白表达增加、而 Bax 蛋白表达降低,成纤维细胞的细胞凋亡受阻。

（4）survivin 与 caspase-3:caspase 为半胱天冬氨酸蛋白酶,为半胱氨酸在酶的活性中心,而其底物分解作用微点都在天冬氨酸羧基端肽键、与 ced-3 同源的蛋白酶。caspase 在凋亡发生过程中起着关键作用,凋亡的两个主要细胞信号传导途径均集中到 caspases,凋亡的最后得以发生在于 caspase 的激活。caspase 家族成员可以诱导细胞凋亡,bcl-2 可抑制 caspase 诱导的细胞凋亡。研究表明增生性瘢痕组织中,caspase-3mRNA 及 caspase-8mRNA 表达明显低于正常皮肤,caspase-3 和 caspase-8 的低表达可能与增生性瘢痕的成纤维细胞过度增殖有关。survivin 为凋亡抑制因子,抑制细胞的程序化死亡,导致细胞的异常增殖,抗细胞凋亡及参与血管的形成,survivin 主要通过抑制 caspase-3 活性而发挥抗凋亡作用。研究实验发现瘢痕中存在 survivin、caspase-3 表达异常,survivin 在病理性瘢痕中表达增高,caspase-3 表达减少,过度表达的 survivin,抑制了 caspase-3 活化后的凋亡反应,成纤维细胞凋亡减少。

2. 成纤维细胞凋亡的诱导剂和抑制剂

（1）皮质类固醇激素:常见的成纤维细胞凋亡诱导剂。

（2）Ca^{2+}、Mg^{2+}:内源性 DNA 内切酶为 Ca^{2+}/Mg^{2+} 依赖性,胞内 Ca^{2+}/Mg^{2+} 浓度升高可诱导细胞的凋亡。Ca^{2+} 不仅是细胞凋亡的诱导剂,在其他因素诱导凋亡的信号传导过程中,也是重要的信号分子。Zn^{2+} 能诱导 Ca^{2+}/Mg^{2+} 的作用。

（3）细胞因子:TNF 可促进结缔组织生长因子（CTGF）IFN-γ 对成纤维细胞的凋亡有双重作用,IL-2、IL-3 可抑制成纤维细胞的凋亡。

六、甲状腺术后伤口增生性瘢痕的治疗和预防

从增生性瘢痕的病理生理来看,成纤维细胞的异常增殖,导致病理性瘢痕中胶原过度聚集,是病理性瘢痕过度增生和持续存在的主要原因。抑制成纤维细胞过度增生、损伤破坏瘢痕组织中的血管,促进细胞外基质的降解是最有效的治疗途径。其治疗和预防策略如下:①促进成纤维细胞凋亡:通过抑制细胞抗凋亡因子及控制信号传导、增加促凋亡因子的表达,促进成纤维细胞的凋亡。②直接损伤或杀伤成纤维细胞:阻断促成纤维细胞增殖的阳性信号,增强对成纤维细胞抑制作用的阴性信号,或直接损伤成纤维细胞,抑制成纤维细胞过度增生,抑制成纤维细胞合成胶原的能力。③减少细胞外基质的合成:通过增加和减少细胞因子,抑制成纤维细胞基质前体合成的转录和翻译,抑制成纤维细胞合成胶原等细胞外基质及抑制与之有关的信号传导;④增加细胞外基质降解:增加胶原酶等基质降解酶的活性及减少胶原酶抑制剂的合成,促进细胞外基质的降解。

⑤直接损伤瘢痕组织中的血管,抑制瘢痕的生长:通过各种物理方法损伤破坏瘢痕组织中的血管,减少瘢痕局部的血液供应,造成局部组织的缺氧及代谢紊乱,促进细胞外基质的降解。

(一)药物治疗

近年来,增生性瘢痕治疗的药物繁多,主要有皮质类固醇激素、抗肿瘤药物、钙离子通道阻滞剂、免疫调节剂、抗过敏类药物、生物制剂、A型肉毒毒素(BTXA)、中药类等。临床上一般以局部疗法为主,内服药物治疗本病的疗效尚不令人十分满意。摩擦、搔抓、热水烫洗等均可加速病变增长或因继发细菌感染而加重本病,因此,患者生活中应避免上述因素对病变的刺激。

1. 皮质类固醇激素　局部使用皮质类固醇激素治疗增生性瘢痕是临床最常用的方法。一般而言,小范围的增生性瘢痕可以单独使用皮质类固醇激素治疗,如果瘢痕的面积过大,则采用手术、激光、冷冻等物理治疗与局部使用皮质类固醇激素相结合,或者在一种治疗手段不佳的情况下,作为多种方法联合治疗的一部分。皮质类固醇激素治疗病理性瘢痕作用机制为:①增加成纤维细胞凋亡相关基因的表达,诱导成纤维细胞的凋亡,抑制成纤维细胞的 PDGF 基因的表达,进而抑制成纤维细胞增殖;②在转录水平上抑制Ⅰ、Ⅲ型前胶原基因的产生,继而抑制Ⅰ、Ⅲ型胶原蛋白的合成,增加胶原酶产生、降低胶原酶抑制剂浓度水平,增加胶原蛋白的降解从而使胶原总量减少,抑制炎症介质的释放;③抑制 VEGF 的表达,抑制血管内皮细胞的增殖,抑制局部组织毛细血管的生长,使局部组织血供和营养减少,导致瘢痕组织萎缩。

皮质类固醇治疗瘢痕虽然疗效确切,但副作用仍不容忽视。局部皮质类固醇激素外涂可以引起局部皮肤潮红、出现粟丘疹,局部皮肤毛细血管扩张及色素沉着,停药后局部瘙痒、干燥、脱屑等不良反应。局部注射皮质类固醇激素则可出现增生部位疼痛、皮肤和皮下组织变薄、萎缩、毛细血管扩张和色素减退等不良反应。其诸多不良反应限制了它的应用,仅适用于治疗小面积的增生性瘢痕,且不宜长期使用,以免出现肾上腺皮质功能抑制。

(1)局部外涂皮质类固醇激素软膏:使用局部外涂皮质类固醇激素软膏治疗轻微的增生性瘢痕最为简单和方便,如使用卤米松软膏、曲安奈德软膏、糠酸莫米松软膏涂于瘢痕处,揉搓 1~2 分钟,每日 1~2 次,至病变变软,变平为止,该法对刚刚发生不久的增生性瘢痕和有瘢痕增生趋势的损伤疗效好,同时控制了瘢痕的瘙痒,抑制促进瘢痕增生的炎性因子,但局部外涂皮质类固醇激素软膏对陈旧性瘢痕效果差。为避免皮质类固醇激素局部外涂的不良反应,可以和其他抑制瘢痕增生的药物联用。

(2)局部注射皮质类固醇激素:皮质类固醇激素局部注射是临床最常用的治疗增生性瘢痕的方法,在临床上也常使用在手术切除大片瘢痕后的巩固和预防性治疗,防止瘢痕再度增生。同局部外涂皮质类固醇激素一样,皮质类固醇激素局部注射对新发生的增生性瘢痕作用较好,对于陈旧性的瘢痕疗效不佳。理论上,有多种皮质类固醇激素可用于局部注射治疗增生性瘢痕,临床上一般使用曲安奈德和复方倍他米松。曲安奈德是一种中效皮质类固醇激素,作用机制可能是通过抑制成纤维细胞胶原蛋白的合成、促进胶原酶的作用,增加胶原纤维的降解等。该药注射后吸收较缓慢,经 1~2 天达最大效应,体内维持时间可长达 2~3 周。用法为:成人颈部甲状腺术后增生性瘢痕宽度为 0.5cm 用药 20~40 毫克/次,宽度为 1~2cm 用药 40~80 毫克/次,小面积注射可半月重复注射一次,注射次数的多少与瘢痕大小及恢复情况成正比,一般 2~3 次为一个疗程,也可根据患者的年龄、病程长短和病变性质、大小来决定注射的剂量。颈部瘢痕的质地很大程度上影响治疗的效果,如瘢痕较柔软,弹性较好,宽度小,疗效较好;反之,瘢痕质地较硬,弹性差,宽度大,疗效较差。儿童用法为 1~5 岁最大剂量为 40 毫克 / 次;6~10 岁最大剂量为 80 毫克 / 次。复方倍他米松注射液是一种复方制剂,其组成成分为二丙酸倍他米松(5mg/ml)和倍他米松磷酸钠(2mg/ml),是一种作用较强的糖皮质激素。倍他米松具有高度糖皮质类活性和轻微的盐皮质类活性,可引起多种代谢反应,并改变机体对各种不同刺激的免疫反应,其药理作用是通过抑制细胞因子的表达抑制成纤维细胞的功能,减少胶原酶抑制剂的含量,增加胶原酶的作用,促进胶原蛋白的降解,从而使胶原蛋白量减少,使瘢痕成熟率下降;同时还能减少透明质酸的含量,而透明质酸的减少可以增加组织弹性、调节胶原纤维形成从而软化瘢痕,使瘢痕变软萎缩达到治疗目的。倍他米松损害内注射通常剂量为 $0.2ml/cm^2$,所有部位的注射总量每周不应超过 1ml。无论是曲安奈德还是复方倍他米松,使用时均与 2% 利多卡因配伍,可以减轻局部注射时剧烈疼痛,同时可以稀释药物的浓度,避免局部药物浓度过高出现皮下组织变薄萎缩、皮肤的毛细血管扩张,以及局部皮肤色素减退或增加。局部注射曲安奈德或复方倍他米松的原则是少量多次,药物浓度逐渐减少,如疗效不佳时,可以考虑与其他疗法联合应用。通常为每月注射 1 次、连续注射 3~4 次即可,但要依患者具体情况而定。

2. 干扰素 干扰素按其抗原性可分为 α、β 和 γ 3 种,干扰素具有抗病毒、抗增生、抗肿瘤和免疫调节作用。研究表明干扰素 -γ 损害内注射治疗瘢痕疙瘩及增生性瘢痕疗效较为满意。干扰素治疗增生性瘢痕的机制为:①高浓度的干扰素 -γ 可直接诱导成纤维细胞凋亡的功能,通过阻断细胞从 G0 进入 G1 期再过渡到 S 期,达到抑制成纤维细胞生长的作用;②干扰素与成纤维细胞上的特异性受体结合,产生一系列生物效应,抑制胶原基因的转录,mRNA 产生减少,从而在翻译前水平抑制胶原的合成;③干扰素通过降低瘢痕组织 TGF-β 的表达水平来拮抗 TGF-β 的作用;④干扰素具有增强瘢痕中成纤维细胞合成胶原酶,增强胶原酶的活性,加强胶原的代谢,促进细胞外基质的降解。

3. 钙通道阻滞剂 钙离子作为细胞内一种重要离子,直接参与细胞多种功能,钙离子通道分为受体调控通道和电压依赖性通道。钙通道阻滞剂可作用于电压依赖性通道,抑制细胞外液钙离子内流,使细胞内钙离子浓度降低。钙离子浓度降低可使肌动蛋白丝解聚导致细胞形态改变细胞形态的改变,使成纤维细胞形状趋于变成球形,导致胶原酶合成增加;钙离子浓度降低可以影响细胞周期中 mRNA 的合成,使成纤维细胞停滞在分裂期,抑制瘢痕成纤维细胞的增殖,降低 Ⅰ、Ⅲ、Ⅳ型前胶原 mRNA 的水平;同时,还可抑制 TGF-β 的表达,抑制 IL-6 和 VEGF 的产生、抑制细胞生长增殖;钙离子浓度降低可减低 MMP-2 的活性,进而抑制细胞外基质的降解。钙通道阻滞剂最常用于瘢痕治疗的药物为维拉帕米,5ml 注射器吸取维拉帕米注射液,用普通助推器瘢痕内注射,每点注射 0.2~0.5ml,使皮损发白微隆起,每次总量不超过 10mg,每个损害可注射几个点,损害过多过大者,应分次治疗,注射后可导致瘢痕萎缩、变软、变平。

4. 抗肿瘤药 此类药物可干扰核酸合成,破坏 DNA 复制,阻止细胞分裂增殖,该类药物作用于成纤维细胞直接阻止成纤维细胞的 DNA 复制,干扰成纤维细胞有丝分裂增殖,同时也抑制成纤维细胞的胶原蛋白的合成。

(1)平阳霉素:平阳霉素又名博来霉素 A5,为从放线菌培养液中分离得到的抗生素类抗肿瘤药,与博来霉素成分相近,其作用机制与博来霉素相似,主要为一种胸腺嘧啶核苷渗入 DNA,平阳霉素阻止成纤维细胞的 DNA 复制,干扰成纤维细胞有丝分裂增殖,抑制胶原纤维的合成。平阳霉素还可以直接作用于增殖性瘢痕的血管内皮细胞,抑制血管内皮细胞增生,减少瘢痕组织的血供,使瘢痕组织处于缺血状态,使瘢痕组织萎缩、软化,抑制瘢痕生长。平阳霉素注射液局部浓度一般为 0.5~1mg/ml,一般一次不超过 8mg,间隔 10~15 天,注射 1 次,3~5 次为一个疗程。由于其为细胞周期非特异性药物,无免疫抑制。安全性较好,无明显副作用。

(2)丝裂霉素:丝裂霉素是细胞周期非特异性抗肿瘤药,对肿瘤细胞 G1 期最为敏感,结构上看本药具有苯醌、乌拉坦及乙烯亚胺基三种有效基团,可与 DNA 的双螺旋形成交联,结合在 DNA 双螺旋的大沟上,抑制 DNA 的复制,并使 DNA 解聚。丝裂霉素高浓度时对 RNA 也有抑制作用,故能抑制 RNA 依赖性的 DNA 复制和蛋白质合成,抑制成纤维细胞增殖和胶原蛋白的合成,抑制肉芽组织的增殖和瘢痕的形成。丝裂霉素可通过减少 TGF-β 的表达,通过增加成纤维细胞 Smad7 蛋白的表达,减弱成纤维细胞中 Smad2/3 蛋白的表达,R-Smad(Smad2/3)的磷酸化,阻断信号的传导,抑制 TGF-β 的病理性作用,从而达到抑制瘢痕增生的作用。同时,丝裂霉素增加性瘢痕成纤维细胞促进细胞凋亡的基因 Bax 蛋白的表达,降低时抑制细胞凋亡的基因 Bcl-2 蛋白的表达,促进成纤维细胞凋亡。丝裂霉素为强有力的成纤维细胞增殖抑制药,广泛用于防止术后瘢痕粘连。

(3)氟尿嘧啶:氟尿嘧啶为一种细胞周期特异性抗肿瘤药,主要作用于 S 期细胞。其在体内转变为 5- 氟 -2- 脱氧尿嘧啶核苷酸,5- 氟 -2- 脱氧尿嘧啶核苷酸抑制胸腺嘧啶核苷酸合成酶,阻止脱氧尿嘧啶核苷酸转变为脱氧胸腺嘧啶核苷酸,从而抑制 DNA 的生物合成,此外,通过增加成纤维细胞胞内抑制性 Smad7 表达,抑制 TGF-β/Smad 信号的传导,抑制 TGF-β 对成纤维细胞的促增殖作用和合成胶原的作用,氟尿嘧啶还可以三磷酸氟尿嘧啶核苷形式渗入 RNA,通过阻止尿嘧啶和乳清酸渗入而抑制 RNA 的合成,影响成纤维细胞胶原蛋白的合成,从而抑制成纤维细胞的生长增殖及其合成胶原的能力,并降解胶原总量,同时也能抑制瘢痕局部血管的增生,达到治疗瘢痕疙瘩的目的。氟尿嘧啶注射液局部注射方法为将氟尿嘧啶加入 2% 利多卡因注射液中,使其终浓度为 4~10mg/ml。混匀后用一次性 1ml 注射器均匀缓慢加压注射于瘢痕疙瘩全层。10~15 天重复注射一次,连续 3~5 次为一个疗程,氟尿嘧啶不良反应及副作用主要是疼痛。注射局部出现疼痛,由于加用了利多卡因,疼痛当时可以减轻,但麻醉效果消失后,患者依然感到疼痛,且持续数小时,其他的副作用包括溃疡、皮疹、局部色素沉着等。氟尿嘧啶单独治疗瘢痕疗效不佳,临床上通常与皮质类固醇激素混合使用,既增加了治疗瘢痕的疗效,明显降低瘢痕的复发率,又减轻了药物的副作用。

5. 抗组胺药物 肥大细胞在瘢痕形成中具有重要的作用,可通过贮存、脱颗粒释放组胺类物质和肝素样物质等活性物质,刺激微血管内皮细胞,造成大量微血管增生,促进成纤维细胞增殖显著增加成纤维细胞的胶原合成速度,进而促进瘢痕增生。曲尼司特作为一种 H1 受体阻滞剂,可以通过稳定肥大细胞细胞膜,阻止其脱颗粒,释放组胺等炎性介质,抑制 TGF-β1、白介素 -1 和前列腺素 2 的产生来进而抑制成纤维细胞的增殖、聚集、活化和向肌成纤维细胞转化,以及胶原合成的全过程。目前临床上多采用口服曲尼司特的方法,100mg 一次,一天三次,一般疗程为 6 个月,不但可抑制瘢痕增生,还可以迅速缓解瘙痒和疼痛症状,无明显副作用。苯海拉明和异丙嗪等能抑制成纤维细胞的增生和胶原酶的合成,并抑制机体免疫反应,从而起到抑制瘢痕的作用。该药尚有阻滞周围神经传导的作用,对增生性瘢痕的瘙痒、疼痛有一定的治疗作用,用于瘢痕的治疗有一定疗效。目前临床应用较多的抗组胺药物为苯海拉明,苯海拉明治疗增生性瘢痕的剂量为 20~40 毫克 / 次。每周两次,一般 8 周为一个疗程。

6. 透明质酸酶 透明质酸酶为蛋白分解酶,能分解组织基质中的玻璃酸黏多糖,使氨基葡萄糖的 C1 和葡萄糖醛酸的 C4 间的氨基己糖键断裂,使病变组织中的黏多糖降解,提高毛细血管和组织的通透性,降低细胞间质的黏性,使局部渗出的炎性物质易于扩散和吸收,使局部组织变平、变软。透明质酸酶单独使用疗效不佳,一般和皮质类固醇激素联合使用。

7. 维 A 酸 维 A 酸是体内维生素 A 的代谢中间产物,维 A 酸具有抗分化、抗增生及抗炎作用,可干扰成纤维细胞 DNA 合成,抑制成纤维细胞生长增殖及影响成纤维细胞胶原合成。同时,维 A 酸可逆转成纤维细胞 MMP-13 上调和 MMP-1、MMP-8 下调,而 MMP-1、MMP-8 与 I 型和 III 型胶原的沉积有关,因此维 A 酸可减轻瘢痕疙瘩的慢性炎症反应。临床一般以 0.5g/L 维 A 酸霜剂局部使用,可使局部瘙痒等症状减轻,瘢痕软化并变小。局部应用维 A 酸治疗增生性瘢痕尚缺乏足够的临床数据支持,维 A 酸的副作用包括光敏性、皮肤黏膜干燥、脱屑、激性和肝损害及致畸等,其临床应用价值还有待进一步评价。

8. 咪喹莫特 咪喹莫特为人工合成的非核苷类异环咪唑喹啉胺类药物,是一种局部免疫调节剂,目前已用于尖锐湿疣、基底细胞癌和日光性角化的治疗。咪喹莫特直接刺激固有免疫和细胞免疫,介导和激活自然杀伤细胞、巨噬细胞以及朗格汉斯细胞,局部应用咪喹莫特还可诱导局部的细胞因子包括 IFN-α、IFN-γ 以及 IL-1、IL-6、IL -8 和 IL-12 的释放。咪喹莫特治疗瘢痕的机制:①抑制血管增生,减少瘢痕组织的血供,使局部组织处于缺氧状态;②诱导局部成纤维细胞释放 TGF-β,释放大量干扰素等细胞因子从而抑制成纤维细胞的增殖和 I 型、III 型前胶原的产生;③增强瘢痕组织胶原酶活性,降解细胞外基质;④改变增生性瘢痕或瘢痕疙瘩凋亡相关基因表达,上调 bax、c2myc 和 p53 基因表达,下调 bcl-2 基因表达,诱导成纤维细胞细胞凋亡,降低成纤维细胞增殖。目前,咪喹莫特一般与手术或激素封闭治疗联合应用,5% 咪喹莫特乳膏手术切除瘢痕疙瘩后局部连续使用能明显预防瘢痕疙瘩再生。5% 咪喹莫特乳膏不良反应主要是皮肤刺激性和色素沉着。

9. A 型肉毒毒素 A 型肉毒毒素(botulinum toxin type A)是肉毒杆菌在繁殖中分泌的一种有毒性的蛋白质,是一种神经毒素。它由 19 种氨基酸组成,分子量为 90 万 ~120 万。A 型肉毒毒素可能通过如下机制影响瘢痕增生:①降低伤口周围的皮肤张力,A 型肉毒毒素主要利用重链特异性地与运动神经终板的突触前膜结合,通过受体介导的细胞吞噬作用进入靶细胞,抑制乙酰胆碱的释放,产生去神经作用,麻痹伤口周围肌肉,减小张力,肌肉的张力降低有助于减轻胶原的沉积,从而减轻瘢痕增生增生挛缩。② A 型肉毒毒素可以通过改变成纤维细胞的基因表达水平,降低 TGF-β1、VEGF,从而抑制瘢痕增生,抑制成纤维细胞的增殖活性,减少瘢痕组织中 I、III 型胶原的合成,从而抑制瘢痕增生。

10. 他克莫司 他克莫司是大环内酯类药物,具有较强的免疫抑制功能,主要是通过抑制 T 细胞活化相关细胞因子(IL-2、IL-3、干扰素)的表达来抑制 T 细胞的活化以及 T 辅助细

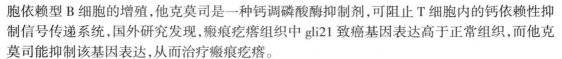

胞依赖型 B 细胞的增殖,他克莫司是一种钙调磷酸酶抑制剂,可阻止 T 细胞内的钙依赖性抑制信号传递系统,国外研究发现,瘢痕疙瘩组织中 gli21 致癌基因表达高于正常组织,而他克莫司能抑制该基因表达,从而治疗瘢痕疙瘩。

11. 中药 传统中药在防治增生性瘢痕方面的研究较多,采用以活血化瘀法为主的中药及其提取物治疗瘢痕的研究较多,也取得了一定的疗效。实验研究发现丹参、川芎嗪、积雪草苷、苦参碱、雷公藤提取物等可抑制瘢痕成纤维细胞的增殖与胶原合成等作用,其中大部分已经应用到临床上,对治疗增生性病理性瘢痕有着明显的效果。但传统中药治疗方法均存在用药途径比较单一、剂型有限,多集中在单味药物的缺点。

(1)丹参:始载于《神农本草经》,为唇形科多年生草本植物的干燥根和根茎,主产于安徽、河北,主要功效为活血化瘀、凉血消痈、养血安神。丹参有效成分主要有两类:丹参酮 I、II a、II b,异丹参酮 I、II,隐丹参酮,异隐丹参酮,羟基丹参酮 II,丹参新酮,丹参酚等。丹参各种成分及生物体内的代谢产物常参与机体的多种生物化学反应,具有以下作用:抗氧化;抑制血小板聚集、抗血栓;促进纤维蛋白溶解、抗凝血;提高耐缺氧能力、改善血流循环,扩张冠状动脉,可使冠状动脉血流量显著增加,改善心功能,缩小心肌梗死的范围,同时能降低血压,调节血脂,降低血和肝中甘油三酯;可增强巨噬细胞的吞噬能力,促进大鼠血中淋巴细胞的转化,调节细胞免疫和体液免疫等。另外,丹参还有促进肝细胞再生,抗炎、抗过敏、镇痛、镇静的作用。丹参治疗增生性瘢痕的作用为:①通过钙拮抗作用抑制成纤维细胞:丹参为受体调控性钙拮抗剂,丹参通过钙拮抗作用调整成纤维细胞钙离子代谢,抑制 VEGF 的产生,抑制 I、III 型前胶原基因的表达,进而抑制成纤维细胞的增殖及胶原蛋白的合成。②通过抑制氧自由基抑制成纤维细胞:丹参本身就具有抗氧化的作用,而前列环素 I_2(PGI_2)有抑制氧自由基的作用,丹参既可直接清除氧自由基也可通过减少血栓素 A_2 生成,增加前列环素 I_2含量来抑制氧自由基,氧自由基可促进成纤维细胞的增殖,刺激其合成胶原,从而抑制成纤维细胞的生长,抑制成纤维细胞合成胶原,进而抑制瘢痕形成。③促进胶原的降解:丹参增加成纤维细胞胶原酶基因的转录,使胶原酶合成增加,从而促进体内沉积胶原的分解。④通过调节 TGF-β 的表达,促进创伤的修复和抑制瘢痕的增生。创伤修复的早期,丹参可促进创面 TGF-β 的表达,有利于创伤修复。而在修复的晚期,TGF-β1、TGF-β2 过量可导致增生性瘢痕形成,丹参可抑制增生性瘢痕组织中 TGF-β1 的表达,达到抑制瘢痕生长的目的。

(2)积雪草:为伞形科多年生匍匐小本草积雪草属植物,性凉,味苦、辛,产于江苏、浙江等地。积雪草具有清热利湿、退黄、清肺热,清热解毒利水,活血止痛等功效。化学成分研究表明,积雪草含有丰富的五环三萜皂苷类,如积雪草苷、参枯尼苷、异参枯尼苷、羟基积雪草苷等。积雪草苷是积雪草药理活性的主要成分并作为评价积雪草质量的指标成分。积雪草有减低平均动脉压、减慢心率的作用,有明显促进溃疡和创面愈合的作用,同时对铜绿假单胞菌、变形杆菌及金黄色葡萄球菌有抑制作用。积雪草苷对皮肤伤口有两方面的作用,既能明显促进伤口创面的愈合,又能抑制增生性瘢痕形成,广泛应用于临床各种皮肤损害和病理性瘢痕的治疗。同时临床上积雪草苷在治疗传染性肝炎、乳腺增生、慢性胃炎、胃溃疡,抗肿瘤等方面取得了不少临床疗效。积雪草苷具有抑制成纤维细胞增殖、激活上皮细胞的作用,能降低转酰胺酶活性,减少酸性黏多糖和胶原量,有效地促进创面愈合,使结缔组织的基质和纤维成分的过度增生受到抑制,有效防止病理性瘢痕的形成。积雪草苷安全性好,未见有明显副作用。积雪草苷在伤口创面的愈合的作用机制为:①羟基积雪草苷提高创面皮肤组织中 VEGF 的含量,促进创面皮肤组织血管内皮细胞生长。体外研究显示,在炎症反应期积雪草苷可与单核细胞趋化蛋白 -1 协同作用于巨噬细胞,促进 IL-1 表达。②羟基积雪草苷明显降低创面活性氧自由基 NO 含量,减少氧化应激产物 MDA 生成,升高抗氧化剂还原型谷胱甘肽 GSH 水平,减轻创面氧化应激反应,减轻进一步的组织损伤促进创面愈合。③羟基积雪草苷可同时有效刺激体外培养的人皮肤成纤维细胞中Ⅰ、Ⅲ型前胶原氨基端肽原(PⅠNP、PⅢNP)分泌,且呈明显的量效关系。羟基积雪草苷可激活人皮肤成纤维细胞 TGF-β/ Smad 信号转导通路,调控基因转录,促进细胞增殖,诱导胶原合成促进创面修复。在促进伤口创面愈合的同时,羟基积雪草苷通过调节瘢痕成纤维细胞的增殖和凋亡及降解过度合成的胞外基质抑制增生性瘢痕的形成:①调节瘢痕成纤维细胞中 Bcl-2mRNA 和蛋白的表达,降低线粒体膜电位,活化 caspase-9 和 caspase-3,促进瘢痕成纤维细胞凋亡。②可直接作用于瘢痕成纤维细胞,使其进入 S 期和 G2-M 期的细胞数目减少,滞留在 G0~G1 期的细胞增多,表明积雪草苷能够使细胞同时存在 DNA 复制和有丝分裂障碍,抑制瘢痕成纤维细胞的增殖。③通过抑制 T 淋巴细胞、巨噬细胞在增生性瘢痕组织过度浸润,影响其活性功能,减少 TGF-β1 的释放,增加抑制性 TGF-β/Smads 转导信号的 Smad7 的表达,抑制 TGF-β 的病理性作用。④羟基积雪草苷可使瘢痕成纤维细胞中羟脯氨酸含量降低,提示其具有抑制成纤维细胞胶原合成的作用。⑤降低瘢痕组织中金属蛋白酶组织抑制因子(TIMP-1)表达,从而使基质金属蛋白酶(MMP-1)/ TIMP-1 比例升高,达到促进过度合成的胞外基质降解抑制瘢痕增生的作用。

(3)川芎嗪:又名四甲基吡嗪,是从伞形科植物川芎根茎中提取分离的生物碱单体,属于活血化瘀药物,具有改善微循环、抗氧化、拮抗钙离子及抗纤维化等作用,临床广泛应用于纤维化的治疗。川芎嗪对增生性瘢痕的作用机制为:①川芎嗪可以干扰成纤维细胞 DNA 的复制,抑制增生性瘢痕成纤维细胞的增殖。②川芎嗪显著降低瘢痕成纤维细胞内Ⅰ型、Ⅲ型前胶原 mRNA 的含量,抑制胶原合成。③川芎嗪的抗氧化作用可以对抗氧自由基对成纤维细胞的促增殖作用和促进其合成胶原的作用,抑制成纤维细胞的增殖和抑制其胶原的合成。④川芎嗪具有钙通道阻滞剂作用,通过钙拮抗作用抑制成纤维细胞。⑤川芎嗪具有抗纤维化作用,可降低脯氨酸羟化酶的活性,使交联不易形成,减少基质胶原纤维的沉积。

(4)雷公藤:始载于《神农本草经》,卫矛科攀缘藤本雷公藤属植物,又名黄腾,味辛、苦、性凉,有大毒,具有通络解毒、祛风除湿、活血消肿、杀虫解毒等功效,其化学成分主要为多种生物碱和萜类,如雷公藤碱、雷公藤甲素、雷公藤乙素、雷公藤内酯、雷酚内酯、雷公藤红素、异卫矛碱、苷类等。雷公藤的主要活性成分为雷公藤甲素,雷公藤甲素为三环二萜内酯化合物,其生物活性广泛,具有明显抗炎作用,其抗炎作用可能通过下丘脑兴奋垂体肾上腺皮质系统而产生;对免疫功能的抑制作用,表现在其对非特异性免疫、细胞免疫及体液免疫均有抑制作用,同时有免疫调节作用。雷公藤主要作用于睾丸间质细胞和精子细胞,有强烈的抗生育作用、抗囊肿和抗肿瘤作用:对多种肿瘤如乳腺癌、肺癌、鼻咽癌、肺癌、胶质瘤及白血病均有不同的抑制作用。雷公藤的这些作用使之被广泛应用于治疗类风湿关节炎、红斑狼疮、肾小球肾炎等自身免疫性疾病、肿瘤及各种皮肤病。雷公藤甲素对增生性瘢痕的作用机制为:①雷公藤甲素可抑制瘢痕成纤维细胞的增殖,使成纤维细胞Ⅰ型、Ⅲ型前胶原表达减弱,并使成纤维细胞内羟脯氨酸含量减少,均提示雷公藤甲素对成纤维细胞合成胶原蛋白的抑制作用。②雷公藤甲素能够降低 TGF-β1 的表达,因而雷公藤甲素可以通过抑制 TGF-β1 来抑制成纤维细胞的功能。

（5）苦参：始载于《神农本草经》，为豆科多年生落叶亚灌木苦参的根，我国各地皆有分布。性味苦、寒。功效为清热燥湿，祛风杀虫，利尿，苦参含多种生物碱及黄酮类。生物碱以苦参碱、氧化苦参碱为主，黄酮类有苦参素、次若参素等。苦参碱为其最主要的活性成分。苦参可以通过影响心肌细胞膜钾、钠电子传递系统降低心肌应激性，延长绝对不应期，从而抑制异位节律点来对抗心律失常，同时苦参可增加冠状动脉血流量，保护心肌缺血等作用。苦参碱有明显的抗病原体、抗过敏、抗炎、抗辐射、升白细胞、平喘的作用。苦参碱治疗增生性瘢痕的作用机制为：①苦参对成纤维细胞具有影响细胞周期，抑制增生性瘢痕组织中处于增殖状态的成纤维细胞，使其 DNA 在合成前期和合成期明显减少，出现有丝分裂障碍、增殖受阻，诱发成纤维细胞的凋亡。②降解 I 型胶原的关键酶为 MMP-1，苦参碱增加成纤维细胞 MMP-1mRNA 的表达，促进 I 型胶原和细胞外基质的降解。③通过抑制 TGF-β 达到明显抑制增生性瘢痕成纤维细胞的增殖，以及纤维粘连蛋白、I 型前胶原 mRNA 胶原合成的能力。④苦参碱抑制 p53 基因的突变，而突变型 p53 可促进细胞增殖，苦参可以通过突变型 p53 基因来抑制促进成纤维细胞的凋亡。

12. 硅胶膜　硅胶膜是一种半透明的膜状结构。硅胶膜具有良好的亲水性、亲肤性，硅凝胶膜治疗和预防瘢痕的作用机制主要有两方面：一是限制皮肤表面水分的丢失及增加角质层的水合作用；二是对氧有高通透性，含水的角质层对氧的通透性更高。由于氧可自由进入皮肤表面，表皮和真皮上部的氧分压升高。低氧可产生血管生成信号，刺激组织生长，升高的氧分压则可以关闭这种刺激和维持瘢痕生长的信号从而抑制瘢痕的生长。硅胶膜一般不单独使用，通常在手术或糖皮质激素损害内注射后联合硅胶膜外用可有效抑制增生性瘢痕和瘢痕疙瘩的生长，其有效率达 75%~85%。硅胶膜一般在手术拆线后使用，开始每天使用 2 小时，适应之后可持续 12~24 小时，早期应用可减少瘢痕生长与复发，可起到良好的抑制瘢痕增生效果，且有无压力均能获得满意治疗效果。目前用于临床的有硅油、硅凝胶、硅橡胶三种类型。新型自干型硅凝胶不需固定且完全透明，患者的依从性很好，建议首选这种硅凝胶来预防瘢痕增生。在手术后早期使用硅凝胶可防止增生性瘢痕形成。

（二）物理与手术治疗

甲状腺术后增生性瘢痕治疗除药物治疗外，应用物理治疗及手术治疗也取得了一定的疗效，早期的物理治疗以冷冻疗法、压力疗法和放射疗法、二氧化碳激光为主，近年来，随着医用激光和光动力技术的不断改善和发展，产生了更多有效的激光和光动力技术，使激光成为治疗瘢痕最具有前景的治疗手段，为临床医生治疗甲状腺术后增生性瘢痕提供了新的思路。

1. 压力疗法　压力疗法被临床广泛采用。对活动性增生性瘢痕效果不明显，但可作为辅助治疗；压力治疗增生性瘢痕的机制不详，可能机制为在持续压力作用下局部组织缺血缺氧，限制瘢痕增生，缺氧状态使成纤维细胞增殖受抑与合成能力下降。同时，压力作用可增加胶原酶表达，使血中抑制胶原降解的蛋白酶减少，原有粗大的胶原结节为疏松排列的较细的胶原纤维来代替瘢痕缩小。此外，压力使局部组织的血流量减少、血管内皮细胞、成纤维细胞退变、凋亡，长期使用会使瘢痕变平变软。压力疗法应用于颈部不利于患者的呼吸，因此不太适合有甲状腺术后的增生性瘢痕治疗。

2. 激光治疗　激光是激光工作物质吸收外界能量,使其发生粒子数反转,释放光子,光子不断震荡放大形成的。激光的特性是高能量的单一波长的光,为平行发射的光束,方向性好、准直性高。治疗瘢痕所用的激光为高功率密度的激光,激光治疗瘢痕的机制:通过凝固、炭化、气化、切割等作用,增加血管受热,出现凝固坏死以及局部灌注不足,导致瘢痕组织的营养缺乏;损伤瘢痕内血管,促进胶原酶释放增加胶原的分解,增加胶原受热导致二硫键断裂和胶原纤维重排,抑制转移生长因子和血小板源性生长因子。临床激光的主要有:二氧化碳(CO_2)激光、掺钕铝石榴石激光(Nd∶YAG)激光、脉冲染料激光。可大致分为两类:一类以瘢痕中的血管为靶点、选择性破坏瘢痕中微血管和毛细血管,减少瘢痕局部的血液供应和使瘢痕组织处于缺氧状态,从而达到抑制瘢痕增生,使瘢痕萎缩的作用,如脉冲染料激光。脉冲染料激光为波长 585nm 或 595nm 的激光,该波长位于血红蛋白的吸收峰,血红蛋白可以优先选择吸收,故脉冲染料激光是一种血管特异性激光。其产生的光热作用导致血红蛋白的变性,引起血管内凝血,血管内皮细胞弥漫性损伤,染料激光选择性地损伤增生性瘢痕中的血管,抑制瘢痕的血管增生,促进血管内皮细胞热凝坏死,加重组织缺氧,进而抑制瘢痕的生长并且促进其萎缩。另一类通过光热作用切割和损伤组织,产生可控性损伤,通过创面的再次愈合过程达到治疗的效果,如二氧化碳(CO_2)激光、掺钕铝石榴石激光(Nd∶YAG)激光。CO_2 激光为波长 1016nm 的远红外光,可以通过热效应非特异性的破坏瘢痕组织,将瘢痕组织炭化而起治疗作用。目前,用于治疗甲状腺手术后增生性瘢痕的激光主要为点阵CO_2 激光。CO_2 激光为波长 1016nm 的远红外光,通过热效应非特异性的破坏瘢痕组织,将瘢痕组织炭化而起治疗作用。点阵 CO_2 激光局灶性光热作用原理,是将特定的激光皮肤上均匀地打上微细的治疗孔,使高峰值的能量集中到极小的光斑上,迅速气化瘢痕组织,不会将能量向周围组织扩散,因而对周围组织的损伤较小,治疗孔彼此又不会相互重叠,所以部分正常皮肤得到保留,避免出现新的瘢痕。同时,高峰值的能量穿透性较普通 CO_2 激光好,可以直达真皮的深层,引起真皮深层的损伤,重新启动修复程序,刺激成纤维细胞的增殖,及胶原纤维的增生和重建。然而激光治疗带来的术后并发症亦较为明显,主要表现为手术中的疼痛、局部组织的红肿、出血、渗出,局部皮肤出现色素减退及色素增加,而且单一的激光治疗瘢痕术后复发率高,故一般不主张单纯应用激光治疗增生性瘢痕。激光手术的术后护理很重要,护理不当,可以引起二次瘢痕,激光治疗后可进行冷敷,保持干燥,如果水肿或渗血、渗液明显,可用含有抗生素的溶液湿敷预防感染,结痂后不要主动用手揭去痂皮,应待痂皮自然脱落。

3. 冷冻治疗　冷冻就是利用低温冷却和冻结使机体组织产生生理性或代谢性抑制或结构破坏来治疗增生性瘢痕的方法,冷冻对瘢痕的治疗原理为:快速冷冻时温度急剧降低,引起细胞膜的破坏和细胞死亡,从瘢痕组织细胞内和细胞外形成冰晶,细胞呈现脱水状态,冰晶的形成对细胞产生物理性机械性损伤,同时,细胞外液冰晶引起渗透压升高,导致溶质性损伤。同时,冷冻直接损伤血管内皮细胞,破坏毛细血管,促进血管内凝血及血栓形成,同时,血液淤积引起瘢痕组织局部缺氧,瘢痕组织坏死和萎缩。冷冻对早期的增生性瘢痕治疗效果较好,对陈旧性瘢痕疗效较差。冷冻治疗瘢痕的优点为在损伤愈合中,由于冷冻没有破坏组织的酶系统,冷冻后组织仍有正常的修复能力,组织容易修复,瘢痕恢复较好。冷冻仅能治疗较小的皮肤瘢痕,临床一般采用液氮快速冻融的方法,每次冷冻 2~3 分钟,冻融 2~3

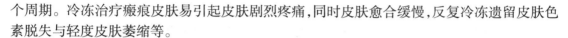

个周期。冷冻治疗瘢痕皮肤易引起皮肤剧烈疼痛,同时皮肤愈合缓慢,反复冷冻遗留皮肤色素脱失与轻度皮肤萎缩等。

4. **放射治疗** 利用某种放射性设备或核素产生的射线来治疗增生性瘢痕。其机制主要是通过射线辐射影响瘢痕组织细胞核酸、蛋白质的合成,抑制成纤维细胞和血管内皮细胞的有丝分裂抑制成纤维细胞内的酶系统的活性,成纤维细胞对放射线很敏感,大剂量的射线还可直接引起成纤维细胞的变性、坏死。同时,射线可以损伤血管内皮细胞,使瘢痕处的毛细血管发生坏死、闭塞,减少瘢痕组织的血供引起局部组织的缺氧而抑制瘢痕组织。放射治疗有浅层 X 线照射、同位素等。放射性同位素疗法有磷 32 和锶 90 疗法。两者均为 β 射线放射源,β 射线在组织内射程仅为 4mm,随组织深度的增加,它的吸收剂量很快下降,因而不会对深部组织和器官产生损害。磷 32 和锶 90 均作为敷贴剂敷于瘢痕处,使用较为方便,而且对治疗瘢痕周围组织损伤极少,对全身其他器官无损伤。由于放射性同位素及 X 线对人体的一些不良反应,目前临床也很少应用。

5. **光动力** 光动力(photodynamic theraphy,PDT)是通过光敏剂进入人体内受到适当波长光的激发产生一系列光化性毒性效应,生成中间活性物质与相应靶组织结合,导致不可逆的组织损伤和细胞死亡的治疗方法。PDT 最大优点在于光敏剂能选择性地聚集在增生活跃的组织中,因此光动力效应能选择性地作用于异常组织,而对正常组织损伤很小。光动力由三要素组成:光敏剂、分子氧、光源。光敏剂是一类特殊的化学物质,受其吸收的光子而被激发,可将吸收的能量传给另一组分的分子,使其被激发。病变组织能选择性摄取光敏剂,一定波长的光照射光敏剂形成激发状态光敏剂,激发状态光敏剂与基态氧相互作用,形成单态氧或氧自由基,或氧自由基可以破坏生物大分子,对病变组织细胞有细胞毒作用外,还能破坏毛细血管,导致病变组织坏死、脱落。目前常用的光敏剂为 5-氨基酮戊酸(ALA),是一种体内血红素合成的前体物,本身不具有光敏性,在 ALA 脱水酶等一系列酶促作用下生成具有强光敏作用的原卟啉Ⅸ(PpⅨ)。PpⅨ在亚铁螯合酶的作用下与 $Fe(Ⅱ)$ 结合生成血红素。正常组织如体表皮肤中由于该酶活性正常,故只有极少的 PpⅨ。光动力反应是在光敏剂和光辐射作用下所导致的依赖于氧化反应的一种组织反应。光源大多采用激光光源或二激光发光光源,如非相干光 630nm 红光、488nm 氩离子激光、413nm 氪激光、532nm 倍频 Nd:YAG 激光及铜蒸汽激光。PDT 作用于瘢痕组织中的成纤维细胞,生成的 ROS 成分特别是单态氧能够对成纤维细胞发生直接的细胞毒作用,通过破坏前胶原等蛋白合成的场所,抑制细胞合成与分泌蛋白的能力,从而减少前胶原蛋白的生成。同时,PDT 诱导成纤维细胞发生凋亡,抑制其增生。PDT 还能够损伤与瘢痕组织的血管内皮细胞,损伤毛细血管,阻断瘢痕组织的血液供应等。PDT 治疗增生性瘢痕的不良反应:局部光热反应,可以可引起局部瘢痕皮肤溃疡、红肿、灼热,干燥与疼痛。局部色素沉着及色素脱失,多为一过性,3 个月后色素沉着可逐渐恢复。

6. **手术治疗** 即采用微创手术切除颈部瘢痕疙瘩。临床经验表明单纯手术切除增生性瘢痕组织疗效不佳,术后瘢痕增生复发率为 65%~95%;临床上一般采用手术及其他治疗方法联合应用,一般常见的联合方法为手术加术后放射治疗、手术加术后皮质类固醇激素局部治疗,手术加术后使用弹力套持续加压或硅胶模等。

总之,甲状腺术后增生性瘢痕治疗的方法很多,无论是药物治疗还是物理治疗,都取得了一定的临床效果,但每种方法均有各自的局限性和副作用,因此,如何合理选择治疗方案和减少副作用是目前临床的最大问题。临床上需根据患者的症状、身体状况和年龄综合考虑，联合各种药物和物理治疗方法制订出最佳的方案，来达到对甲状腺术后瘢痕的最佳防治效果。

（李　芃　江学庆）

参 考 文 献

1. 张学军,刘伟达.现代皮肤病学基础.北京:人民卫生出版社,2001:225
2. 李桂锋.病理性瘢痕的药物治疗进展.中国美容医学,2014,23(9):765-769
3. Dockery GL. Hypertrophic and keloid scar. J Am Podiatr Med Assoc,1995,85(1):57-60
4. 尤维涛,秦泽莲,牛星焘,等.维拉帕米对兔耳增生性瘢痕作用的试验研究.中华医学美容杂志,2000,6(5):252-255
5. 潘姝,利天增,李叶扬,等.积雪草苷对瘢痕成纤维细胞增殖与磷酸化 Smad2 和 Smad7 表达的影响.中国临床康复,2005,9(10):230-231
6. 王琳,邰宁正,范志宏.A 型肉毒毒素局部应用对兔耳增生性瘢痕创面愈合和瘢痕增生的影响.中华整形外科杂志,2009,25(4):284-286
7. 梅新华.皮肤病理性瘢痕形成的细胞与分子生物学机制.中国现代普通外科进展,2008,11,(2):132-135
8. Wang R,Ghahary A,Shen Q,et al. Hypertrophic scar tissues and fibroblasts produce more transforming growth factor"beta1 mRNA and protein than normal skin and cells. Wound Repair Regen,2000,8(2):128-137
9. 邱林,金先庆,向代理,等.不同年龄烧伤患者增生性瘢痕的胶原构成及影响因素的研究.中华烧伤杂志,2003,19(4):236-240
10. 商庆新,张涤生,关文祥.丹参和川芎嗪对瘢痕成纤维细胞生长的体外抑制实验.中华修复重建外科杂志,1998,12(6):321-324
11. 郭传勇,李定国,田字彬.丹参及川芎嗪对人成纤维细胞 DNA 和胶原合成的影响.上海第二医科大学学报,1996,16(3):217-218
12. 曾海峰,韩晓霞,刘蓓等.他克莫司抑制兔耳瘢痕增生的作用及其机制研究.中国美容医学,2011,20(1):68-70

第四章

分化型甲状腺癌术后 ^{131}I 内照射治疗

分化型甲状腺癌（differentiated thyroid cancer，DTC）是起源于甲状腺滤泡上皮细胞的一种最常见的恶性肿瘤，约占甲状腺恶性肿瘤的 90%，主要包括甲状腺乳头状癌（papillary thyroid carcinoma，PTC）和甲状腺滤泡状癌（follicular thyroid carcinoma，FTC），少数为 Hürthle 细胞癌。临床上，大部分 DTC 进展较缓慢，10 年生存率很高，也是一种可以治愈的恶性肿瘤。但是某些组织学亚型（如高细胞型、柱状细胞型、弥漫硬化型、实体亚型和 FTC 的广泛侵袭型等）容易发生甲状腺外侵犯、血管侵袭和远处转移，复发率高、预后相对较差。

由于分化型甲状腺癌细胞分化较好，具备部分摄取碘的能力，但是其摄碘功能比正常的甲状腺组织低得多，当正常甲状腺组织被去除后，分化好的甲状腺癌组织能够摄取一定量的放射性 ^{131} 碘，利用 ^{131} 碘衰变发射的 β 射线破坏肿瘤细胞，达到治疗的目的，因此，^{131} 碘治疗已经成为当今分化型甲状腺癌治疗的重要手段，在全世界范围内得到临床的广泛应用。

^{131} 碘（iodine-131）是碘的放射性同位素（iodine radioisotope）之一，通常用符号 ^{131}I 表示，其主要是 β⁻ 衰变核素，物理半衰期为 8.02 天，发射 99%β 射线和 1%γ 射线，β 射线最大能量为 0.6065MeV，最大射程仅为 3.63mm，平均射程为 0.48mm，主要 γ 射线能量为 0.364MeV。^{131}I 的化学性质与自然界存在的碘相同，摄入人体后，靶向性地高度选择性聚集在有功能的甲状腺组织内，其衰变过程中发射出 β 射线持续集中于甲状腺及病灶内照射，使细胞发生崩解、凋亡，从而发挥治疗作用。由于 β 射线的射程仅为数毫米，对病灶周围组织的剂量限制器官影响极小，因此，人体对 ^{131}I 具有良好的耐受性，且毒副作用小。

1942 年 Hertz 等首次在临床应用 ^{131}I 治疗甲亢，迄今已发展成为甲亢治疗的主要且成熟的方法之一。1943 年 Seidlin 和 Mariencelli 等开始用 ^{131}I 治疗分化型甲状腺癌，经过 70 多年的发展，众多学者对 DTC 根治术后 ^{131}I 治疗的方案进行了大量研究与探索，利用 ^{131}I 进行放射性核素内照射治疗（RAI）已成为 DTC 根治术后清除残留有功能的甲状腺组织及清除转移癌灶的常规方法及有效手段，是近年在我国发展最快的核素治疗领域之一。然而，由于多数的 DTC 本身具有良好的预后，且目前尚缺乏大样本的前瞻性对比研究以及对患者可控的长期随访，因此 ^{131}I 治疗存在的风险与价值也是当前学术界争议的热点问题。目前，许多回顾性的研究探讨了 RAI 的有效性及安全性，其确切的疗效及可控的副作用已被临床认可和接受，特别是近年来国内外多个学会的 DTC 诊疗指南均将 ^{131}I 治疗作为 DTC 根治术后规范化治疗的重要手段。本章主要根据国内外 ^{131}I 治疗 DTC 的指南及规范，参考本领域的参考文献,结合我们自己的临床经验,对 ^{131}I 治疗 DTC 的有关问题进行阐述,力图推动本治疗方法的规范化实施与发展。

第一节　分化型甲状腺癌术后
残留甲状腺组织的 ^{131}I 清甲治疗

一、^{131}I 清除分化型甲状腺癌术后残留甲状腺组织的适应证及禁忌证

（一）适应证

^{131}I 清除 DTC 根治术后残留甲状腺组织（简称"清甲"治疗）,根据国内的实际情况和临床经验,结合美国甲状腺学会（American Thyroid Association,ATA）指南,建议对 DTC 术后患者进行实时评估,依据 TNM 分期,符合以下条件者均应行 ^{131}I 清甲治疗:

（1）DTC 发生远处转移;

（2）肿瘤原发灶 >4cm;

（3）肿瘤超过甲状腺组织的范围向外生长者;

（4）原发灶未完全切除的患者;

（5）甲状腺球蛋白水平与术后显像结果不匹配者;

（6）肿瘤原发灶 1~4cm 且无甲状腺外侵犯,综合年龄、肿瘤大小、淋巴结转移数量和肿瘤的组织学形态,属于中度到高度危险性的患者,选择性 ^{131}I 清甲治疗;

（7）单发肿瘤病灶小于 1cm 的患者,或多发肿瘤所有病灶都小于 1cm 的患者,无任何其他高危因素,不推荐进行 ^{131}I 清甲治疗。

（二）禁忌证

（1）术后创口未愈合者;

（2）WBC 在 3.0×10^9/L 以下的患者;

（3）肝、肾功能严重损害者;

（4）妊娠和哺乳期患者;

（5）计划短期（6 个月）内妊娠者;

（6）无法依从辐射防护指导者。

二、^{131}I 去除残留甲状腺组织的意义

手术是治疗 DTC 最有效的方法,外科医生根据 DTC 患者的肿瘤大小、侵犯范围、淋巴结转移等不同,采取不同的甲状腺切除术式,包括:①全甲状腺切除术,即切除所有甲状腺组织,无肉眼可见的甲状腺组织残存;②全甲状腺切除术 + 局部淋巴结清扫;③近全甲状腺切除术即切除几乎所有肉眼可见的甲状腺组织（保留 <1g 的非肿瘤性甲状腺组织,如喉返神经入喉处或甲状旁腺处的非肿瘤性甲状腺组织）;④甲状腺腺叶 + 峡部切除术。因此,即使是全切或近全切后甲状腺床仍然存在摄取 ^{131}I 的甲状腺组织或可能遗留不能切除和不能被发

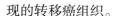

现的转移癌组织。

DTC 病程进展缓慢,以前认为肿瘤病灶切除后采用甲状腺激素抑制治疗即可。近年来,大量病例随访发现,手术只能切除大的病灶,而忽略小的隐匿性病灶往往是复发或转移的主要原因。DTC 患者做双侧甲状腺全切除,手术难度较大,并发症发生率提高,易引起甲状旁腺功能减退及喉返神经损伤。如采用癌病灶切除后,用 ^{131}I 清除残留甲状腺组织是非常安全有效的方法,其主要临床意义有如下几个方面:

1. 有利于降低复发率和转移率　有学者报道,双侧甲状腺同时存在癌灶的发病率高达18%,34.5% 的 DTC 患者对侧有小的癌灶。同时,20%~90% 的 DTC 患者在确诊时即存在颈部淋巴结转移,颈部淋巴结转移及多灶性是 DTC 患者(尤其是 >45 岁的患者)复发率增高和生存率降低的危险因素。^{131}I 治疗可以破坏潜藏的甲状腺癌微小病灶,从而减少远期复发或转移的危险性,且不损伤甲状旁腺和喉返神经,避免二次手术可能引起的并发症和手术的痛苦。因此,DTC 术后采用 ^{131}I 清除残留甲状腺对于预防 DTC 的复发和转移尤其重要。Mazzaferri 等报道,单纯手术切除后肿瘤复发率为 32%,手术 +T_4 抑制治疗复发率为 11%,手术 +^{131}I+T_4 抑制治疗复发率仅为 2.7%。朱瑞森等研究结果证实,DTC 单纯手术切除 +T_4 治疗的复发率高于手术 +^{131}I+T4 治疗。同时,^{131}I 去除残留甲状腺可使患者获得"心灵的平静"(peace of mind),提高生存质量。

2. 有利于 ^{131}I 显像寻找及治疗潜在的 DTC 转移灶　DTC 术后是否有转移以及转移的部位是 ^{131}I 治疗方案的重要依据,准确掌握转移灶的数目、部位以及是否具备摄碘功能等信息,对于确定治疗方案具有重要意义。^{131}I 清甲治疗后常规行 ^{131}I 全身显像(whole body scan,WBS),可以了解病灶的数目、部位及摄碘情况,特别是 SPECT/CT 融合显像可以更准确区分残余甲状腺组织和淋巴结、肺或骨等远处转移及生理性摄取,弥补了常规清甲治疗后平面WBS 的不足,对甲状腺癌治疗疗效和预后评估具有较好的增益价值。

3. 有利提高血清 Tg 测定的特异性水平,监测疾病进展　Tg 由甲状腺滤泡细胞及分化较好的甲状腺癌细胞分泌且受 TSH 调节。正常情况下,Tg 在细胞内循环,只有微量溢出到血液中。DTC 患者手术切除和 ^{131}I 清甲治疗后,理论上血清 Tg 值应接近于 0,而手术切除 +^{131}I 清甲治疗后血清 Tg 水平的增高,预示着甲状腺癌复发可能。血清 Tg 阳性的判断曾有不同的诊断标准,2012 年中国《甲状腺结节和分化型甲状腺癌诊治指南》推荐的标准为TSH 抑制及刺激状态下(TSH>30mIU/L),在无 TgAb 干扰时,Tg>1μg/L 即为阳性,若患者清甲治疗后血清 Tg 值持续升高或维持在较高水平时,即可诊断为甲状腺癌复发、转移或肿瘤灶残留。

4. 有利于发现诊断剂量 ^{131}I 全身显像未能发现的 DTC 转移灶　临床上常用的诊断性^{131}I 显像的剂量为 74~185MBq。Catz 等研究表明,随着显像剂量增加,具有甲状腺功能的组织摄取 ^{131}I 的能力增高。国内外大量研究表明治疗剂量的 ^{131}I 显像较诊断剂量的 ^{131}I 全身显像更易发现病灶。

三、治疗前准备

(一)治疗前评估

如患者有清甲治疗的适应证,则可采用 $^{99}TcO_4^-$ 甲状腺扫描、颈部超声、吸碘率试验评估残留甲状腺组织的多少。如果发现残留甲状腺组织超过一叶,应建议患者尽量再次手术切除残余甲状腺组织,否则影响一次性清甲治疗的效果。清甲治疗虽有可能清除残余甲状腺腺叶,但增加清甲治疗的风险,不推荐以此替代手术。

如在清甲治疗前的评估中发现 DTC 转移灶,应建议尽可能采用手术方法切除。当患者有再次手术的禁忌证或拒绝再次手术时,可考虑直接进行清甲治疗同时兼顾清灶治疗。

一般状态差、伴随其他严重疾病或其他高危恶性肿瘤者,优先纠正一般状态、治疗伴随疾病,之后再考虑清甲治疗。

(二)患者准备

1. 近期做手术者,待手术创口痊愈(4~6 周)后可进行 ^{131}I 清甲治疗。

2. 降低体内碘含量 ^{131}I 治疗的疗效与进入残留甲状腺组织和 DTC 病灶内的 ^{131}I 剂量密切相关。人体内的稳定碘离子与 ^{131}I 竞争性进入甲状腺组织和 DTC 病灶,因此 ^{131}I 清甲治疗前要求患者低碘饮食(<50μg/d)至少 1~2 周,同时避免应用含碘造影剂及胺碘酮等含碘药物。目前常用的造影剂为碘海醇和碘普罗胺(优维显),其活性成分为三碘苯甲酸的衍生物,每毫升含碘 150mg,如一次用量 100ml,则摄入的碘总量比每日要求基本摄碘量高 30 万倍。因此,如清甲治疗前曾使用含碘造影剂,则 ^{131}I 清甲治疗宜暂缓,若术前考虑为甲状腺癌的患者应尽量避免使用 CT 增强检查。否则明显降低病灶对放射性碘的摄取,大大降低首次清甲治疗的成功率。有条件者可监测尿碘含量。

3. 升高血清 TSH 水平在 TSH>30mU/L 正常甲状腺滤泡上皮细胞和 DTC 细胞的胞膜上表达钠碘转运体(sodiumiodidesymporter, NIS),清甲治疗前升高血清 TSH 水平,可在 TSH 刺激下充分摄取 ^{131}I。研究表明,血清 TSH>30mU/L 可显著增加 DTC 肿瘤组织对 ^{131}I 的摄取。目前,提高 TSH 水平的方法有两种:①升高内源性 TSH 水平:全/近全甲状腺切除术后 4~6 周内暂不服用 L-T$_4$;已服甲状腺片者,停用 L-T$_4$ 至少 2~3 周,使血清 TSH 水平升至 30mU/L 以上。②使用重组人 TSH(rhTSH):清甲治疗前,每日肌内注射 rhTSH0.9mg,连续两日,同时无需停用甲状腺片。郭一玲等研究表明,使用 rhTSH 辅助治疗较升高内源性 TSH 方法有三个方面的优势:①可避免患者因长时间停用甲状腺素导致的明显甲状腺功能低下;②因 ^{131}I 在血液中的滞留时间明显缩短,减少了放射性碘对非靶组织的照射损伤;③是部分停用 L-T$_4$ 后不能产生足够量的内源性 TSH 患者的首选方法。

4. 治疗前常规检查 实施治疗前常规检测 TSH、T$_3$、T$_4$、FT$_3$、FT$_4$、Tg、TgA、血常规、肝肾功能,作 X 线胸片或肺部 CT 和心电图。

5. 诊断性 ^{131}I 全身显像 清甲治疗前是否进行诊断性 ^{131}I 全身显像(Dx-WBS)是一个有争议的问题,其目的是协助了解是否存在摄碘性转移灶及预估体内碘负荷对清甲治疗的影响。然而,由于低剂量 ^{131}I 几乎全部被残留甲状腺组织摄取,不能有效显示摄碘性转移灶,并且可能对残留甲状腺造成"顿抑现象",目前大多数学者不推荐做治疗前行诊断性 ^{131}I 显像。当对残留的甲状腺组织多少不能准确判断时,或无法判断是否需要治疗及治疗的剂量,可以进行治疗前 Dx-WBS,推荐用低剂量的 ^{131}I,即不大于 185MBq(5mCi),且在诊断用药后72 小时内实施清甲治疗,或以 ^{123}I 替代 ^{131}I 作为 Dx-WBS 的诊断用药,但 ^{123}I 来源困难且价格昂贵,不适宜常规使用。

6. 实施清甲治疗前,育龄妇女需进行妊娠测试。

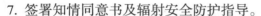

7. 签署知情同意书及辐射安全防护指导。

DTC 患者对放射性核素治疗缺乏认识和了解,易产生恐惧感,容易有抑郁、焦虑、紧张心理。患者服用放射性药物后成为一移动的放射源,如果不自觉遵守核素治疗病房的管理要求,不按流程要求执行,极易对医护人员造成辐射危害。因此,治疗前医护人员与患者和家属需要充分沟通,告诉患者及家属 ^{131}I 治疗的目的、实施过程、治疗后可能出现的副作用等。同时,还应向患者介绍并进行辐射安全防护指导,如患者使用的专用厕所,最好是坐式马桶,便后要冲刷马桶至少 2~3 次;不随地吐痰,以免造成 ^{131}I 污染;患者的衣物、被子等个人用品,应放置 1~2 周后单独清洗等。总之,重视 ^{131}I 治疗前的有效沟通,能让患者树立战胜疾病的信心和勇气,积极配合治疗和护理。

四、治疗方法

(一)确定治疗剂量

DTC 术后应用 ^{131}I 治疗的有效性已被广泛认识,但其最佳的治疗剂量在国际上仍未能达成一致意见。^{131}I 治疗剂量的确定有三种方法:①经验固定剂量治疗;②剂量滴定法确定治疗剂量;③通过血液和身体的放射性耐受量及特定量肿瘤的放射线耐受量上限确定治疗剂量。至于哪种方法更有优势,还难以比较,因后两种方法在临床实践中难以实现,因此多采用固定剂量法。国内外多家指南均提出 ^{131}I 清甲剂量为 1.1~3.7GBq(30~100mCi),临床医生可根据病情做出合适选择。疑有或确诊有淋巴结、肺及全身转移时则服用 ^{131}I 的剂量应酌情增加至 3.7~7.4GBq。残留甲状腺组织较多、肾功能受损者,首次清甲治疗剂量要酌减。儿童患者对射线较敏感,需根据体重或体表面积来调整清甲治疗剂量。

(二)服用 ^{131}I 方法和注意事项

1. 通常采用空腹一次性口服 ^{131}I。

2. 服药后患者应在放射性核素治疗专用防护病房内住院隔离 3~7 天,或体内残留 ^{131}I 剂量小于或等于 400MBq(约 11mCi)时方可出院。

3. 服 ^{131}I 后嘱患者多饮水并及时排空小便以减少对生殖腺、膀胱的照射;保持大便通畅,以减少肠道的照射。

4. 服 ^{131}I 后嘱患者常含话梅、维生素 C 等酸性食物,以促进唾液的分泌,预防或减轻辐射对唾液腺的损伤。

5. 在口服 ^{131}I 后 5~8 天行全身显像,了解有否转移灶,为进一步随访和治疗提供依据。

6. 服 ^{131}I 后 24~72 小时开始进行甲状腺激素抑制治疗,若清甲前残留甲状腺组织较多,^{131}I 治疗后受破坏的甲状腺细胞不同程度地释放甲状腺激素入血,故甲状腺激素治疗的起始时间可适当推迟,剂量也宜从低剂量逐步增加。

7. ^{131}I 治疗后女性患者一年内,男性患者半年内均须避孕。

(三)副作用的预防及处理

大剂量 ^{131}I 治疗引起的严重副作用十分罕见,2012 年中国《甲状腺结节和分化型甲状腺癌诊治指南》指出：^{131}I 治疗属于相对安全的治疗方法，迄今为止，尚无法通过前瞻性临床研究确定 ^{131}I 治疗剂量的上限（包括单次剂量和累积剂量）。但回顾性分析提示，^{131}I 治疗并发症与其对该组的辐射吸收剂量密切有关，随着 ^{131}I 治疗次数的增多和 ^{131}I 累积剂量的加大，辐射不良反应的风险也会增高，因此，临床医师通过对不良反应的了解，采取积极预防措施使治疗后不良反应的发生率及严重程度降到最低。

1. 放射性甲状腺炎　对于甲状腺残留较多的患者，大剂量的 ^{131}I 治疗后易出现放射性甲状腺炎，其典型的表现为颈部肿胀、疼痛、吞咽困难及耳后疼痛，多于一周内发生，且 DTC 术后残留组织越多，症状越明显，症状较轻者口服水杨酸盐治疗即可缓解，较重的患者可以服用泼尼松治疗，可减轻局部炎性反应。

2. 唾液腺炎　^{131}I 治疗后唾液腺炎是临床最常见的副作用，通常在 ^{131}I 治疗 24 小时后出现唾液腺肿胀、疼痛，尤以腮腺部位为重，其唾液腺症状可以持续较长的时间，较常见的远期症状主要是口干和不适等。目前较明确的保护措施是口服 ^{131}I 后服用促进唾液分泌的酸性食物，糖皮质激素亦可以缓解放射性涎腺炎引起的唾液腺和分泌导管的水肿，减轻疼痛症状。

3. 造血系统　造血系统是对射线最敏感的脏器之一，^{131}I 治疗可能会造成白细胞或者其他血液成分暂时性减少。但研究发现，虽然部分患者尤其是青少年经 ^{131}I 治疗后外周血中的白细胞、血小板、红细胞、血红蛋白等会出现一过性下降，但绝大多数患者的上述指标均在正常范围内，且 6 个月后基本恢复至治疗前水平。目前对于 ^{131}I 治疗后骨髓抑制大多采用对症支持治疗，同时依据骨髓抑制的程度适当延长 ^{131}I 治疗的间隔时间或终止 ^{131}I 治疗。

4. 胃肠道、腹部及泌尿系统　当一次剂量低于 3.7GBq 时，一般没有明显的恶心、呕吐、纳差等胃肠道症状。当剂量达到 7.4GBq 后，由于 ^{131}I 在胃肠道内大量蓄积，约 5% 的患者可发生呕吐，一般使用多潘立酮、铝碳酸镁片等对症治疗即可缓解。

由于 ^{131}I 主要通过尿液排泄，部分患者可发生膀胱内尿液所致放射性膀胱炎。因此，口服 ^{131}I 后应嘱患者大量饮水、多排尿，可有助于减轻膀胱及周围盆腔脏器的辐射损伤，但需注意引发电解质紊乱的可能。

迄今为止，尚未见大剂量 ^{131}I 治疗后引起肾脏损伤的报道，对于肾功能不全的 DTC 患者，由于 ^{131}I 的生物半衰期延长，全身组织的辐射剂量升高，应减少 ^{131}I 治疗剂量，或在透析的基础上不减少 ^{131}I 剂量，但需注意护理人员和医师的职业防护。

5. 生殖系统　国外研究资料表明，女性 DTC 患者经 ^{131}I 治疗 12 个月后其流产、死产、早产、低体重儿、畸形儿的发生率并没有显著提高，无证据表明 ^{131}I 治疗后会影响其后的怀孕和后代健康。2012 年中国《甲状腺结节和分化型甲状腺癌诊治指南》建议女性患者在 ^{131}I 治疗后 6~12 个月内应避免妊娠。

国外多项研究表明，男性 DTC 患者接受大剂量 ^{131}I 治疗后，未发现有不孕及影响后代健康的证据。单次治疗剂量对性腺功能可产生一过性损伤，约 1 年后可恢复，但反复进行 ^{131}I 治疗时损伤可能累加。因此，对于有生育需要的男性 DTC 患者，建议其在接受 14GBq 以上剂量 ^{131}I 治疗前采取冷冻精子等措施。

6. 其他　^{131}I 治疗后出现泪腺炎、鼻泪管阻塞及其引起的溢泪症和结膜炎较少见，部分患者伴有鼻尖部疼痛甚至鼻出血、一过性味觉和嗅觉改变等，对症处理均可缓解。

目前有研究表明，[131]I治疗对甲状旁腺功能具有一定的短暂性影响，DTC患者经[131]I治疗后短期内血清PTH水平降低，女性更为敏感，但一般不会引发低钙血症，永久性甲状旁腺功能减退也非常罕见。

对于合并其他慢性疾病和（或）高龄DTC患者，由于持续甲状腺功能减退加上清甲后[131]I的损伤，有可能会使得基础疾病病情在短期内加重，需密切观察并及时予以处理基础疾病。

五、分化型甲状腺癌患者再次清甲治疗的指征

清甲治疗4~6个月以后，可进行清甲是否完全的评估。患者忌碘4周，停止服用甲状腺片（或T₄）2~3周，当TSH水平升至高于30mIU/L时，行Dx-WBS，同时测定血清Tg浓度。如果图像中无甲状腺组织显影，甲状腺吸[131]I率<1%，则提示[131]I清甲完全。若Dx-WBS图像中仍有残留甲状腺组织，为达到完全清甲的治疗目标，可进行再次清甲治疗。再次清甲的[131]I剂量确定原则与首次清甲相同。但部分研究者认为，若此类患者首次清甲后Dx-WBS未见甲状腺外异常[131]I摄取，且动态监测血清Tg持续<1μg/L，颈部超声无明显异常，则无需进行再次清甲治疗。

六、影响单次 [131]I 清甲治疗的因素及效果评价

DTC完全缓解的标准：①甲状腺癌患者经甲状腺全切或次全切术后，临床上已经没有发现肿瘤存在的迹象；②影像诊断学上（包括治疗剂量或诊断性全身[131]I显像，超声显像）未发现肿瘤；③甲状腺球蛋白抗体（TgAb）阴性的情况下，TSH抑制治疗时，血清Tg测不到；TSH刺激时，Tg<1μg/L。

影响DTC术后单次[131]I清甲治疗成功的因素较复杂，有研究表明，术后不服用甲状腺激素，1~2个月为[131]I清甲的最佳时机，其成功率高达92.7%，其机制不甚清楚，可能的原因有：①手术后甲状腺激素补充不足，垂体分泌TSH增多，甲状腺组织增生，使去除率下降；②DTC术后残余甲状腺组织发生病理性改变，使组织纤维化或瘢痕化形成，导致残留组织吸[131]I能力下降，影响清除效果；③DTC术后短时间内甲状腺组织处于应激状态，对外来碘的刺激较敏感，对[131]I摄取量大，易达到清甲目的。

目前普遍认为，[131]I的剂量与一次清甲的成功率、DTC患者的转移率、复发率和生存时间密切相关，但随着剂量增加，其不良反应、并发症和潜在的致病风险亦可能随之上升。李莉等采用Meta分析方法系统分析评价了低剂量（1.11GBq）与高剂量（3.7GBq）[131]I清甲治疗的成功率、不良反应发生率及短期的生活质量，结果表明，按各文献报道的成功清甲标准，高剂量和低剂量组清甲成功率间差异无统计学意义（$Z=1.80$，$P=0.07$）。但若以[131]I全身扫描阴性为清甲成功的标准时，高剂量组清甲成功率高于低剂量组，且差异具有统计学意义（$Z=2.16$，$P=0.003$）；高剂量组和低剂量组常见不良反应的总体发生率差异具有统计学意义（$Z=5.15$，$P<0.01$）。各亚组分析结果表明，高剂量组的颈部疼痛、唾液腺功能紊乱、胃肠道反应的发生率较低剂量组高（$Z=3.06$、2.03 和 3.93，$P<0.05$），但两组间泪腺功能紊乱、味觉异常及口干的发生率差异无统计学意义。而严重不良反应发生率的Meta分析结果表明，两剂量组间差异有统计学意义（$Z=2.30$，$P=0.02$）。采用SF36量表评价患者短期生活质量发现，清甲治疗期间，高剂量组和低剂量组患者生理健康、心理健康两方面的SF36评分差异均无统计学意义

（Z=1.18，P=0.24）及（Z=0.96，P=0.34）。

2012 年，Mallick 等完成了首项多中心随机对照研究，结果显示清甲治疗后半年，经 rhTSH 刺激下 Tg 测定联合 Dx-WBS 证实，低剂量与高剂量 ^{131}I 疗效一致，且联合使用 rhTSH 时，使用 1.11GBq 的 ^{131}I 清甲治疗能使患者的隔离时间达到最低。

DTC 术后 ^{131}I 清甲治疗的疗效除了与 ^{131}I 治疗剂量有关外，还与残余甲状腺的质量密切相关，但与患者性别、年龄、病理类型、甲状腺外有无转移、血清 Tg 和 TSH 水平无关。

综合国内外研究结果表明，低剂量 ^{131}I 可获得与高剂量 ^{131}I 相同的清甲效果，低剂量组不良反应相对更少，且最大限度避免了患者远期继发恶性肿瘤的潜在风险。然而，对于低剂量 ^{131}I 清甲方法的利弊尚需进一步探讨，以明确其适用范围及了解其对病情进展的影响，更大规模的长期随访的多中心随机临床研究有待进一步开展，目前的治疗方案倾向于对于低风险 DTC 患者使用低剂量 ^{131}I 清甲治疗。但在治疗时需重视治疗前评估，如遗留不能切除的转移癌组织或有微小转移灶时，选择高剂量的 ^{131}I 治疗则更有效。

总之，残余甲状腺组织越少，^{131}I 清甲疗效越好。提高 DTC 患者术后 ^{131}I 清甲疗效的有效方法是在手术中不损伤甲状腺周围重要器官的情况下，尽可能切除全部甲状腺组织；如果手术难度大，不能彻底切除甲状腺组织，则需要在 ^{131}I 清甲治疗前进行评估，对于中高危的患者，应充分考虑到一次清甲治疗的疗效，应尽可能给予高剂量 ^{131}I 清甲，以提高一次清甲的成功率。

（陆涤宇　张永学）

参 考 文 献

1. 叶雪梅，张春燕，章晨，等．SPECT/CT 在分化型甲状腺癌诊断中的增益价值．中华核医学与分子影像杂志，2014，34（2）：100-102

2. 李伏燕，吴立兵，刘刚，等．核素显像联合血清 Tg 检测在甲状腺癌治疗后随访中的价值．标记免疫分析与临床，2012，19（6）：348-350

3. 张桂芝，谭建，刘雪辉，等．^{131}I 治疗分化型甲状腺癌术后患者疗效影响因素研究．中华核医学杂志，2010，30（4）：259-263

4. 郭一玲，陈佐伟，张英男，等．重组人甲状腺刺激激素在 131I 治疗分化型甲状腺癌中的作用研究．现代肿瘤医学，2013，21（11）：2445-2448

5. Garsi JP，Schlumherger M，Ricard M，et al.Health outcomes of children fathered by patients treated with radioiodine for thyroid cancer. Clin Endocrinol（Oxf），2009，71（6）：880-883

6. 陈泽泉，陆汉魁．^{131}I 治疗分化型甲状腺癌对甲状旁腺功能的短期影响．中华核医学与分子影像杂志，2012，32（4）：265-268

7. 李莉，晋建华，陆克义，等．^{131}I 去除分化型甲状腺癌术后残留甲状腺组织效的 meta 分析．国际放射医学核医学杂志，2014，38（3）：152-156

8. Mallick U，Harmer C，Yap B，et al.Ablation with low-dose radioiodine and thyrotropin alfa in thyroid cancer.N Engl J Med，2012，366（18）：1674-1685

第二节 分化型甲状腺癌复发及转移灶的 ^{131}I 治疗

分化型甲状腺癌往往呈多中心发展,且病理学组织切片上非常细微,常向区域淋巴结侵犯生长,有向局部浸润的趋势,因此转移和复发率比较高。在经过甲状腺手术切除及 ^{131}I 清除残留甲状腺组织治疗后,部分患者能获得完全缓解,但大约有三分之一可能发生复发或转移,仍需给予积极治疗。复发或转移灶癌细胞同样具有甲状腺组织的生理特性,有一定的摄取碘的功能,因而仍然可以利用被病灶吸收后 ^{131}I 发射的 β 射线对癌组织进行破坏,通过再次使用 ^{131}I 治疗达到治疗目的。

一、分化型甲状腺癌复发及转移灶的 ^{131}I 治疗方法与剂量

根据甲状腺癌手术病史和病理结果,甲状腺癌复发或转移的诊断并不困难,除实验室检查项目外,多种影像学诊断方法能提供具有一定意义的诊断依据。其作用有定位转移灶所在部位、确定转移灶数量,判断转移灶是否有摄 ^{131}I 功能等,对此后选择治疗方法、评估预后等至关重要。

由于是针对复发和转移灶进行治疗的,因此,在对已行手术切除和清除残留甲状腺组织治疗的分化型甲状腺癌患者的随访过程中,一旦发现复发或转移,应采取积极的治疗措施。治疗中,需遵循一些基本原则,凡是能够手术治疗的都应首选手术治疗,尽可能彻底地切除病灶;已无法手术或患者拒绝手术且手术后分化型甲状腺癌病灶能摄取 ^{131}I 者,都应行 ^{131}I 治疗。

1. 治疗前准备及治疗后注意事项 治疗前需对患者进行必要的准备,需停服甲状腺激素制剂 2~3 周,使血清 TSH 水平升高,治疗转移灶者需待血清 TSH 升至 30mIU/ml 以上,若患者难以耐受停药时间过长的甲减状态,也可停服 T_4 后改为服用 T_3 3 周,再停服 T_3 2 周再进行 ^{131}I 治疗。因只需停药 2 周,可缩短患者处于甲减的时间。治疗前禁碘饮食 4 周,提高复发或转移灶摄取 ^{131}I 的能力。^{131}I 治疗后嘱患者多饮水、勤排小便,减少对膀胱及盆腔器官的照射;每天至少排大便一次,减少对肠道的照射。服 ^{131}I 1~3 天内,含服维生素 C 片,或咀嚼口香糖等酸性食物,以促进唾液分泌,减轻 ^{131}I 辐射对唾液腺的损伤,若含服维生素 C 过程中出现口腔黏膜溃疡,可用咀嚼口香糖、含食果脯话梅等代替,并适当间断进食酸性水果。部分服 ^{131}I 后反应过重的患者,可服用醋酸泼尼松一周,剂量为每次 10mg,每天三次。治疗后须遵从放射防护要求,与旁人保持 1 米以上距离 3~4 周,生育期患者怀孕应在治疗后半年以上。

2. 增强转移灶摄取 ^{131}I 剂量的措施 分化型甲状腺癌复发或转移灶摄取 ^{131}I 功能的高低以及 ^{131}I 在病灶内滞留时间的长短决定了 ^{131}I 治疗时病灶受到内照射辐射剂量的大小,直接影响疗效和预后。临床上可采用一些方法提高转移灶摄取 ^{131}I 的能力,达到提高疗效的目的。

(1)提高血清 TSH 水平:拟行 ^{131}I 治疗的分化型甲状腺癌患者,血清 TSH 水平至少应高于 30mIU/ml,才能获得比较理想的疗效。但部分患者血清 TSH 升高不明显,也有一些患者不能耐受停用甲状腺激素制剂时间过长而致甲减状态引起的一系列症状,TSH 也无法升高到治疗标准,这种情况下可考虑使用基因重组的人 TSH(rhTSH),肌内注射 0.9mg/d,连续

两天,随后再进行 ^{131}I 治疗。实验证明,rhTSH 是安全有效的,能起到提高血清 TSH 水平的作用。

(2)降低体内碘池:限制碘的摄入量和促进碘的排出可增加转移灶 ^{131}I 的摄取。要求低碘饮食,若每天碘的摄入量小于 25μg,4 天以后即可使尿碘排量从 120μg/d 降至 30μg/d,表现为病灶摄 ^{131}I 增加及生物半衰期延长,可使 ^{131}I 对肿瘤的辐射剂量增加 2 倍以上。一般要求每天碘的摄入量小于 50μg。^{131}I 治疗前用利尿剂可促使碘的排出,常用氢氯噻嗪 100mg 每天两次,4 天就可起到使病灶增加 ^{131}I 摄取的作用。低碘饮食和促排碘的方法结合使用,能取得更好的效果。

(3)延长病灶内 ^{131}I 的滞留时间:在不影响 ^{131}I 摄取的情况下,锂制剂可抑制甲状腺细胞分泌激素和延缓已合成的激素释放入血,从而使 ^{131}I 在甲状腺组织病灶内的滞留时间延长。

(4)维 A 酸在分化型甲状腺癌中的应用:在分化型甲状腺癌的病程进展中,在经过放射性 ^{131}I 治疗后,发生转移的患者大约有三分之一出现失分化,细胞的形态和功能均发生退行性改变,如 TSH 受体表达障碍和浓聚碘能力的丧失,使 ^{131}I 治疗失去疗效。维 A 酸是维生素 A 的生物活性代谢物,对多种肿瘤有抑制细胞增生和诱导细胞分化的作用,如早幼粒细胞性白血病、皮肤鳞癌及头颈部肿瘤等。对于分化型甲状腺癌,维 A 酸能使部分失分化的病灶发生再分化,恢复肿瘤细胞的摄碘能力。现有的结果显示,维 A 酸治疗失分化甲状腺癌患者的有效率为 30%~40%。目前常用剂量为 1~1.5mg/(kg·d),疗程一般为 1.5~3 个月之间。维 A 酸毒副作用较轻,因毒副作用终止疗程者少见。常见的反应有皮肤、黏膜轻度或中度干燥,少部分患者出现皮肤脱屑,也有因肝脏受损而出现酶升高以及白细胞升高、血脂升高等。如出现上述反应,可减少维 A 酸用量或暂停用药,症状可获得缓解。

3. 治疗剂量 分化型甲状腺癌复发或转移灶 ^{131}I 治疗的治疗剂量各家报道不一,一般在清甲治疗的剂量基础上适当增加,并根据不同部位的转移灶给予不同剂量:

甲状腺床复发	3700MBq(100mCi)
颈淋巴结转移	5550~6275MBq(150~175mCi)
肺转移	6475~7400MBq(175~200mCi)
骨转移	7400MBq(200mCi)

一般在清甲治疗后半年进行一次全面检查、评价,根据残留病灶大小和摄 ^{131}I 情况可再进行治疗,其原则和药量与首次治疗相同。儿童及青少年甲状腺癌患者 ^{131}I 治疗剂量一般低于成年人,也可根据病情特点及承受能力等特殊情况来确定。

在给予 ^{131}I 治疗时,除考虑清除复发和转移灶的实际需要量外,还需注意治疗所带给患者的辐射量是否超过血液最大耐受量。近年来有关剂量计算与确定逐步引起重视,要求既能消融病灶,又不使患者受到过度照射。有人曾推荐使用 ^{131}I 治疗至少使肿瘤病灶的吸收剂量达到 100Gy(10 000rad)。美国 Memorial Sloan Kettering 癌症中心根据早期经验提示再次治疗时,血液吸收剂量不超过 2Gy 的方案,即在 ^{131}I 治疗后 48 小时全身 ^{131}I 滞留量不超过 4400MBq(120mCi)。若患者为肺内弥漫性转移,给 ^{131}I 后 48 小时全身 ^{131}I 滞留量不超过 2960MBq(80mCi)。

二、分化型甲状腺癌复发或转移灶的 ^{131}I 治疗

（一） ^{131}I 治疗淋巴结及局部复发转移病灶

分化型甲状腺癌中颈淋巴结转移以乳头状癌多见，临床上查出的淋巴结转移多达 40%~51%，其次为滤泡状癌。双侧淋巴结转移约占 10%，转移部位多在颈深下及中央组淋巴结，晚期也可转移到上纵隔或腋下淋巴结。局部转移灶多见于术后复发或肿瘤侵犯周围软组织及周围血管、局部肌肉，甚至气管、食管也受累及。诊断方法可采用 B 超、核素扫描和细针穿刺，各种方法均有可能出现假阴性结果，而联合应用可提高诊断准确性，有助于分化型甲状腺癌局部或淋巴转移的确诊。

颈淋巴结局部转移灶大剂量 ^{131}I 治疗是十分有效的治疗方法，多数患者病情减轻、肿块缩小，对已侵犯周围组织未能完全消除转移灶的患者，还可减少肺转移的发生。

对于疗效的影响因素，转移淋巴结的大小是 ^{131}I 治疗淋巴结转移疗效的重要影响因素，淋巴结直径小于 2cm 时，^{131}I 治疗效果显著，而淋巴结直径大于 2cm 时，治疗效果差。随着淋巴结直径的增大，淋巴结的体积也越大，完全消除所需要的 ^{131}I 的量也明显增多，但淋巴结所能摄取的 ^{131}I 并不会增多或者仅少量增加，达不到消融淋巴结所需要的活度，所以 ^{131}I 治疗转移淋巴结的疗效随着淋巴结直径的增加而降低。此外，^{131}I 治疗淋巴结转移时的疗效与是否有甲状腺组织的残留也有密切关系，在有甲状腺组织残留的情况下，^{131}I 大部分被残留组织所摄取，转移的淋巴结仅摄取少量，无法起到治疗作用，已有研究结果显示，无甲状腺组织残留的患者 ^{131}I 治疗有效率为 100%，有甲状腺组织残留的患者有效率为 76.9%。

关于性别、年龄、病理类型是否影响 ^{131}I 治疗分化型甲状腺癌淋巴结转移的治疗效果研究结果不尽相同，多数认为无关。

（二） ^{131}I 治疗肺转移灶

从分化型甲状腺癌的肿瘤生物学特性来看，滤泡状癌以血行转移为主，但乳头状癌肺转移者也不少见，有资料显示甲状腺癌初诊时伴远处转移的发生率可达 33%，其中又以肺转移为多见。肺转移与颈淋巴结转移、纵隔淋巴结转移、骨及其他软组织转移可同时存在。肺转移的临床表现多出现呼吸系统症状，合并感染后有明显咳嗽、痰多、痰中带血、胸闷及气短等，体检可闻及呼吸音减低，影像学检查在 X 线胸片、CT 可见肺部有团块状阴影，核素 ^{131}I 全身扫描相应部位有明显放射性浓聚（图 4-1）；但少数病例 X 线、CT 无明显阴影而放射性核素显像见两肺呈均匀放射性摄取（图 4-2），且血清 Tg 水平增高，这可能与分化型甲状腺癌的转移途径有关，经血行转移者在双肺形成小的栓塞，造成弥漫性微小病灶或隐匿性病灶，而这种病灶不致引起肺形态学的改变，仅因有聚碘功能而显影。另有少数分化型甲状腺癌病例，肺转移灶有明显的 X 线、CT 阴影，但病灶并不摄取 ^{131}I。

治疗剂量消除肺转移灶平均总 ^{131}I 量为 14.8~18.5GBq（400~500mCi）。有报道 101 例分化型甲状腺癌肺转移服 ^{131}I 总量平均为 16.65GBq（450mCi），肺部病灶完全消除为 46.5%（47/101），其中的 39 例在三次治疗后病灶完全消除，部分缓解为 32.7%（33/101），表现为病灶摄 ^{131}I 能力下降，对治疗完全无反应者为 20.8%（21/101）。

大剂量 ¹³¹I 治疗后肺部转移灶丧失或减低摄 ¹³¹I 功能是"治愈"或好转的表现,往往需要多个疗程才能达到这一效果,图 4-3 即为同一病例多次治疗的 ECT 扫描图,肺内 ¹³¹I 摄取逐渐下降至最后基本不吸收。¹³¹I 治疗前 X 线胸片上未发现有转移者,其生存率较治疗前胸片阳性者高 5 倍,¹³¹I 治疗后 X 线胸片由阳性转为阴性者,其生存率较未转为阴性者高 4 倍。肺转移者服 ¹³¹I 后无特殊不良反应,服用剂量过大可能有放射性肺炎的发生,此外,肺纤维化也是值得注意的问题,尽管肺的代偿功能强,但多次、累积大剂量 ¹³¹I 仍有可能导致肺纤维化的发生。

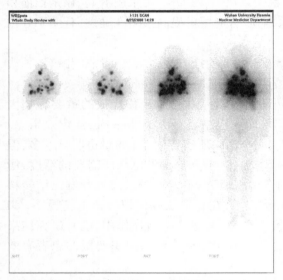

图 4-1　肺转移呈多结节型病灶

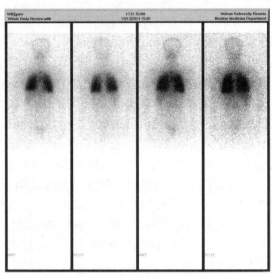

图 4-2　肺转移呈弥漫型病灶

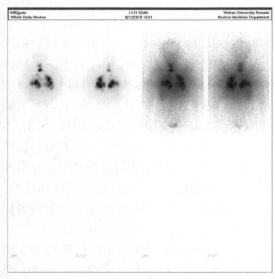

A

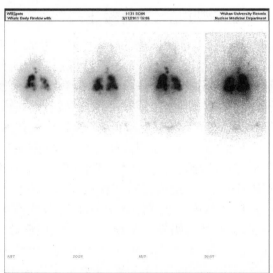

B

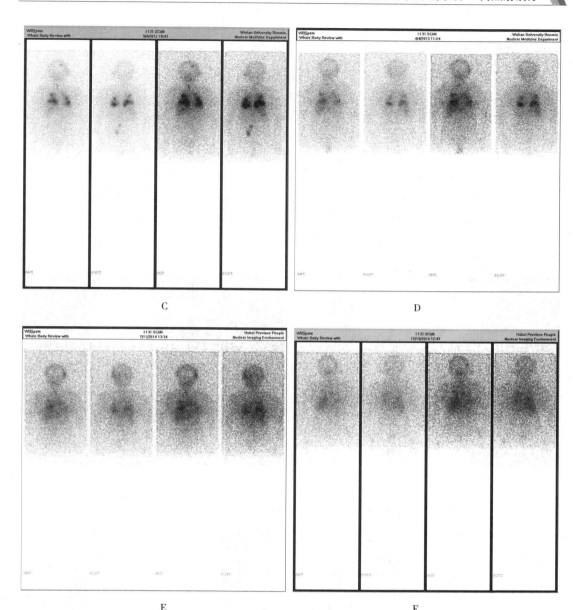

图 4-3　同一病例多次治疗的 ECT 扫描图
治疗时间分别为 A:2010 年;B:2011 年 3 月;C:2012 年 9 月;
D:2013 年 4 月;E:2014 年 7 月;F:2014 年 12 月

年龄是影响 ^{131}I 治疗分化型甲状腺癌肺转移疗效的主要因素,40 岁以下患者的有效率为 92.9%,40 岁以上患者的有效率为 72.7%,差异有显著性。年轻组肺转移患者与高年龄组患者相比,病程可能相对较短,所发现的转移灶处于较早期,另外,年轻患者的免疫能力和对辐射损伤的修复能力均好于高年龄组患者,同时其对射线的敏感度也高,因此肺转移确诊年龄越小的患者治疗效果往往越好。

（三）^{131}I 治疗骨转移

骨转移是分化型甲状腺癌远处转移除肺转移之外的最常见部位,资料显示早期诊断骨转移的发生率可达 51%,常见部位为椎骨（29%）、骨盆骨（22%）、肋骨（11%）,可为单发病灶,也可为多发病灶。临床相应部位骨痛症状结合 X 线、核素显像多能确定诊断。

骨转移 ^{131}I 治疗的目的之一为防止病理性骨折的发生,减轻疼痛。如果是孤立性转移病灶,且年龄小于 45 岁时,可先行手术切除。甲状腺癌骨转移 ^{131}I 治疗需较大剂量,且需反复多次服用,疗效低于其他部位的转移灶,文献报道 177 例骨转移患者,病灶完全消除者仅 3.4%（6/177）,转移灶摄碘功能下降即部分好转者 37.3%（66/177）,完全无效 59.3%（105/177）。治疗有效者临床上可见局部疼痛减轻或消失,伴有椎骨转移所致截瘫者少数患者可恢复行走,生活质量明显提高。有报道提出即使病灶未完全消除,5 年生存率仍可达 53%,生存期可达 5~18 年（图 4-4）。

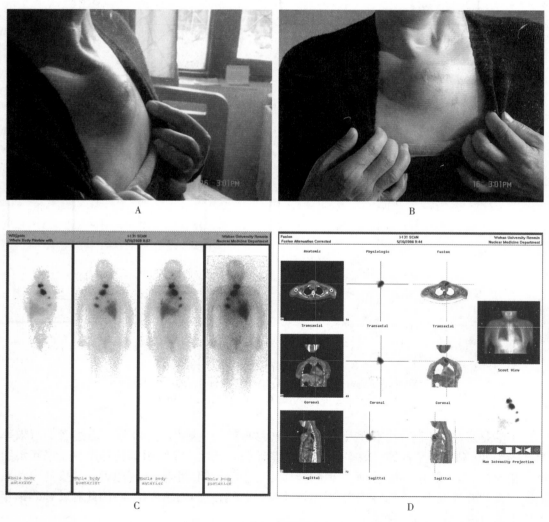

图 4-4　甲状腺癌胸骨柄转移
A:侧位；B 正位；C:大剂量 ^{131}I 治疗后扫描图；D:SPECT/CT 同机融合图像

甲状腺癌骨转移预后相对较差,但配合其他治疗有可能提高疗效,使疼痛缓解、肿块缩小,血清 Tg 水平下降。所用其他方法有外照射放疗、超声聚焦刀、γ 刀等。

（四）^{131}I 治疗其他部位转移灶

1. 脑转移　分化型甲状腺癌脑转移发生率不高,多发于老年患者,病变属于激进型,预后差,常常是导致死亡的原因。临床上曾有见到以脑部肿瘤为首诊、行手术治疗后病理结果为转移性甲状腺癌的病例。脑转移灶在 ^{131}I 治疗后的全身扫描有时表现为不吸收 ^{131}I,可能与血脑屏障这一脑的自我保护机制有关,脑转移可采用大剂量 ^{131}I 治疗,并同时配合外照射放射治疗和给予糖皮质激素,但要注意观察和防止脑水肿的发生。

2. 肝转移　甲状腺癌肝转移往往伴有多处转移（图 4-5）,单纯给予大剂量 ^{131}I 治疗疗效欠佳,不同方法联合治疗可提高疗效,并能避免大剂量 ^{131}I 治疗时所产生的不良反应。

3. 肩部软组织转移　肩部软组织发生局部转移时,应与肩胛骨、肱骨等部位的骨转移相鉴别（图 4-6）,因处于体表多用细针穿刺确诊,单纯局部软组织转移可先行手术切除,再给予大剂量 ^{131}I 治疗,一般可有较好疗效（图 4-7）。

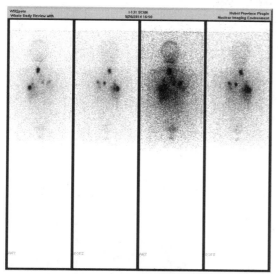

图 4-5　肝脏及其他多部位转移

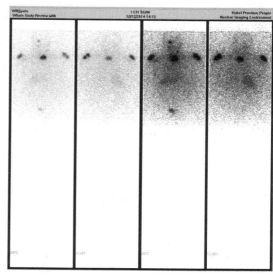

图 4-6　双侧肩部软组织转移

三、分化型甲状腺癌复发及转移灶的 ^{131}I 治疗疗效评价

^{131}I 治疗分化型甲状腺癌转移灶的疗效需长期随访,在第一次 ^{131}I 治疗后,每 3~6 个月需进行一次随访,检测血清 Tg,或进行 ^{131}I 全身扫描（必要时行 ^{18}F-FDG PET 显像）,相应部位的 X 线、CT 或超声检查。随访中待所有病灶不再摄取 ^{131}I,其他影像学诊断证明病灶消失后则每年随访一次。

对于疗效的评价可以分为治愈、好转和无效:

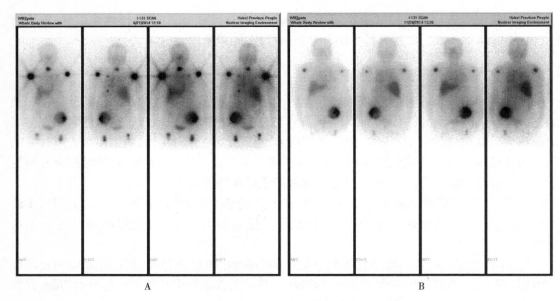

图 4-7 甲状腺癌多处转移

A:第一疗程;B:第二疗程

治愈:

(1)颈部肿块明显缩小甚至完全消失;

(2)外周血 TSH 水平升高、Tg 降至正常甚至完全测不出;

(3)X 线胸片肺内阴影消退,^{131}I、^{18}F-FDG 等放射性核素全身显像未见异常浓聚。

好转:经大剂量 ^{131}I 治疗后,病灶缩小,Tg 下降,但转移灶聚碘功能仍未完全消退。

无效:经大剂量 ^{131}I 治疗后,Tg 仍高于正常,病灶大小及摄 ^{131}I 功能无显著改变。

治愈、好转和无效分别见图 4-3、图 4-8、图 4-9。

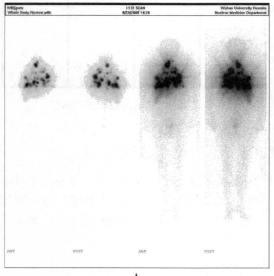

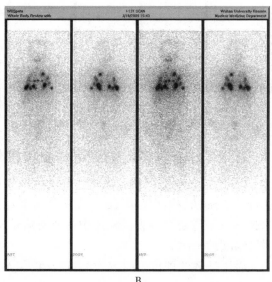

A

B

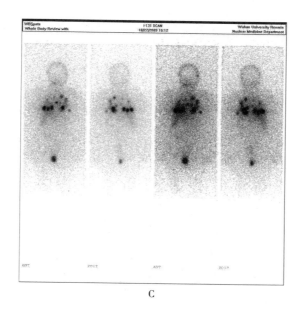

C

图 4-8　治疗好转

治疗时间分别为:A:2008 年 8 月;B:2009 年 3 月;C:2009 年 10 月

文献报道,71 例甲状腺癌转移 ^{131}I 治疗患者随访 0.5~22 年, ^{131}I 最大用量 32.8GBq（870mCi）,治愈 23 例(32%),好转 19 例(26.7%),无效 4 例(5.6%),死亡 25 例(35%)。死亡原因为病变的广泛转移或其他疾病。按转移部位 ^{131}I 治疗效果评价见表 4-1。

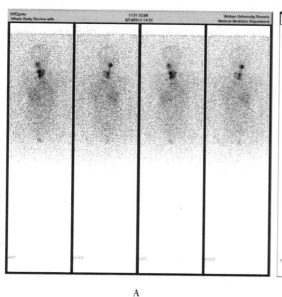

A

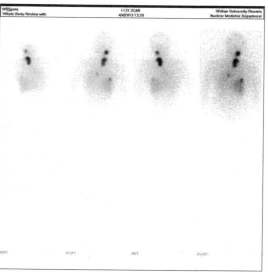

B

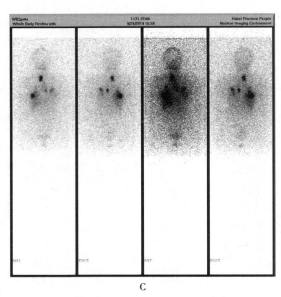

C

图 4-9　治疗无效

治疗时间分别为:A:2012 年 6 月;B:2013 年 4 月;C:2014 年 9 月

表 4-1　分化型甲状腺癌转移灶 [131]I 治疗疗效

转移部位	例数	治愈率	好转率	无效率
淋巴结	187	50.8%(90)	47.6%(89)	1.6%(3)
肺	78	19.2%(15)	74.4%(58)	6.4%(5)
骨	47	4.3%(2)	87.2%(41)	8.5%(4)
合计	312	35.9%(112)	60.2%(188)	3.8%(12)

（陈辉霖）

参 考 文 献

1. 张永学,黄钢.核医学.北京:人民卫生出版社,2005

2. Furhang E,Larson SM,Burannapong P,et al.Thyroid cancer dosimetry using clearance fitting. J Nucl Med,1999,40(1):131-136

3. 潘中允.放射性核素治疗学.北京:人民卫生出版社,2006

4. 匡安仁.131 碘治疗分化行甲状腺癌.北京:人民卫生出版社,2013

5. Wang Q,Takashima S,Fukuda H,et al. Detection of medullary thyroid carcinoma and regional lymph node metastases by magnetic resonance imaging. Arch Otolaryngol Head Neck Surs,1999,125(8):842-848

6. 朱瑞森,余永利,陆汉魁,等.大剂量 I-131 治疗 312 例分化型甲状腺癌转移灶的临床分析.中华核医学杂志,2002,22(6):325-327

第三节　¹³¹I 全身扫描阴性 Tg 升高的
失分化型甲状腺癌治疗策略

　　分化型甲状腺癌（DTC）通过手术切除结合放射性碘（¹³¹I）治疗和甲状腺激素抑制治疗大部分患者预后良好，甚至可治愈。然而，有少部分分化型甲状腺癌患者术后经过常规的放射性碘治疗之后，血清 Tg 水平仍然持续升高，提示体内仍有甲状腺癌细胞，但在全身放射性碘扫描（WBS）诊断则未显示任何异常摄碘病灶，此类情况被称为"Tg 阳性但扫描阴性"，即提示"失分化"可能。DTC 肿瘤细胞失分化引起摄碘能力下降，约有 15% 的患者会出现 Tg 阳性而 ¹³¹I 全身扫描阴性，导致 ¹³¹I 全身扫描不能探测到肿瘤病灶。这类患者其预后一般也较差，给临床诊治带来一定的困难，成为影响甲状腺癌疗效和预后的主要因素。

一、Tg 阳性而扫描阴性的原因

　　DTC 患者临床上出现 Tg 阳性而扫描阴性时，首先需要确定结果的可靠性，排除人为误差导致的血清 Tg 假阳性或扫描假阴性的可能性。血清 Tg 水平假性升高指实际上血清 Tg 阴性或低于检测低限值，但由于血中的一些干扰物质或实验误差造成化验结果升高。出现这种情况时，需要对患者的血清样品进行重复检测，并与同批患者的测定值进行比较，必要时与 Tg 质控血清同时进行检测，以确保实验结果的可靠性。

　　与血清 Tg 假阳性相比，放射碘全身扫描假阴性更常见，即虽有癌细胞存在，但是扫描没有显示出异常的摄碘病灶。其主要原因有以下几个方面：

　　第一，血 TSH 水平没有充分升高，对甲状腺癌细胞摄取碘的刺激作用不够；或是血液中的非放射性碘太多，妨碍了癌细胞对放射性碘的摄取。为了减少非放射性碘的干扰，医生建议在进行放射性碘扫描前需低碘饮食 2~4 周。大量摄入非放射性碘可以抑制病灶摄取放射性 ¹³¹I，如 CT 检查中用了含碘增强造影剂，食用含碘的食物或药物等能干扰甲状腺癌病灶对 ¹³¹I 的摄取。通过测定血碘和尿碘水平，了解体内碘负荷的情况，可以帮忙确定是否因为非放射性碘干扰造成了扫描的假阴性。

　　第二，仪器分辨率受限，由于肿瘤体积较小，1cm 以下的病灶显像仪器难以发现，造成假阴性。甲状腺癌细胞具有生存和释放 Tg 的功能，也能摄取放射性碘，但是当病灶较小或者病灶摄取碘的能力较低，全身 ¹³¹I 扫描获得的信息量不足而不显影。

　　第三，残留的甲状腺癌细胞失分化，丧失了摄取放射性 ¹³¹I 的功能。这些失分化的癌细胞不能摄取 ¹³¹I，但仍能产生 Tg，更糟糕的是肿瘤被彻底封闭化，不仅丧失摄碘能力，也丧失生成 Tg 的能力，而且这种肿瘤细胞更具原始性、侵袭性，难以发现和定位，是引起甲状腺癌复发和转移的隐患，需要采用超声显像等其他影像学协助诊断。

二、Tg 阳性而扫描阴性患者的治疗策略

（一）影像学检查

　　DTC 患者常见的扩散和转移部位是颈部，对颈部最有意义的检查首选超声显像，其次是

磁共振。替代放射性碘扫描的途径是使用其他放射性核素,包括 ^{201}Tl 和 ^{99m}Tc-MIBI。甲状腺癌细胞能通过某些特殊机制,来摄取这些放射性核素。有 25%~30% 的 ^{131}I 扫描阴性甲状腺癌患者能够通过核素显像成功确定病灶位置。^{201}Tl 和 ^{99m}Tc-MIBI 显像的优势之一是显像前无需停用甲状腺激素替代或抑制治疗。目前在 Tg 阳性而扫描阴性的患者中,应用最广泛的是 ^{18}F-FDG PET/CT 显像。由于甲状腺癌细胞较正常细胞代谢更旺盛,利用葡萄糖的代谢能力增强。而且分化较好的甲状腺癌细胞摄取 ^{18}F-FDG 减少甚至不摄取,但失分化的甲状腺癌细胞则摄取 ^{18}F-FDG 增加,通常肿瘤分化程度越低,^{18}F-FDG 摄取越高,因此 PET/CT 有助于发现 Tg 阳性而 ^{131}I 全身显像阴性的病灶(图 4-10),其缺点是 PET/CT 的价格较贵。^{18}F-FDG PET/CT 显像的另一个优点是不受非放射性碘的干扰,并且能与高分辨率 CT 联合应用。通过 ^{8}F-FDG PET/CT 显像,60%~80% 的 Tg 阳性患者能够得到正确诊断。其缺点是 PET/CT 的价格较贵,不利于广泛使用。

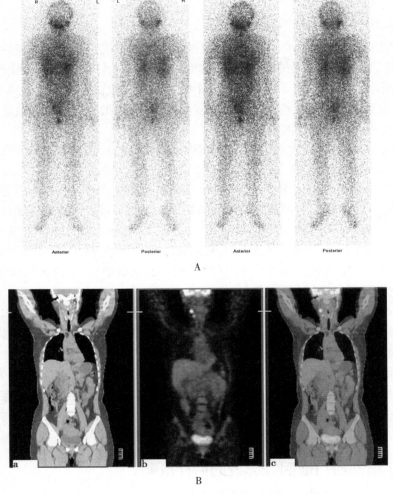

图 4-10　Tg 阳性,^{131}I 全身显像阴性而 PET/CT 阳性

A. 第二次 5.55GBq ^{131}I 治疗,Tg154.01μgL,Tg-A:2.1μgL,WBS 阴性,提示甲状腺癌细胞失分化;

B.^{18}F-FDG PET/CT 显像:颈部淋巴结葡萄糖代谢增高,提示淋巴结转移,再次行淋巴结清扫术后复查

（二）细针穿刺和外科手术

对于 Tg 阳性而 ^{131}I 全身显像阴性的患者,细针穿刺细胞学检查对于确诊非常重要。但是在临床上,位于颈部的淋巴结转移病灶往往比较小,或者部位较深触诊难以发现,故最好是在超声引导下行穿刺活检成功率较高。细胞学检查有利于尽早确定病灶性质和部位,制订合适的进一步治疗方案。对于病灶不摄 ^{131}I 的患者可以考虑再次行淋巴结清扫手术治疗。

（三）^{131}I "盲治"

对于 Tg 呈阳性,而 ^{131}I 全身显像为阴性的患者可以直接给予 ^{131}I 治疗,但是也有部分专家对"盲治"的疗效存在一定的分歧。支持"盲治"的学者认为,治疗后血清 Tg 水平下降,甚至一些研究者报道有多达 66% 的患者 ^{131}I 治疗后 5~14 天扫描发现了放射性碘摄取的病灶。然而,反对这一做法的学者认为,迄今还缺乏足够的证据表明"盲治"对减少肿瘤负担或增加生存率方面对患者有益处,即便患者能够受益,但大剂量 ^{131}I 治疗带来的风险有可能会超过治疗带来的益处。

（四）其他治疗方法

当体内的病灶不再摄取 ^{131}I,且又无法手术治疗时,可尝试其他治疗办法,包括乙醇消融、射频消融、外放射治疗等。一些化疗药物已被用于失分化甲状腺癌的治疗,如舒尼替尼和索拉非尼以及新近用于临床的生物制剂(如 lenvatinib)治疗等。治疗方案需要根据患者的甲状腺癌分型和病灶部位制订个体化治疗方案。CT、MRI、超声和(或)PET 扫描等检查有助于病灶的定位和病情估计,最终治疗方案有赖于这些影像学检查的结果进行综合分析。

（五）诱导再分化治疗

甲状腺癌细胞再分化是指改变癌细胞,使其在形状、特性以及功能上更加特性化,恢复其摄取放射性碘的能力,以便使失分化或低分化甲状腺癌再次行 ^{131}I 治疗。诱导甲状腺癌细胞再分化的药物及方法较多,已有多类诱导再分化的药物被用于临床或研究之中,包括维 A 酸、噻唑烷二酮和甲基化抑制剂。维 A 酸是维生素 A 的衍生物,可用于治疗白血病一类的癌症。甲状腺癌细胞的体外实验研究表明,诱导分化可使癌细胞摄碘能力增加 4 倍;但人体研究显示,维 A 酸只在一小部分病例中可能增加放射性碘摄取。噻唑烷二酮类药物(如罗格列酮)治疗糖尿病常用药物。初步研究表明,该药对某些癌细胞上表达特殊受体——过氧化物酶体增殖物激活型受体 γ 激活剂(PPARγ)的患者可能有效。基因甲基化等异常化学反应能降低甲状腺癌细胞摄取碘的能力。五氮胞苷、苯乙酸等药物能抑制甲状腺癌细胞中的甲基化反应,可能改善细胞摄碘能力,但也需要更多的研究证据证实。处于研究阶段的诱导分化药物还有缩酚酸肽、曲古霉素和羟甲基戊二酰 - 辅酶 A 等。

（六）随访观察

少部分分化型甲状腺癌患者尽管通过目前的检查手段仍然无法确定肿瘤的位置及病灶所在,仍需要对这些患者进行定期随访观察,以便及时发现"隐藏"的肿瘤病灶,并通过及时的治疗缓解病情,改善患者的预后。

总之,对于血清 Tg 呈持续阳性,而行 ^{131}I 全身显像未发现异常摄碘病灶的患者,需要针对不同个体的具体情况,制订进一步的诊断和治疗策略,采用综合诊疗措施是提高该类难治性甲状腺癌治疗疗效,改善其预后的重要举措。

（鹿存芝　陆涤宇）

参 考 文 献

1. 邢家骝. 碘 -131 治疗甲状腺疾病. 北京:人民卫生出版社,2011

2. 陈跃. 儿科核医学. 北京:人民卫生出版社,2013

3. Bertagna F,Bosio G,Biasiotto G,et al.F-18 FDG-PET/CT evaluation of patients with differentiated thyroid cancer with negative I-131 total body scan and high thyroglobulin level. Clin Nucl Med,2009,34（11）:756-761

4. Rivera M,Ghossein RA,Schoder H,et al. Histopathologic characterization of radioactive iodine-refractory fluorodeoxyglucose-positron emission tomography- positive thyroid carcinoma. Cancer,2008,113（1）:48-56

5. Leboulleux S,Schroeder PR,Busaidy NL,et al. Assessment of the incremental value of recombinant thyrotropin stimulation before 2-[18F]-Fluoro-2-deoxy- D-glucose positron emission tomography/computed tomography imaging to localize residual differentiated thyroid cancer. J Clin Endocrinol Metab,2009,94（4）:1310-1316

6. Shammas A,Degirmenci B,Mountz JM,et al. 18F-FDG PET/CT in patients with suspected recurrent or metastatic well-differentiated thyroid cancer. J Nucl Med,2007,48（2）:221-226

7. Stokkel MP,Duchateau CS,Dragoiescu C. The value of FDG-PET in the follow- up of differentiated thyroid cancer:a review of the literature. Q J Nucl Med Mol Imaging,2006,50（1）:78-87

8. Kaneko K,Abe K,Baba S,et al. Detection of residual lymph node metastases in high-risk papillary thyroid cancer patients receiving adjuvant I-131 therapy:the usefulness of F-18 FDG PET/CT. Clin Nucl Med,2010,35（1）:6-11

9. Ma C,Xie J,Lou Y,et al. The role of TSH for 18F-FDG-PET in the diagnosis of recurrence and metastases of differentiated thyroid carcinoma with elevated thyroglobulin and negative scan:a meta-analysis. Eur J Endocrinol,2010,163（2）:177-183

10. Stefano P,Roberta R,Corrado C,et al. Recombinant thyrotropin stimulation improves 18F-FDG PET/CT sensitivity in patients with recurrent differentiated thyroid cancer. J Nucl Med,2011,52（Supplement 1）:1308

第四节　儿童和青少年甲状腺癌 ^{131}I 治疗

儿童和青少年甲状腺癌多系偶然发现甲状腺部位的无症状结节或包块而诊断。儿童甲状腺结节比较少见,其发病率在儿童约 1%,青少年约 13%,而成人高达 50%,多发生于患有甲亢和甲减的儿童,白血病、淋巴瘤和脑肿瘤的患儿也常见到甲状腺结节。虽然与成人相比,儿童甲状腺结节较少见,但儿童甲状腺结节恶性率较高,有 20%~30% 的甲状腺结节为恶性,因此,儿童发现甲状腺结节必须进行积极的检查确定其性质。有研究发现,儿童甲状腺癌发生的基因突变类型与成人不同,儿童体内会对甲状腺癌产生强烈的免疫应答反应,因此,儿童甲状腺癌的生存期很长。

儿童甲状腺癌的 ^{131}I 治疗:总体而言,儿童甲状腺癌的初始治疗方案与成人相同,包括

手术治疗和 [131]I 治疗。[131]I 治疗包括 "清甲" 治疗和 "清灶" 治疗。对年龄很小的儿童 (3~5 岁)，可根据体重 (1.0~1.5mCi/kg 体重，或 100mCi/1.73m²) 来决定口服 [131]I 的剂量，或者采用剂量计算来确定 [131]I 的治疗剂量。经验法口服 [131]I 剂量的计算法可参考成人法。

儿童甲状腺癌的 [131]I 治疗后的疗效及预后评价：DTC 患者的预后非常好，有很多乳头状甲状腺癌患儿在第一次手术和 [131]I 治疗后病情缓解，但也有一些患者可能需要多次 [131]I 治疗后才能缓解。即使颈部侵袭较严重或出现远处转移的患者，经过 [131]I 治疗后多数能得到缓解，部分患者需要第二次手术后再次接受 [131]I 治疗。其评价标准如下：

缓解：①没有癌病灶残留或复发的临床证据；②没有癌组织残留或复发的影像学证据 [即首次术后 [131]I 扫描或者全身 [131]I 显像，甲状腺区域外没有出现 [131]I 摄取，超声、CT 和 (或) 其他影像学检查为阴性结果]；③Tg 抗体阴性时，检测不到血清 Tg 存在。

病灶残留或复发：尽管儿童 DTC 患者存活率比较高，但是儿童甲状腺癌比成人更容易复发。尤其是有以下因素的儿童易复发：小于 10 岁，肿瘤较大 (直径 >2cm)，男孩，多发病灶，肿瘤有淋巴结和肺转移。幸运的是，儿童甲状腺癌复发的预后好于成人。对于病灶持续存在和复发的儿童，应该每 6 个月随访测定 TSH 刺激后的 Tg 和 Tg 抗体水平，[131]I 全身显像以及颈部超声。如果检查提示疾病存在，应该继续用 [131]I 治疗。虽然 [131]I 治疗量上限为 600mCi (22 200MBq)，也有人建议 1000mCi (37 000MBq)，但 [131]I 的累积量没有绝对的最大值，应该根据每个患者最后一次接受 [131]I 治疗和将来继续进行 [131]I 治疗时所带来的利弊而定。

儿童甲状腺癌肺转移的病程发展比较慢，但疾病存在时间长，多数患儿的存活率比较高。因此，对 Tg 阳性且水平比较稳定，[131]I 扫描为阴性的儿童可以考虑重复使用 [131]I 治疗。然而，尚不太清楚更大剂量 [131]I 治疗的利弊情况。对于肺转移的患儿行 [131]I 治疗可能引起放射性肺炎和肺纤维化，影响其肺功能，需采用剂量计算所推荐的 [131]I 剂量进行治疗。

预后评估：通常儿童甲状腺癌预后比较好，多数患儿 (70%) 在首次 [131]I 治疗后就得到缓解。对于疾病持续存在和复发的儿童，约有 3/4 最终也能缓解。由于在治疗后长达 30~40 年的时间里都有复发的风险，故需要对甲状腺癌患儿进行长期随访监测。

（鹿存芝 陆涤宇）

参 考 文 献

1. 邢家骝. 碘-131 治疗甲状腺疾病. 北京：人民卫生出版社，2011

2. 道格拉斯·范·诺顿斯特兰，里昂纳多·瓦托夫斯基，盖瑞·布鲁姆，等. 解读甲状腺癌. 关海霞，吕朝晖，译. 沈阳：辽宁科学技术出版社，2014

3. Hervouet T, Devillers A, Cuggia M, et al. Influence of rhTSH on 18 FDG uptake in a population of 42 patients with suspected recurrence of differentiated thyroid carcinoma. Med. Nucl, 2009, 33 (6): 321-330

4. Rivera M, Ghossein RA, Schoder H, et al. Histopathologic characterization of radioactive iodine-refractory fluorodeoxyglucose-positron emission tomography- positive thyroid carcinoma. Cancer, 2008, 113 (1): 48-56

5. Leboulleux S, Schroeder PR, Busaidy NL, et al. Assessment of the incremental value of recombinant thyrotropin stimulation before 2-[18F]-Fluoro-2-deoxy- D-glucose positron emission tomography/computed tomography imaging to localize residual differentiated thyroid cancer. J Clin Endocrinol Metab, 2009, 94 (4): 1310-1316

6. Kaneko K,Abe K,Baba S,et al. Detection of residual lymph node metastases in high-risk papillary thyroid cancer patients receiving adjuvant I-131 therapy:the usefulness of F-18 FDG PET/CT. Clin Nucl Med,2010,35(1):6-11

7. Ma C,Xie J,Lou Y,et al. The role of TSH for 18F-FDG-PET in the diagnosis of recurrence and metastases of differentiated thyroid carcinoma with elevated thyroglobulin and negative scan:a meta-analysis. Eur J Endocrinol,2010,163(2):177-183

8. Stefano P,Roberta R,Corrado C,et al. Recombinant thyrotropin stimulation improves 18F-FDG PET/CT sensitivity in patients with recurrent differentiated thyroid cancer. J Nucl Med,2011,52(1):1308

第五节　¹³¹I 治疗病房的辐射防护与管理

核医学是利用放射性核素进行疾病诊断、治疗以及医学研究的学科。临床核医学的应用十分广泛,所使用的放射性核素已达数十种之多,其中 ^{131}I 是临床上最常用的治疗用放射性核素之一,其具有四个特点:①易挥发,容易造成环境污染;②释放出的主要能量为 0.61MeV 的 β 射线及能量为 0.364MeV 的 γ 射线,内、外照射共存;③服药后的患者,成为活体移动放射源,易造成陪伴、家属及其周围人员受到外照射和环境污染;④使用剂量较大,一般治疗甲亢需服用 185~370MBq(5~10mCi),治疗甲状腺癌需 3.7~7.4GBq(100mCi~200mCi)。由此可知,在放射诊疗过程中,受治者、相关工作人员以及公众都存在潜在的辐射危害风险。国家卫计委于 2007 年 4 月 1 日发布了《临床核医学放射卫生防护标准》,对临床核医学诊疗过程中工作人员及工作场所提出了新的要求。随着 ^{131}I 治疗分化型甲状腺癌在临床上的应用快速发展,本节以 ^{131}I 治疗为例介绍临床核医学的辐射防护与管理,以促进该技术规范安全的普及应用。

一、辐射危害来源

(一)射线种类

根据放射性核素衰变类型不同,分为 α 衰变、β 衰变和 γ 衰变,在衰变过程中放射性核素可同时释放出相应类型的射线,在临床工作中,合理利用不同射线的特性,达到诊断及治疗疾病的目的。如 γ 射线穿透强,电离能力弱,对身体组织损伤小,多用于诊断;β 射线穿透力弱,空气中射程仅数厘米,利用电离本领强的特性破坏组织细胞,达到治疗疾病的目的。

(二)¹³¹I 治疗中辐射危害来源

1. 医护工作人员操作放射性药物准备过程中,如开瓶、分装、测量、给药、注射中违反操作规程,造成工作场所污染;

2. 废弃的医疗材料对环境污染;

3. 患者的排泄物,尤其刚口服放射性药物的患者,唾液及尿液的溅洒对地面的污染;

4. 受药患者自身是照射源,使周围人群受到外照射;

5. ^{131}I 具挥发性,在隔离不完备情况下操作,容易污染空气。

6. 不可避免的放射性液体撒落、气体泄漏造成的环境污染等。

二、放射性核素操作过程中的防护

（一）工作人员防护

在核医学诊疗过程中,工作人员可能会受到不同程度的外照射甚至内照射,因此,医务人员必须经过严格、系统培训,学习有关放射防护的各种法规及专业知识,配戴个人剂量计和个人报警仪,建立健康档案,定期体检。根据《电离辐射防护与辐射源安全基本标准》（GB18871—2002）的要求,放射工作人员连续5年的年平均有效剂量限值不超过20mSv,任何一年中的有效剂量限值不得超过50mSv。

1. 屏蔽、距离、时间三要素减少外照射剂量

（1）屏蔽防护:各种放射性药品的操作应在有屏蔽的情况下进行。并根据放射性核素发射的射线的种类、能量选择合适的屏蔽材料。如γ射线用铅或铅玻璃防护,β射线用有机玻璃防护。同时还要考虑操作方便性,否则操作烦琐导致时间过长,可使工作人员受照剂量增加。

（2）距离防护:距离增加1倍,受照剂量减至1/4。操作时尽可能增大与放射源的距离。比如开瓶时使用长柄开瓶器;注射时采用长的注射筒等。

（3）时间防护:受照剂量与受照时间成正比。医护操作者应力争做到技术熟练、经验丰富、操作迅速准确,并尽量采用较先进、快速的检查方法,以达到缩短与放射性源和患者的接触时间,继而减少受照剂量。

2. 严格执行操作规程,避免内照射 医务人员实施操作前物品准备齐全,穿铅衣,戴铅帽、口罩、手套、穿专用鞋等,以防止污染日常衣物、皮肤和头发以及吸入放射性气体,严禁在控制区和监督区内饮水、进食、吸烟,也不得进行无关工作及不得存放无关物件;放射性核素分装和制备应在通风橱内进行,操作过程需要医护操作人员技术熟练、情绪稳定、操作迅速准确。

3. 严格把好"三废"处理关 放射性工作人员在诊治结束后,将所使用的医疗用品置于专用的内衬塑料袋的放射性废物容器中,不可随意乱扔;已被污染或疑被污染的用具要专门收集,单独保存在指定的地方;应在收集放射性废物容器表面的显著位置标有废物类型、核素种类、比活度范围和存放日期,并在容器上粘贴放射性标志;放射性废物按长半衰期和短半衰期分别收集,由专人负责收集、存放和处理,并记录备案;同时要定期监测辐射污染情况,把污染控制在国家规定的限值内,以防止放射性核素向环境扩散而危害公众。

（二）患者防护

DTC患者对放射性核素治疗缺乏认识和了解,易产生恐惧感,容易有抑郁、焦虑、紧张的心理。患者服用放射性药物后成为一移动的放射源,如果不自觉遵守核素治疗病房的管理要求,不按流程要求执行,极易对医护人员造成不必要的辐射危害。因此,治疗前医护人员与患者和家属需要充分沟通,进行辐射安全防护指导:

1. 住院患者原则上无陪伴,特殊情况需经核医学科主任同意,并严格限制陪伴时间;

2. 患者应在指定的卫生间大小便,便后冲刷马桶至少2~3次;不随地吐痰,以免造成^{131}I污染;污染的被服和个人用品应在其病室卫生间内做去污处理,并单独放置一段时间待

其放射药物表面污染监测合格方可作一般处理。

3. 服用放射性药物后,不得在病室内"串门"。患者住院期间一律穿病员服,患者要求户外活动必须征得医生同意,在规定的时间和指定的地点进行。

4. 医护人员在保证诊疗效果的同时,尽可能降低患者受照剂量。放射性药物选用毒性低、半衰期适当、放射性核素用量小的药物;给药剂量必须准确,按计划严格分装药量,经活度计测量后,再经双人核对无误才能给患者施药。患者服用放射性药物后,实际上已成为一个放射源,必然对周围环境和人群造成一定的影响,为了减少对健康人群不必要的辐射,必须在一定时间内进行隔离,并对其排出的痰液、唾液、呕吐物及大小便等,按放射性污染物收集、处理。

(三) 公众防护

根据《电离辐射防护与辐射源安全基本标准》(GB18871—2002)的要求,公众年有效剂量限值为1mSv,以及《医疗照射放射防护基本要求》(GBZ179—2006)的要求,照顾患者人员、慰问者和探视者所受的剂量必须加以约束,以致他(或她)在患者诊断或治疗期间所受的剂量不超过5mSv。应将探视已服用放射性药物的患者的儿童所受的剂量约束在1mSv以下。

1. 诊疗室内,尽量不要陪住人员,陪伴者尽可能缩短近距离接触时间或采用铅屏防护。

2. 接触患者衣物、餐具和生活用品后,应认真用肥皂洗手。

3. 陪伴者不得在病房内进食、饮水,严禁孕妇、婴幼儿、哺乳期妇女和青少年进入病房探视。

4. 患者出院后,体内仍残留一定量的放射性药物,要做好个人生活用品单独清洗和存放,做好患者居住房间内的清洁,避免密切接触家人。

5. 核医学科工作人员对已施用放射性药物的患者提供书面或口头的指导,以便他们在出院后还能有效地限制其护理人员和公众所受的照射,减少与其家庭成员如未成年人和孕妇,特别是与其配偶的亲密接触。2002年,我国《电离辐射防护与辐射源安全基本标准》规定:接受放射性核素治疗的患者应在其体内放射性物质的活度降至一定水平后才能出院,以控制其家庭与公众成员可能受到的照射。同时指出接受 ^{131}I 治疗的患者,其体内的放射性活度降至低于400MBq(约11mCi)之前不得出院。但是目前尚无常规的设备可测量人体内的放射性活度,导致该指导意见无法有效实施,Cappelen T 等研究600MBq(16mCi)以下剂量 ^{131}I 治疗甲亢后的隔离时间及行为指导,结果见表4-2、表4-3。分化型甲状腺癌 ^{131}I 治疗常规治疗剂量为1.11~5.55GBq(30~150mCi),因分化型甲状腺癌全切术后24小时吸碘率通常为1%~5%,据此推测分化型甲状腺癌全切术后行 ^{131}I 治疗24小时体内残留放射性活度约为11.1~288.6MBq(0.3~7.8mCi),合并转移的患者体内残留放射性活度适度增加,因此隔离一周出院时体内残留放射性活度远低于该研究的上限600MBq(约16mCi),此研究结果对我们给予出院患者防护指导具有一定的参考价值。有研究表明DTC术后 ^{131}I 治疗患者隔离一周出院时的辐射安全距离与 ^{131}I 治疗的次数有关,而与服药的剂量无关。第一次治疗的患者,若摄 ^{131}I 率24小时/2小时比值小于1,则出院后与家人及周围公众保持2米的距离2周。多次治疗的患者,出院后与家人及周围公众保持1米的距离2周; ^{131}I 全身显像发现明确转移且Tg异常增高,则保持2米以上的距离,特别是巨块型肺转移建议保持5米以上距离。

表 4-2 600MBq（16mCi）以下剂量 ^{131}I 治疗甲亢后的隔离时间

年龄	隔离时间
0~10 岁	至少 14 天
11~59 岁	至少 7 天
59 岁以上	至少 3 天

表 4-3 行为分类及指导建议

行为分类	行为指导建议
与他人距离	至少 1 米；1 小时以上，2 米
与孕妇距离	尽量不要接触
打算怀孕或当父亲	4 个月后
接触 <10 岁儿童	尽可能避免密切接触
接触 <2 岁儿童	不要接触，交给他人照顾，禁止哺乳
密切接触配偶及家人	拥抱时间 <0.5 小时 / 天
接触 >60 岁人群	危险性较低
接触访客	2 小时以内，距离 2 米
工作	最好脱离数天
幼儿园或学校教师	脱离工作 7 天以上
活动娱乐	避免与人接触 1 小时以上
公共交通工具	第 1 周避免旅行 2 小时以上
出租车	坐在后座
厕所	便后冲洗，洗手
餐具、床单、毛巾等	不与人共用；洗后安全
去医院就诊	告知曾接受放射性治疗

（四）环境防护

医院新建的核医学工作场所要做好科学选址，严格遵循三区制原则，即控制区、监督区、非限制区三区分离，各区使用物品不能互相换用。病房设立"三区制"，无活性区为医护人员的工作场所，活性区为从事放射性操作的场所或已接受 ^{131}I 治疗的患者病房，高活性区为放射性核素储存、分装场所，三区之间需有严格的分界，每间病房均需设置对讲系统，护理人员可以通过对讲系统与患者沟通，既不直接接触患者，又可以观察患者的病情变化，尽可能为患者提供必要的娱乐设施，如电视、书籍，使患者能够安心住院。

做好医患分流，避免交叉污染；生产和操作放射性核素或药物的通风橱，在半开条件下风速不应小于 1m/s。应设置独立的排风系统，并保证这些场所与其他场所通风不循环，抽出的气体经专用排风管道排出，排风口应高于本建筑物屋脊，并在通风橱或排风管道中酌情设有活性炭过滤装置或其他专用过滤装置,排出空气浓度不应超过有关法规标准规定的限值;核医学诊疗过程中会产生放射性废液、废水和固体放射性废物,放射性废液(废水)应采用储存衰变池集中稀释并衰变,为放射性核素提供足够衰变时间,使其放射性物质减少到允许排放水平;配备完善的放射污染检测及监测仪,有表面污染监测仪、辐射剂量监测仪、个人剂量报警仪;安排专人对工作场所及周围环境进行经常性辐射水平及表面污染水平监测,并建立监测记录档案备查;当发现放射工作场所及周围环境辐射水平超过国家规定的限值时,应及时上报辐射安全和防护领导小组,查明原因进行整改,直至合格。不同类别核医学工作场所室内表面及装备结构的基本防护要求见表4-4,核医学放射工作场所还应同时满足表4-5放射性表面污染控制水平。

表4-4 不同类别核医学工作场所的室内表面及装备结构要求

场所类别	地面	表面	通风橱	室内通风	管道	清洗及去污设备
I	地板与墙壁接缝无缝隙	易清洗	需要	应设抽风机	特殊要求	需要
II	易清洗且不易渗透	易清洗	需要	有较好的通风	一般要求	需要
III	易清洗	易清洗	不必	一般自然通风	一般要求	只需要清洗设备

注:引自《国际放射防护委员会(ICRP)》第57号出版物

表4-5 工作场所的放射性表面污染控制水平(Bq/cm^2)

表面类型		α放射性物质		β放射性物质
		极毒性	其他	
工作台、设备、墙壁、地面	控制区	4	4×10	4×10
	监督区	4×10^{-1}	4	4
工作服、手套、工作鞋	控制区	4×10^{-1}	4×10^{-1}	4
	监督区			
手、皮肤、内衣、工作袜		4×10^{-2}	4×10^{-2}	4×10^{-1}
该区内的高污染子区除外		4×10^{-2}	4×10^{-2}	4×10^{-1}

三、行之有效的管理制度

核医学治疗病房除了具有普通病房的管理制度外,还要根据其工作特点制订相应的规章制度。主要包括:①病区管理需遵守"环境与设施管理制度"、"住院患者守则"等;②严格执行医疗管理制度;③高活性区管理制度,严格执行"放射性废物处理原则"、"放射性污染的应急处理原则"、"放射性同位素定购领取保管使用制度"等。各项规章制度齐全并严格执行,有章可循,以此确保各项制度的落实和工作的正常进行。另外,在确定核医学诊疗前应首先作出正当性判断,以确保按临床需要得到的诊疗预期利益将超过该诊疗可能带来的潜在危险。在开具放射性药物处方时,应在能满足预期诊疗目的的情况下,尽可能降低患者所受的辐射剂量。

　　总之,我国医护工作人员、患者及陪同人员的核辐射防护意识相对较薄弱,很多医院在旧楼基础上改建的核医学科室其防护基础设施不完善,给辐射防护与管理带来一定的难度;在新的核医学科建设中应从最初的建筑设计到放射性废物处理设施严格要求,将核医学诊疗工作对人员的辐射和环境的影响降到最低水平。

（李　琼　陆涤宇）

参 考 文 献

1. 马永忠.1999-2000 年北京市放射工作人员外照射个人剂量监测与评价.中华放射医学与防护,2001(4):261-263

2. 孙作忠,宁尚义,张丹枫.碘 -131 治疗甲状腺疾病的辐射防护问题.中国辐射卫生,2005,14(3):203

3. Cappelen T,Unhjem JF,Amundsen AL,et al. Radiation exposure to family members of patients with thyrotoxicosis treated with iodine-131. Eur J Nucl Med Mol Imaging,2006,33(1):87-92

4. 陆涤宇,周俊,夏亮.分化型甲状腺癌术后 ¹³¹I 治疗 1 周后辐射相对安全距离的影响因素分析.中国临床医生,2014,10:28-30

第五章

甲状腺癌的其他治疗

第一节　甲状腺癌的内分泌治疗

DTC 术后 TSH 抑制治疗是指术后应用甲状腺激素将 TSH 抑制在正常低限或低限以下，甚至检测不到的程度，一方面补充 DTC 患者术后甲状腺激素的缺乏，另一方面抑制 DTC 细胞生长。DTC 术后正确应用促甲状腺素（TSH）抑制疗法可抑制 TSH 对甲状腺癌细胞增殖的调控，使多数患者获得良好的疗效。据对许多甲状腺癌病例的观察，局部复发率及远处转移率明显下降，30 年生存率也明显提高。Dunhill 首先提出应用抑制 TSH 的方法治疗甲状腺癌，并广泛应用于已有转移的 DTC，以及预防已切除的肿瘤复发。

（一）TSH 抑制疗法的机制

甲状腺素对 TSH 具负反馈作用，是实施抑制疗法的基础，TSH 调节甲状腺激素的合成、分泌并维持甲状腺的形态大小。过多的 TSH 分泌会导致甲状腺肿大，是由甲状腺的增生和肥大，并且也成为致甲状腺肿的病理学因素。当 TSH 分泌受到抑制时，甲状腺就停止分泌 T_4 和 T_3，长期会出现甲状腺萎缩。反过来，血游离 T_4 和 T_3 浓度也可调节 TSH 分泌，若 FT_4、FT_3 达到生理值上限时，T_4 与垂体内分泌 TSH 的细胞的细胞核相应受体结合，TSH 分泌就被抑制，FT_4、FT_3 下降时此种抑制就解除了。

TSH 作为一种促激素，能促进甲状腺滤泡上皮来源的细胞生长。在滤泡细胞源性 DTC 细胞膜上均表达有 TSH 受体，TSH 与其受体结合，刺激甲状腺滤泡摄碘及促进碘的有机化，通过腺苷环化酶（adenylate cyclase）使细胞内的单磷酸环化酶（cyclic adenosine monophosphate，cAMP）增加，导致胞质蛋白磷酸化和增加细胞核的复制能力，可以增加甲状腺球蛋白（Tg）、钠碘转运体（sodium iodide symporter，NIS）等的表达，从而加速肿瘤生长；若腺苷环化酶已增高，再抑制 TSH 时，反应性便降低，因此，TSH 抑制疗法对已形成的癌肿并无治疗作用，但可延缓其发展，而且只有去除了原发灶，抑制疗法才可能有较好的疗效。此外，TSH 尚可刺激磷脂酰肌酐磷酸激酶（phosphate-dylinositol phophokinase C，PKC）系统，特别在缺碘时，促使甲状腺结节形成。

长期抑制治疗最主要的适应证是甲状腺癌，对于良性结节的抑制作用，目前尚无肯定的循证医学证据，因此，2012 版中国《甲状腺结节和分化型甲状腺癌诊治指南》不建议常规使用包括 TSH 抑制方法治疗良性甲状腺结节。1955 年 Crile 指出，转移性乳头状甲状腺癌应用抑制疗法后可以消退。这一辅助治疗已获得的广泛接受,现已正规应用于临床。不仅用于治疗有明显转移的乳头状癌和滤泡状癌,而且也用于防治肿瘤的复发和出现隐性转移灶。该疗法的有效性是在于甲状腺癌固有 TSH 受体,而其转移灶亦是依赖 TSH 的,抑制 TSH 就产生不利于肿瘤生存和生长的环境;当然,不是所有转移性甲状腺癌都适宜抑制治疗。而部分转移性滤泡状癌可能是有功能的和自主性的,如果肿大到一定程度时,它可以产生甲亢,该类肿瘤主要分泌 T_3,用外源性甲状腺激素抑制有功能的转移灶难以奏效,因患者的内源性 TSH 已被他所患肿瘤分泌的 T_3 抑制了,故再行抑制治疗无效。这些病例的病变是危险的,因为给以外源性甲状腺激素后,循环中的甲状腺激素浓度增加,会加重甲亢。未分化甲状腺癌、髓样癌和甲状腺淋巴瘤是非依赖 TSH 的。尽管对这些类型的甲状腺癌用抑制治疗不可能成功,但若用抑制治疗也是安全的,无明显毒副作用。况且对这些无功能的甲状腺恶性肿瘤采用抑制疗法无发生甲状腺危象的危险,偶然也会显示出有益性。

对甲状腺癌应用抑制疗法最主要的是抑制肿瘤发展,并能防止或抑制该病的复发和转移。作为替代疗法,是用甲状腺激素抑制 TSH 分泌而达到理想的水平,同时又能避免发生甲状腺毒症。如果完全达到抑制 TSH 的分泌,也会有不同程度的甲状腺毒症。然而,只要维持在亚临床型甲亢表现,就会产生一个不利于转移癌细胞生长的环境。这样在价值上,它已超出长期亚临床型甲状腺毒症给患者带来的不利因素。如果 T_4 或 T_3 数值或二者值超过正常范围,而 TSH 充分被抑制,再测定游离 T_3、T_4(用平衡分析法测定),也确实高时,应根据患者具体病情确定减少或不减少甲状腺激素的用量。对用全身扫描或示踪技术检查没有发现有甲状腺癌转移征象的病例,所用抑制剂量已表现出明显的甲状腺毒症者,再继续应用该剂量即无根据,也不必要。在另一方面,对已有明显转移的病例,稍有甲状腺毒症反应是可以接受的。因为该病的严重性,用这样的辅佐治疗是重要的。并需连续治疗,必要时可用 β 肾上腺素能受体阻滞剂控制甲状腺毒症。

80% 的甲状腺乳头状癌及滤泡状癌对各种治疗均有很好的疗效。抑制疗法使甲状腺乳头状及滤泡状腺癌的复发率及与甲状腺癌相关的死亡率减少,甚至在老年进展期患者中已获证实,显示术后应用左甲状腺素钠(L-T_4)抑制疗法者累计复发率为 17%,而对照组达 34%,尽管抑制疗法组与对照组的 10 年生存率无明显差异,但 30 年生存率显示抑制疗法组明显优于对照组。如掌握好指征,注意及避免各种不良反应,抑制疗法的确有肯定的价值。

(二)TSH 抑制治疗的指征

原则上 DTC 患者术后均应及时给予 TSH 抑制治疗(推荐级别 B)。对于髓样癌及未分化癌,因其对机体垂体甲状腺轴系统的依赖性较差,不受甲状腺素及 TSH 调控,一般不用于对其治疗。由于高危组 DTC 的预后较低危组差,而甲状腺素有导致心动过速、心脏耗氧的增加以及骨质疏松的风险,因此抑制疗法的最佳指征是年龄 <65 岁,尤其是高危组及绝经期前妇女,对于有副作用较高风险者应适当调整,参见表 5-1~ 表 5-3。

另外,DTC 行全甲状腺切除术后也应使用抑制疗法,特别在容易复发的术后 5 年内,必须根据局部复发或全身转移的可能性评估,进行个体化处理,当存在某些预后不佳因素时,应给予抑制疗法,如不摄碘的甲状腺癌,侵犯包膜等。

(三)TSH 抑制治疗制剂的选择

目前可用制剂有左甲状腺素钠(levothyroxine,L-T_4)、碘塞罗宁钠(T_3)和甲状腺素片。

DTC 患者术后抑制治疗推荐首选左甲状腺素钠(推荐级别 A)。

左甲状腺素钠(levothyroxine,L-T$_4$),半衰期较长,约 7 天,每日清晨空腹服药一次即可产生稳定水平的 T$_3$,服用方便。而碘塞罗宁钠(T$_3$)是人工合成的三碘甲状腺原氨酸钠,其半衰期仅 24 小时,起效迅速,用药后数小时即发挥效应,24~72 小时作用达高峰,停药后作用持续 24~72 小时,但 24 小时内需多次服药以保持稳定的 L-T$_3$ 血药浓度,而且会伴随出现血清 T$_3$ 水平的周期性升高,易出现心动过速、焦躁等症状,主要用于治疗需要迅速见效的甲状腺功能减退患者。对于随时须作核素扫描的高危组患者有利,可缩短检查前停药时间,及时作扫描检查。生物制剂甲状腺片(粉),一般取猪、牛、羊等动物甲状腺制成,其制剂粗糙,片中甲状腺激素剂量和 T$_3$/T$_4$ 的比例不稳定,可能出现 TSH 的波动,此外还可能出现过敏反应。甲状腺粉(片)与左甲状腺素钠(L-T$_4$)互换时的对等剂量约为甲状腺粉(片)40mg 相当于左甲状腺素钠 100μg,二者半衰期也相似。左甲状腺素钠(L-T$_4$)制剂纯净,甲状腺素的含量精确,无过敏反应之虞。左甲状腺素钠已经大批量生产,价格已相当便宜,其优点明显,在临床已大量使用,而甲状腺素粉或片剂已较少使用,也不建议在长期抑制治疗中作为首选。

(四)TSH 抑制治疗的目标

TSH 抑制治疗的最佳目标值应满足:既能降低 DTC 的复发、转移率和相关死亡率,又减少外源性亚临床甲亢导致的副作用,提高生活质量。近年来,TSH 抑制治疗的理念发生了转变,摒弃单一标准,提倡根据 DTC 患者的肿瘤复发危险度和 TSH 抑制治疗的副作用风险,制订个体化治疗目标。《甲状腺结节和分化型甲状腺癌诊治指南》建议,根据双风险评估结果,在 DTC 患者的初治期(术后 1 年内)和随访期中,设立相应的 TSH 抑制治疗目标。见表 5-1~表 5-3。

表 5-1　分化型甲状腺癌(DTC)的复发危险度分层

复发危险度组别	符合条件
低危组	符合以下全部条件: ①无局部或远处转移 ②所有肉眼可见的肿瘤均被彻底清除 ③肿瘤没有侵犯周围组织 ④肿瘤不是侵袭型的组织学亚型,并且没有血管侵犯 ⑤如果该患者清甲后行全身碘显像,甲状腺床以外没有发现碘摄取
中危组	符合以下任一条件者: ①初次手术后病理检查可在镜下发现肿瘤有甲状腺周围软组织侵犯 ②有颈淋巴结转移或清甲后行全身 ^{131}I 显像发现有异常放射性摄取 ③肿瘤为侵袭型的组织学类型,或有血管侵犯
高危组	符合以下任一条件者: ①肉眼下可见肿瘤侵犯周围组织或器官 ②肿瘤未能完整切除,术中有残留 ③伴有远处转移 ④全甲状腺切除术后,血清 Tg 水平仍较高 ⑤有甲状腺癌家族史

表 5-2 TSH 抑制治疗的副作用风险分层

TSH 抑制治疗的副作用风险分层	适应人群
低危	符合下述所有情况:①中青年;②无症状者;③无心血管疾病;④无心律失常;⑤无肾上腺素能受体激动的症状及体征;⑥无血管疾病危险因素;⑦无合并疾病;⑧绝经前妇女;⑨骨密度正常;⑩无骨质疏松的危险因素
中危	符合下述任一情况:①中年;②高血压;③有肾上腺素能受体激动的症状或体征;④吸烟;⑤在心血管疾病危险因素或糖尿病;⑥围绝经期妇女;⑦骨量减少;⑧存在骨质疏松的危险因素
高危	符合下述任一情况:①临床心脏病;②老年;③绝经后妇女;④伴发其他严重疾病

表 5-3 基于双风险评估的 DTC 患者术后 TSH 抑制治疗目标(mU/L)

		DTC 的复发危险度			
		初治期(术后 1 年)		随访期	
		高中危	低危	高中危	低危
TSH 抑制治疗的副作用风险	高中危 [a]	<0.1	0.5[d]~1.0	0.1~0.5[d]	1.0~2.0 (5~10 年)[c]
	低危 [b]	<0.1	0.1~0.5[d]	<0.1	0.5~2.0 (5~10 年)[c]

注:[a] TSH 抑制治疗的副作用风险为高中危层次者,应个体化抑制 TSH 至接近达标的最大可耐受程度,予以动态评估,同时预防和治疗心血管和骨骼系统相应病变;[b] 对 DTC 的复发危险度为高危层次、同时 TSH 抑制治疗副作用为低危层次的 DTC 患者,应定期评价评价心血管和骨骼系统情况;[c] 5~10 年后如无病生存,可仅进行甲状腺激素替代治疗法;[d] 表格中的 0.5mU/L 因各实验室的 TSH 正常参考范围下限不同而异

(五)TSH 抑制治疗的 L-T$_4$ 剂量和调整

TSH 抑制治疗的 L-T$_4$ 剂量就是达到其 TSH 抑制目标所需的 L-T$_4$ 剂量。对已清除全部甲状腺的 DTC 患者,抑制治疗的 L-T$_4$ 剂量通常高于单纯替代剂量,平均约为 1.5~2.5μg/(kg·d);老年患者(尤其大于 80 岁)因甲状腺激素外周清除率的降低大于口服吸收率的下降,其所需达标剂量较年轻人低 20%~30%。

L-T$_4$ 起始剂量应根据患者年龄各伴发疾病情况个体化给予。如患者甲状腺已全部清除,年轻患者直接给予目标剂量;50 岁以上者,如无心脏病变,初始剂量可给予 50μg/d;如患者有冠心病或其他高危因素,初始剂量为 12.5~25μg/d,甚或更少,增加剂量更级,调整间期更长,并注意监测心脏状况。L-T$_4$ 最终剂量应根据血清 TSH 监测结果确定。在此调整期间,每 4 周左右测定 TSH,达标后 1 年内每 2~3 个月、2 年内每 3~6 个月复查甲状腺功能,以确定 TSH 维持于目标范围。

此外,有以下因素时剂量必须增加:①胃肠道吸收不良者:如肝硬化;②同时服用某些阻止 T$_4$ 吸收的药物:如氢氧化铝;③同时服用某些阻断 T$_3$ 向 T$_4$ 外周转化的药物者:如胺碘酮

（乙胺碘肤酮）；④同时服用抑制非去碘化 T_4 清除的药物：如哌替啶；⑤硒缺乏者；⑥妊娠。

（六）TSH 抑制治疗时机

术后何时给药尚未统一，无论单侧还是双侧甲状腺叶切除，术后 3 周内血清甲状腺素水平基本处在正常范围内，不会产生甲减的临床表现，尤以单侧切除者多见，且术后 5 天左右 T_4 和 FT_4 并不明显降低，早期给予外源性激素可能会进一步升高体内激素水平，加重上述症状，部分患者术后短期内 TSH 尚处于短暂抑制状态，故从抑制角度讲，早期服药尚不合适，应待术中释放激素的效应消失后再开始给药，单侧甲状腺切除的患者术后 3 周，超出正常范围上限一倍，因此建议在术后 2~3 周起，即单侧甲状腺切除术后 3 周起，双侧甲状腺切除术后 2 周起给予抑制疗法较为妥当。

（七）TSH 抑制治疗的不良反应

只要甲状腺素的剂量恰当，大多无不良反应，但必须预防。剂量较大时可出现心绞痛、心律失常、心悸、骨骼肌痉挛、心动过速、腹泻、烦躁不安、兴奋、失眠、头痛、潮红、出汗、体重过量减轻等，但当降低剂量或停药数日后会逐渐消失。

1. 甲状腺功能亢进（甲亢）或亚临床型甲亢　只要定期复查甲状腺功能，使 T_3 在合理范围内，便可避免此不良反应。

2. 骨质疏松　表现为骨痛，血清甲状旁腺激素降低，特别绝经后女性、摄钙不足情况下容易发生。治疗前评估基础骨矿化状态并定期监测。当患者长期接受 TSH 抑制剂治疗导致亚临床甲亢时，体内成骨、破骨细胞均活化加速，显著缩短骨重塑周期，使得骨吸收速度大于骨形成速度，导致骨重塑周期内骨量迅速丢失。尤其是绝经后的 TSH 抑制治疗的患者，在确定每日摄入钙剂不小于 1g、维生素 D 400~800U 的前提下，还应联用其他干预治疗药物（如双膦酸盐类、降钙素灯、雌激素类、甲状旁腺素、选择性雌激素受体调节剂类等）。

3. 心血管系统副作用　TSH 抑制治疗可使心肌耗氧量增加，促发心绞痛，甚至心肌梗死。对伴有冠状动脉硬化性心脏病的且必须接受 TSH 抑制治疗的甲状腺癌术后患者，行 TSH 抑制治疗前必须充分评估患者的心脏情况。除了完成超声心动图、颈动脉超声、动态心电图检测之外，还需要定期进行血压、血糖、血脂水平监测以充分评估动脉粥样硬化危险性。TSH 抑制前或治疗期间发生房性心律失常尤其是心房颤动时，应予以规范化抗房颤治疗，并积极预防房颤并发症。对于有基础心脏基础疾病或高危风险的患者，应针对性地给予地高辛、血管紧张素转换酶抑制剂（ACEI）治疗，并适当下调 TSH 抑制治疗的期望值。此外，指南 C 级推荐应用 β 受体阻滞剂预防心血管系统副作用，其目的为逆转外源性亚临床甲亢所致心脏舒张功能下降及运动耐量的耗损。如无具体应用禁忌证，其使用指征应严格根据表 5-4 进行。

表 5-4　TSH 抑制期间 β 受体阻滞剂使用指征

	TSH<0.1mU/L	TSH ∈（0.1~0.5）mU/L
年龄 =65 岁	使用	酌情使用
年龄 <65 岁合并危险因素（高血压、高血脂、糖尿病）	使用	酌情使用

续表

	TSH<0.1mU/L	TSH ∈（0.1~0.5）mU/L
年龄 <65 岁合并基础心脏疾病	使用	使用
年龄 <65 岁,已并发亚临床甲亢表现	使用	使用

（童传明　王　巨）

第二节　甲状腺癌的其他治疗

一、甲状腺癌的外放射治疗

（一）外放射治疗的常规

放射治疗（即外照射治疗）利用高能射线如钴衰变释放的射线或直线加速器产生的高能电子和光子对病灶区照射,对控制甲状腺癌的残留病灶及某些转移灶有一定疗效,特别是对一些不摄取核素碘的病灶,如梭形细胞及巨细胞癌更是理想治疗方法。可与核素碘治疗联合应用。

1. 指征　放射治疗的最佳指征是经过手术但残留了不摄碘的病灶,但对完全不能手术切除的病灶疗效较差。以下情况是放射治疗的常用指征:①以局部姑息治疗为目的;②有肉眼可见的肿瘤残留,无法手术或 ^{131}I 治疗;③疼痛性骨转移性;④位于关键部位、无法手术或 ^{131}I 治疗（如脊转移、中枢神经系统转移、某些纵隔或隆突下淋巴结转移、骨盆转移等）;⑤为减轻软组织压迫所致致命症状者,如上腔静脉受压综合征;⑥对某些巨大甲状腺癌为增加切除率及提高疗效的某些术前治疗;⑦作为贯序或联合化学疗法的一部分,如甲状腺淋巴瘤,特别是甲状腺未分化癌。

2. 治疗剂量及疗程　对甲状腺淋巴瘤的放射剂量为 4~5 周内 45Gy,对其他甲状腺癌的治疗剂量均较大,多在 7.5 周内应用 70Gy 以上。

3. 疗效　放射治疗的疗效与病理类型有关。分化型甲状腺癌的预后较好,10 年生存率达 94.5%;而滤泡状癌为 75.2%,这类患者术后无须放射治疗。因 DTC 通常能摄碘,故放射治疗的指征仅为不能摄碘的复发转移,放射治疗不应在核素治疗前进行,因为这样将有损核素碘的疗效。

（二）髓样癌的放射治疗

局部放射治疗对髓样癌的疗效尚有争议,10 年局部无复发的无瘤生存率达 86.5%,仅对有骨转移者,放射治疗较好,能延长 75% 患者的生存期,5 例肿块缩小 >50%,一例获完全缓解,生存期达 6 年,另一例生存 4 年,5 例 3 年后死亡。放射治疗对骨转移所致的疼痛及区域转移所致的症状有一定的缓解作用。

（三）未分化癌的放射治疗

甲状腺未分化癌的预后极差,1 年生存率仅 0~20%,单独放射治疗的疗效也不满意,中位生存期约 3~7 个月,部分病例甚至在 6 周内应用 60Gy 仍无效,1 年生存率仅 6%,以维持治疗期间的气道通畅,有生存期延长数年的报道,但治疗的并发症甚多,而且能手术切除,特别是未侵及甲状腺包膜者,能明显延长生存期,对局限于腺体内的未分化癌仍以手术为主,放射作为辅助治疗,不延长生存期。

(四)原发性甲状腺淋巴瘤的放射治疗

原发性甲状腺淋巴瘤较少见,仅占甲状腺肿瘤的 4%~8%,占淋巴瘤的 1.3%,几乎均为 B 细胞淋巴瘤,常伴慢性淋巴细胞性甲状腺炎,早期患者术后宜辅以放射治疗,在 4~5 周内总剂量 40~50Gy,可控制局部病灶,疗效良好,应联合化学治疗,以增强局部疗效及预防远处转移。

二、甲状腺癌的化学药物治疗

在甲状腺恶性肿瘤治疗中,化学治疗只是一种辅助手段。因甲状腺组织具有多药耐药基因(MDR)产生 P- 糖蛋白高表达现象,对化疗药物敏感性极差,大多只能起局部缓解作用,单药治疗的疗效更差,特别是对核素碘及放射治疗不敏感者,故而化疗主要用于不能手术或远处转移的晚期癌的综合性姑息治疗。对晚期甲状腺癌或未分化癌可试用环磷酰胺。

(一)分化型甲状腺癌的化学治疗

DTC 对化学治疗药物治疗不敏感。化学治疗仅作为姑息治疗或其他手段无效后的尝试治疗。

对核素碘及放射治疗不敏感,或有不宜手术的进展期 DTC,特别是伴肺转移者,化学治疗有一定疗效,治疗伴心力衰竭,有效率为 17%,但无 1 例显效,有效率达 26%,其中 11.6% 获显效,2 年以上生存率达 10%,5% 患者停药后仍存活。

Burgess 等(1978)单用多柔比星(阿霉素)治疗甲状腺癌 53 例,2/3 有效,肿块稳定或缩小,生存期延长,尤以分化型及髓样癌较敏感,未分化癌的疗效较差,中位有效期 8 个月,生存期为 17 个月,避免产生严重并发症。多柔比星是唯一经美国 FDA 批准用于转移性甲状腺癌的药物,其对肺转移的疗效优于骨转移或淋巴结转移。

(二)髓样癌的化学治疗

大多数甲状腺髓样癌的预后较好,但约有 20% 患者进展迅速,出现远处转移,预后欠佳,APUD(amine precursor uptake and decarboxylation)肿瘤,特别是多柔比星(阿霉素),疗效可达 15%~30%,单药治疗的疗效不及联合用药。

(三)甲状腺未分化癌的化学治疗

甲状腺未分化癌的预后极差,虽对化学治疗的疗效较差,但仍有一定的反应,反应率达 33%,而单用多柔比星(阿霉素)的反应率仅 5%,平均年龄 68 岁,2 例生存时间超过 2 年。因此,对治疗方法匮乏的进展期未分化癌,在放射治疗无效或不宜应用时,化学治疗为可能有效的方法。

（四）原发性甲状腺淋巴瘤的化学治疗

原发性甲状腺淋巴瘤的化学治疗与淋巴瘤相似,8 年生存率达 100%。

（五）髓样癌的生物制剂疗法

甲状腺髓样癌由滤泡旁细胞发展而来,属神经内分泌肿瘤,除分泌 CEA 外,还分泌其他肽类物质,如血清素、P 物质等,导致髓样癌特有的某些临床症状如腹痛、腹泻及颜面潮红等,应用对抗这些肽类的生物制剂进行治疗,有对症治疗的作用。

生长抑素(somatostatin)是具有抑制肿瘤细胞中几种生长因子及激素的分泌,而且 50% 的髓样癌有生长抑素受体,生长抑素可使因这些激素造成的症状,如腹泻,生长抑素使肿瘤缩小的可能性较小,亦有报道称,生长抑素能使肿瘤稳定数月,已有转移的 APUD 肿瘤也有某些疗效,可阻断肿瘤细胞在 G0~G1 期的分裂,并可激活免疫调节系统。

生长抑素衍生物与干扰素(重组干扰素)联合应用,有报道可缓解肿瘤分泌多肽类激素引起的症状,降低血清肿瘤标记物水平,提示肿瘤抑制,但对肿瘤本身的控制作用仍比较微弱。

三、甲状腺癌的单克隆抗体靶向药物治疗

随着对甲状腺分子机制研究的不断深入,越来越多的靶向药物开展了针对甲状腺癌的临床试验。分化型甲状腺癌靶向治疗的研究包括:靶向 VEGF 通路、新靶向 MAPK 通路及新靶向 PI3K 通路。酪氨酸激酶抑制剂(tyrosine kinase inhibitors,TKIs)是目前甲状腺癌中研究最多的靶向治疗药物。对 ^{131}I 难治性 DTC,包括索拉非尼、帕唑帕尼、舒尼替尼、凡德他尼、阿昔替尼、莫替沙尼和吉非替尼等在内的多个 TKIs 已开展了临床试验,证实 TKIs 在一定程度上可缓解疾病进展。其可通过抑制肿瘤细胞的增殖以及抑制血管生成,抑制肿瘤生长。但是,至今尚无一例患者出现完全治愈,而且也存在较多副作用。目前,仅在常规治疗无效且处于进展状态的晚期 DTC 患者中,特别是碘难治性甲状腺癌患者,可考虑使用此类药物。

（一）索拉非尼

索拉非尼是一种同时靶向于 VEGFRs、RET/PTCs 及 BRAF 的口服的小分子酪氨酸激酶抑制剂(TKI)。2013 年 12 月 22 日美国食品及药物管理局(FDA)批准索拉非尼为治疗放射碘抵抗、局部复发或者转移的进展期 DTC。此决定是基于编号 NCT00984282 和 EudraCT 2009-012007-25 多中心、双盲、安慰剂对照的III期临床试验的最终结果。

此项研究共 18 个国家 77 个中心参与,共纳入成年患者 417 位,独立评估肿瘤组织学类型,其中 57% 的为 PTC,25% 为 FTC 及 10% 为低分化癌。治疗组与对照对无进展中位生存期分别是 10.8 个月 VS5.8 个月(HR:0.59,95% CI 0.45~0.76;$P<0.0001$),没有一例完全缓解,但部分缓解有 12 例占 0.5%,次稳定有 42 例占 33%。78 例需要剂量的调整,19% 的受试对象不得不中止治疗。索拉非尼组不良事件发生率 98.6%,包括手 - 足皮肤反应(76.3%)、腹泻(68.6%)、脱发(67.1%)、皮疹及脱屑(50.2%)。

同时,索拉非尼对甲状腺髓样癌和未分化癌也显示有益效应,尽管尚无必要的药学标准的评价。最近一项关于研究索拉非尼对 DTC、MTC 及 ATC 疗效的系统回顾表明,部分缓解

率、次稳定率及次进展率分别是 21%、60% 及 20%。另外,占 16% 的患者因药物毒性及患者不耐受中止治疗,剂量也进一步降低了 56%。

何时开始使用 TKI、是否应该更早应用 TKI 以及如何处理无法使用 TKI 的老年体弱患者等困惑医生的问题仍悬而未决。针对经过索拉非尼一线靶向治疗失败患者的挽救治疗方案问题,达杜(dadu)等的研究提示,舒尼替尼、乐伐替尼(lenvatinib)等其他 TKI 的挽救治疗将使上述患者的总生存时间从单独使用索拉非尼的 28 个月延长至 58 个月。

(二)帕唑帕尼

帕唑帕尼也是一种酪氨酸酶抑制剂(TKI)。该药经过了美国国家癌症机构赞助的受试对象一共是 37 位分化型甲状腺癌患者的无对照多中心 II 期临床试验。

反应率在滤泡癌及 Hürthle 细胞癌中显示较高,分别是 73%、45%;在乳头状癌中显示较低,为 45%。一年无进展生存期和总生存率分别是为 47% 及 81%。但是,最近一项关于帕唑帕尼单药治疗 ATC 的多中心 II 期临床试验的最终结果令人失望。该试验一共 15 名受试对象,结果没有一名显示有确切的疗效。因此作者得出结论:单独使用帕唑帕尼几乎没有疗效,可能在联合药物疗法中起一定的作用。紫杉醇和帕唑帕尼联合与安慰剂对照的进一步研究正在进行,用来补充多中心 II 期临床试验结果的不足。

同时,有一项研究报道了帕唑帕尼联合微管抑制剂如紫杉醇通过加强抑制有丝分裂对未分化型甲状腺癌细胞和异种移植能够提高及协同抗癌的疗效。此研究表明,帕唑帕尼联合紫杉醇疗法治疗未分化型甲状腺癌(ATC)是一种有希望的候补疗法,同时极光激酶 A 对 ATC 也具有潜在可行的靶向分子治疗疗效。

在此基础上,一项放射治疗肿瘤组(RTOG)随机临床试验已设计出并施行,在强调颈部放射疗法的基础上旨在比较紫杉醇单独疗法与紫杉醇联合帕唑帕尼疗法的疗效。

(三)凡德他尼

凡德他尼是一种口服的小分子多靶点酪酸激酶抑制剂(TKI),可同时作用于肿瘤细胞 VEGFR-1、VEGFR-2 和 RET。2011 年 4 月,凡德他尼成为第一个被 FDA 批准的治疗症状性或者进展性甲状腺髓样癌。此次批准是基于一项国际的随机化、双盲、安慰剂对照 III 期临床试验的最终结果。

在此 III 期随机临床研究中,331 名受试对象按 2 : 1 随机化分为两组,其中大组接受凡德他尼,另一组接受安慰剂治疗。此研究的首要观察终点是比较两组延长的无进展生存期。次要观察终点包括客观反应率、总死亡率、生化反应(CT 和 CEA 降低)及疼痛加剧的时间。最近的一项研究凡德他尼治疗癌症患者的 Meta 分析表明,non-TC 组 QT 间期延长的发生率与重度级别分别是 16.4% 和 3.7%,TC 组 QT 间期延长的发率生与重度级别分别是 18.0% 及 12.0%。

(四)Cabozantinib

Cabozantinib(XL184)是一种口服的小分子多靶向治疗药物,可同时作用 VEGFR-1 及 VEGFR-2、MET 还有 RET,其半数最大抑制浓度分别是(5.2 ± 4.3)nmol/L、(0.035 ± 0.01) nmol/L 和(1.3 ± 1.2)nmol/L。2012 年 12 月 Cabozantinib 被 FDA 批准为治疗进展期转移性

甲状腺髓样癌的药物。

2013 年 1 月 Exelixis 公司宣布了，欧洲药物管理局（EMA）已经通过了对 Cabozantinib 治疗进展期、不能切除、局部高级别或者转移的甲状腺髓样癌的营销批准的申请。批准 Cabozantinib 是基于一项随机化、双盲、安慰剂对照Ⅲ期国际临床试验。

Cabozantinib 对甲状腺高级别髓样癌的疗效在一项队列研究及延长的Ⅰ期临床试验中因显著抗肿瘤活性所被证实。因为研究纳入了 330 名按照实体瘤疗效评价标准经 14 个月的筛选证实为进展期、不能切除、局部高级别或者转移的甲状腺髓样癌受试对象，因此，此项Ⅰ期临床试验中又包括了一项队列研究。

（五）Lenvatinib

Lenvatinib 是一种口服的选择性受体酪酸激酶抑制剂（TKI），可同时作用于肿瘤细胞 VEGFR-1 及 VEGFR-3、FGFR1-4、PDGFR-b、KIT 和 RET，从而影响血管生成及肿瘤增殖。2012 年美国和日本，2013 年欧洲分别批准其作为治疗放射碘抵抗的多种甲状腺癌的孤儿药地位。

因之前Ⅱ期临床试验结果取得了令人振奋的结果，随后于 2011 年开展Ⅲ期临床试验，研究中 RR-DTC 患者以 2∶1 的比例被随机分成两个组（分组前以年龄≤65 岁和 >65 岁、地域、既往接受过 VEGFR 靶向治疗为基础进行分层），治疗组予 LEN，对照组予安慰剂，两组均使用 24mg/d，28 天为一个周期。一旦对照组患者疾病进展，可立即使用 LEN 治疗。

研究主要终点是无进展生存期（progression-free survival，PFS），次要终点包括总缓解率（ORR，即 CR+PR）、总生存期（OS）和安全性。

研究患者共纳入 392 例（51% 为男性，平均年龄 63.0 岁），最终结果显示，治疗组的 PFS 明显高于对照组（18.3m vs 3.6m），风险比为 0.21，其中，既往未接受过 VEGFR 靶向治疗的患者（195 例）比接受过（66 例）的 PFS 更长（18.7m vs15.1m）。

另外，治疗组的完全缓解率、部分缓解率和中位暴露时间分别为 1.5%（4 例）、63.2%（165 例）和 13.8 个月；而对照组分别为 0、1.5%（2 例）和 3.9 个月。治疗组的中位响应时间为 2 个月。

在不良事件发生率方面，使用 LEN 治疗的 5 个最常见的不良反应分别为：高血压（68%）、腹泻（59%）、食欲下降（50%）、体重减轻（46%）和恶心（41%）。其中 =3 级的为高血压（42%）、蛋白尿（10%）、体重减轻（10%）、腹泻（8%）和食欲下降（5%）。78.5% 的患者因为不良反应减少了使用剂量，14.2% 的患者停止了 LEN 治疗。

研究表明，lenvatinib 能显著改善放射性碘 131 抵抗的分化型甲状腺癌的 PFS，且其不良反应在可控制范围内。

2014 年 2 月 2 日，卫材（Eisai））公司公布了实验性抗癌药物 lenvatinibⅢ期 SELECT 研究达到主要终点的数据。与安慰剂组相比，lenvatinib 在治疗放射性碘 131 抵抗的分化型甲状腺癌的疗效上显示有高度显著的统计学意义。基于这些临床结果，卫材（Eisai）将会向美国、日本及欧洲卫生当局呈交批准营销 lenvatinib 的申请。其他 VEGF- 靶向药物包括舒尼替尼、莫特塞尼及阿西替尼，仅经过了Ⅱ期临床试验。关于甲状腺癌靶向治疗还有很多问题尚未清楚。比如什么时间使用这些靶向药物，是否提高了总体生存率，什么时候顺序给药，什么时候联合给药，是否这些靶向药物能够恢复放射碘治疗的敏感性。在适合使用靶向药物的患者中生物标记和分子诊断的作用尚不清楚。由于现在没有充足的直接研究比较，因此是否其中一种比其他所有的靶向药物作用显著也尚未可知。研究现状表明甲状腺癌新颖的靶向治疗是一种有前途的方向，由此倡导进一步的研究和调查。

甲状腺癌治疗上的难点在于放射性碘抵抗型甲状腺癌和 MTC 患者。针对放射性碘抵抗甲状腺癌的治疗，一方面寻找有效的替代放射性碘治疗方法，另一方面的研究集中在重新诱导摄碘。

激酶靶向药物在替代治疗方面取得了一定的成果，随着研究的深入重新诱导摄碘方面也取得突破性的成果。所以，对于难治性甲状腺癌随着科研的投入和研究的进展，有望获得良好的治疗结果。激酶靶向药物在难治性甲状腺癌上的研究成果也为其他肿瘤的治疗提供了思路。

四、无水酒精注射及激光消融在低危甲状腺肿瘤患者中的应用

当患者没有手术指征，患者本人也没有手术意愿时，可以采用创伤最小的非手术治疗方案。这些治疗基于的原则是针对肿瘤组织进行准确的破坏，从而诱导肿瘤内的小血管栓塞和凝固坏死，这类治疗方案已经成为了低危甲状腺乳头样癌患者的主要治疗方案。

在超声引导下进行经皮无水乙醇消融主要是将 95% 的无水乙醇直接注入肿瘤内，需要进行局麻。虽然在良性甲状腺囊性结节和甲状腺乳头样癌结节转移的治疗中这一治疗技术安全有效（有可能引起一过性的声音嘶哑），但是在低危甲状腺肿瘤患者中这一治疗方法的有效性目前还没得到充分的证据支持。

有一个队列研究中纳入了 3 例患者，这些患者存在 5 个甲状腺内的乳头样癌微病灶，在这些已经被活检证实的甲状腺乳头样癌病灶内注入无水酒精。在所有的患者中，病灶都变得无血管和缩小，甚至有一个病灶消失。但是由于缺乏对照和可能存在的选择性偏倚，这些结果具有一定的局限性。

然而，也有一些观点认为上述治疗方案可能会造成无水酒精在甲状腺内的随机分布，这有可能会使得无水酒精渗透至周围的颈部组织，从而造成局灶性的不良反应。他们认为激光热消融可能是甲状腺肿瘤患者更为理想的治疗选择，因为这一疗法所造成的坏死区域是可以在治疗前被预测并且精确确定的。

最近的一项研究评估了在低危甲状腺乳头样癌患者中激光消融的有效性，该研究在三名患者中进行。所有的患者都在手术室内接受了针对甲状腺肿瘤部位的经皮激光治疗，治疗后即刻进行甲状腺手术切除术。之后对切除的甲状腺组织进行了病理和免疫组化分析，结果提示恶性细胞遭到了破坏。

对于原发性低危甲状腺乳头样癌患者而言，射频消融是另一个可供选择的无创性治疗方案。这一治疗技术可以成功地用于肝癌、肺癌和肾癌患者的治疗。最近的一项针对前瞻性研究的系统综述的结果指出，在有症状的良性甲状腺结节患者中，射频消融术是安全且有效的，在治疗甲状腺肿瘤局部区域复发中，射频消融术也是有效的。但是，还没有研究针对射频消融术在低危甲状腺肿瘤患者中的应用进行报道。

五、甲状腺癌的中医中药治疗

根据甲状腺癌不同阶段病因病机的特点进行辨证论治，给予中药治疗可以增效、减毒、改善临床症状，提高患者生活质量。但对于甲状腺癌的治疗仅仅以症状为基础进行辨证论

治是不够的。目前中医药对甲状腺癌的治疗仍以专家经验为主,缺少大样本、多中心、随机、双盲的临床研究。需要建立辨证与辨病相结合的模式,并考虑现代医学治疗方案、疗效以及毒副作用,分阶段对甲状腺癌的病机、证候特点,以及治则治法进行研究,为临床治疗提供可靠的依据。

中医甲状腺癌四种分型:①气郁痰阻型;②痰结血瘀型;③肝火旺盛型;④心肝阴虚型。甲状腺癌治疗有 5 法,即软坚散结、活血化瘀;理气消瘿、化痰解毒;益气养血、扶正祛邪;疏肝解郁、理气止痛;清肝泻火、化毒散结。

六、甲状腺癌的综合治疗

各种甲状腺癌非手术治疗的选择:包括未分化癌在内所有甲状腺癌,在有条件时均应以手术为首选治疗方法,因手术治疗的疗效肯定,且为今后的非手术疗法奠定了基础,非手术疗法是在无手术条件或作为术后辅助治疗时的选择,通常在众多的非手术疗法中依以下次序选择:^{131}I(核素碘)治疗、TSH 抑制疗法。但应须根据肿瘤的病理类型最后决定。

低危组 DTC 只要手术范围恰当,术后只需行 5 年 TSH 抑制疗法并定期随访,并辅以核素碘消融治疗,治疗方案应根据肿瘤摄碘情况而定,具摄碘功能者首选治疗量的核素碘,摄碘功能较差者可选用核素碘与放射联合治疗,无摄碘功能者单独应用放射治疗,其间仍应坚持 TSH 抑制疗法。

低分化甲状腺癌,如圆柱细胞癌有时对核素碘也有一定疗效。

甲状腺髓样癌术后只有血清降钙素或 CEA 增高,而无临床影像学复发,应首先除外因乳腺癌,可选用核素碘消融疗法,消融后 5~10 天扫描,只有生化复发者的 10 年生存率仍高达 86%,若已有临床或影像学的复发,而不能再手术时,可采用放射治疗,化学治疗也可能有效,可选用生物疗法,特别是联合应用生长抑素衍生物及干扰素(r-IFN-α-2b),具减轻及缓和症状作用,只有淋巴转移者的 5 年生存率也有 94.5%,明显高于淋巴外转移(41%)。

未分化癌若病变局限在腺内,仍以手术为主,术后辅以放射治疗及化学联合治疗。

甲状腺淋巴瘤过去以广泛切除为主,但近来认为,大多数病例已同时伴有其他部位的淋巴瘤,因此仅对局限于甲状腺的淋巴瘤行手术切除,手术只起诊断性作用,须在减负手术后加作放射与化学联合治疗。

对滤泡状癌的老年患者尚需监测远处转移,可用几个疗程的核素治疗延长寿命,放射治疗可减少局部症状及病理性骨折的危险性。无法切除的病灶可联合核素及放射治疗。

七、甲状腺癌的病变监测

在日本有两个大型的观察性研究对 1465 例甲状腺肿瘤患者进行了观察,研究设计是基于下述假说——即绝大部分的低危甲状腺乳头样癌患者并不需要立刻或最终进行甲状腺手术治疗。在研究中,患者可以选择两种方案,一种是进行积极的监测,另一种是接受甲状腺切除术。

那些选择进行积极监测的患者就进入了密切随访阶段,主要是在第 6 个月时进行颈部B 超检查,然后每年检查一次,平均随访时间为 5 年。在随访结束时,只有一小部分(<2%)的患者出现了淋巴结转移,或出现了无症状性病灶生长(5%)。

在接受观察的患者中没有出现疾病特异性死亡的患者。并且研究者也没有发现存在其他常见的淋巴结转移的危险因素与不良结局相关。

（童传明 王 巨）

参 考 文 献

1. Brabant G. Thyrotropin suppressive therapy in thyroid carcinoma：what are the tragets. J Clin Endocrinol Metab，2008，93：1167-1169

2. Chung JK，Cheon GJ. Radioiodine therapy in differentiated thyroid cancer：the first targeted therapy in oncology. Endocrinol Metab（Seoul），2014，29：233-239

3. Biondi B，Copper DS. Benefits of thyrotropin suppression versus the risks of adverse effects in differentiated thyroid cancer. Thyroid，2010，20：135-146

4. Marotta V，Sciammarella C，Vitale M，et al. The evolving field of kinase inhibitors in thyroid cancer. Crit Rev Oncol Hematol，2015，93：60-73

5. Brose MS，Nutting CM，Jarzab B. Sorafenib in radioactive iodine-refractory，locally advanced or metastatic differentiated thyroid cancer：a randomised，double-blind，phase 3 trial. Lancet，2014，26：319-328

6. Krajewska J，Handkiewicz-Junak D，Jarzab B. Sorafenib for the treatment of thyroid cancer：an updated review. Expert Opin Pharmacother，2015，21：1-11

7. Nix NM，Braun K.Cabozantinib for the treatment of metastatic medullary thyroid carcinoma. J Adv Pract Oncol，2014，5：47-50

8. Matsui J，Funahashi Y，Uenaka T，et al. "Multi-Kinase Inhibitor E7080 Suppresses Lymph Node and Lung Metastases of Human Mammary Breast Tumor MDA-MB-231 via Inhibition of Vascular Endothelial Growth Factor-Receptor（VEGF-R）2 and VEGF-R3 Kinase".Clinical Cancer Research，2014，17：5459-5465

9. "Phae Ⅲ trial shows lenvatinib meets primary endpoint of progression free surival benefit in treatment of radioiodine-refactory differentiated thyroid cancer". Eisai. 3 February 2014

10. Gild M L，Bullock M，Robinson B，et al. Multikinase inhibitors：A new option for the treatment of thyroid cancer. Nature Reviews Endocrinology，2011，（10）：617-624

11. Cabanillas ME，Hu MI，Jimenez C. Medullary thyroid cancer in the era of tyrosine kinase inhibitors：to treat or not to treat--and with which drug--those are the questions. J Clin Endocrinol Metab，2014，99：4390-4396

第三节 其他甲状腺恶性肿瘤的治疗

一、原发性甲状腺恶性淋巴瘤

（一）流行病学

原发性甲状腺淋巴瘤（primary thyroid lymphoma，PTL）属于结外淋巴瘤的一种，是以甲状腺肿瘤为首发表现的淋巴瘤，不包括全身广泛受累或既往有淋巴瘤病史者，临床较为罕见，占所有界外淋巴瘤的 2.6%~7%，占所有甲状腺恶性肿瘤的 1%~5%。原发性甲状腺淋巴瘤几乎全是 B 细胞性淋巴瘤。弥漫性大 B 细胞淋巴瘤（diffuse large B-cell lymphoma，DLBCL）和黏膜相关淋巴组织型结外边缘带 B 细胞淋巴瘤（extranodal marginal zone B-cell lymphoma of MALT type，EMZBCL）是最常见的两种病理类型。

黏膜相关淋巴组织型淋巴瘤是发生在黏膜相关淋巴组织的 B 细胞淋巴瘤，包括先天存在和后天获得的淋巴组织两种，发生在甲状腺的 EMZBCL 属于后者。在桥本甲状腺炎的基础上，甲状腺内淋巴组织长期反应性增生，多种原因导致的病理性克隆性增生可以逐渐取代正常淋巴组织，进而发展为 EMZBCL。发生于甲状腺的滤泡性淋巴瘤非常少见，霍奇金淋巴瘤则更加罕见。其他一些少见类型比如骨外浆细胞瘤及一些 T 细胞淋巴瘤等也有发生于甲状腺的报道。

（二）病因及危险因素

PTL 的病因尚不清楚，原发性甲状腺淋巴瘤的发病原因可能与病毒感染、放射及免疫缺陷等因素有关，一般认为既往存在的慢性淋巴细胞性甲状腺炎（即桥本甲状腺炎）为原发性甲状腺淋巴瘤患病的重要风险因素。在已报道的 PTL 患者中，90% 以上患有桥本甲状腺炎。流行病学显示 HT 患者发生 PTL 的危险度为正常人群的 70~80 倍。据统计大约每 200 例 HT 患者中将有 1 例发展为 PTL。一些学者认为在黏膜相关淋巴组织 B 细胞淋巴瘤中，可能由于抗原的长期、慢性刺激导致 B 细胞克隆增生而发生淋巴瘤。更进一步的研究认为，PTL 的发病可经过由慢性淋巴细胞性甲状腺炎到低级别 MATL 淋巴瘤，再到高级别大细胞淋巴瘤，由 HT 变为恶性淋巴瘤这一持续的形态学演进过程约需 9~10 年的时间。

（三）发病机制

人体存在两种黏膜相关淋巴组织，一类是在生理状态下存在于胃肠道的淋巴组织；另一类是获得性的。甲状腺的淋巴组织属于后者，在桥本甲状腺炎的基础上，甲状腺内淋巴组织长期反应性增生，多种原因导致的病理性克隆性增生可以逐渐取代正常淋巴组织，进而发展为 EMZBCL。目前 EMZBCL 的发生机制研究较为透彻的是胃 MALT 淋巴瘤，由于正常的胃黏膜不含有淋巴组织，因此目前认为胃 MALT 淋巴瘤的发生经历了 3 个步骤：HP 感染引起慢性胃炎导致淋巴细胞增生形成黏膜相关淋巴组织；HP 感染产物刺激胃黏膜内 T 细胞，进而诱导 3 号染色体变异等遗传学改变，MALT 的单一性 B 细胞克隆性增生；在已形成肿瘤基因变化的基础上，肿瘤性 B 细胞出现新的变异，如 t(1;14) 等，此时肿瘤的生长不再依赖 T 细胞，变成自主生长，低度恶性的为 MALT 淋巴瘤向高度恶性转变。导致胃 MALT 型淋巴瘤的发生发展有免疫因素及基因异常因素。免疫因素主要是 HP 感染引起的，基因因素主要包括 3 号染色体 3 体、t(11;18)(q21;q21)、t(1;14)(q32;q21)、t(14;18)(q32;q21)，基因的不稳定性，P53 基因突变（主要是缺失），P16 的甲基化等。

目前甲状腺 EMZBCL 的发生机制尚不明确，虽然在一些病例中可以检测到 t(1;14)(p22;q32)、t(14;18)(q32;q21)、t(3;14)(p14.1;q32)，但它们似乎互相排斥。免疫球蛋白重链基因座（IgH）在 14 号染色体与另一条同源染色体的部分基因发生重排。甲状腺淋巴瘤中未见到微卫星不稳定性（microsatellite instability，MSI）及杂合子丢失（loss of heterozygosity，LOH）.p15 变异体。p16 及 p73 启动子甲基化很常见。第二条等位基因丢失致完全失活后的 TP53 突变与高级别转化有关，这提示，CD40 信号联合 Th2 细胞因子对低级别 MALT 型 B

淋巴细胞瘤的发生和发展是必需的。以 CD40 依赖性方式活化 B 细胞的 T 细胞可能促使淋巴瘤的发生。

关于 EMZBCL 起源的祖细胞已经提出了许多理论。目前认为其发生是包括遗传学改变逐渐积累在内的多步骤、多因素过程。B 细胞滤泡的边缘带代表了界限清楚的 B 细胞区域，边缘带样 B 细胞定居于外周淋巴组织滤泡的边缘，在甲状腺的 MALT 中也是如此，这些区域的形成是淋巴细胞性甲状腺炎的慢性抗原刺激作用的结果。其细胞学成分与滤泡中心者不同，在免疫反应中的功能也不一样，免疫球蛋白抗原受体刺激在低级别 EMZBCL 中的克隆性扩增中也起着重要作用。EMZBCL 中 VH 和 VL 基因有许多与种系基因不同的点突变。此外，EMZBCL 具有序列的不均一性，提示其可能有体细胞的高度突变。因为 Ig 基因的高度突变被认为是发生在 B 细胞发育的后生发中心期，这就提示 EMZBCL 细胞的起源是后生发中心边缘带 B 细胞。重要的是在淋巴细胞性甲状腺炎中也可检出 IgVH 及 IgVL 的重排。体细胞受体 b 链基因的重排，但是后者表达程度稍低。因此 PCR 监测重排不能用于未经免疫组化和组织学证实的诊断，淋巴细胞性甲状腺炎细胞的克隆条带与继发的淋巴瘤细胞的克隆条带有序列相似性。有趣的是，不同的淋巴瘤类型中可监测到 VH 基因的不同家族：DLBCL 中可见 VH3，而 EMZBCL 中可见 VH4 及 VH3。EMZBCL 转变为弥漫性大 B 细胞淋巴瘤时，生发中心或生发中心后起源的外周 B 细胞可能是其细胞的起源。

（四）病理生理改变及病理学特点

甲状腺恶性淋巴瘤的肿块大小相差很大，直径 0.5~20cm。肿瘤可以累及甲状腺的一叶或双叶，肉眼特征包括质软或硬、分叶状、多结节状或弥漫性，可伴囊性变。切面平滑或轻微肿胀，灰褐色、灰白色或伴红色鱼肉样外观，均质或斑纹状。大的肿瘤可见灶性出血和坏死。常见扩展到邻近脂肪或骨骼肌组织。

甲状腺恶性淋巴瘤的组织学特征与其他 MALT 恶性淋巴瘤相似，淋巴瘤浸润于 Peyer 板边缘带相应部位的反应性滤泡周围，向黏膜周围呈弥散性扩散，肿瘤细胞类似于生发中心的中心细胞（中心细胞样细胞）、小淋巴细胞或四单核样细胞外形。散在性转化母细胞十分常见，可能会给淋巴瘤分期造成困难，MALT 淋巴瘤的一个重要特点是淋巴瘤细胞聚集，侵犯各腺体，形成淋巴上皮病变。

1. 黏膜相关淋巴组织型结外边缘带 B 细胞淋巴瘤　在镜下可见异质性 B 细胞呈境界不清的结节状、滤泡状，甚至弥漫性浸润性生长。这些 B 细胞包括非典型小淋巴细胞、中心细胞样（裂细胞）细胞、单核细胞样 B 细胞、散在的大免疫母细胞和浆细胞。非典型小淋巴细胞稍大于正常小淋巴细胞，染色质呈凝块状，核圆或稍不规则，可见小核仁，胞质少。中心细胞样细胞呈小至中等大小，核轻度折叠或长形成角，染色质中等致密，核仁不清楚，胞质量少，淡染或透明。单核细胞样 B 细胞大小、形态较一致，具有多量淡染的胞质，核分叶状或肾形。被肿瘤细胞克隆化的反应性生发中心是经常出现的。常见的特征是淋巴上皮病变，即肿瘤性 B 细胞浸润甲状腺滤泡。在甲状腺 EMZBCL，淋巴上皮病变可特征性地表现为圆形小球或小体，充满滤泡或使其扩张 CMALT 小球）。CK 免疫染色在鉴定淋巴细胞浸润滤泡很有帮助的。可发生反应性淋巴滤泡植入，类似滤泡性淋巴瘤（follicular lymphoma，FL）。可以见到伴 Dutcher 小体或胞质内免疫球蛋白的浆细胞或浆细胞样细胞（桑葚样细胞）。这种表现在甲状腺 EMZBCL 中常很明显，以致在部分病例中以浆细胞或者浆细胞样细胞为主，要

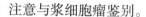

注意与浆细胞瘤鉴别。

在大约 1/2 病例可见到有甲状腺周围扩展。还可见到邻近低恶度成分有单个或多灶性大细胞转化。在许多病例中,由低级别到高级别转化区域容易辨认。在同一肿瘤中,低级别与高级别区域可见相同的基因重排,这也支持二者之间存在转化。

2. 弥漫性大 B 细胞淋巴瘤　弥漫性大 B 细胞淋巴瘤(DLBCL)最多见,其特征表现为均匀一致或多形性的大淋巴细胞在甲状腺组织中呈弥漫浸润性生长。大细胞有一个细胞学特征的谱系,与中心母细胞、免疫母细胞、单核样 B 细胞和浆细胞样细胞相似。类似于中心母细胞或免疫母细胞的大细胞核为卵圆形,伴有单个或多个核仁,胞质含量不等,通常存在大量的核分裂象。有时局灶性可见 RS 样细胞或表现为 Burkitt 样肿瘤形态,后者伴活跃的核分裂活动、凋亡和星空现象。虽然 DLBCL 可以在没有任何低恶度区域发生,但在大部分病例中,可见低级别的 EMZBCL 区域,这有力地支持 DLBCL 可由低级别成分向母细胞或者大细胞转化的观点。由于受活检的大小、固定程度及人工假象等影响,仅凭形态学可能很难准确地鉴别伴有大细胞转化的 EMZBCL 和纯粹的 DLBCL。DLBCL 中常见残存甲状腺组织的萎缩和纤维化,有时肿瘤组织完全破坏残余的甲状腺滤泡。多数病例可见甲状腺外脂肪组织或骨骼肌侵犯,也可见脉管内侵犯。邻近未受累及的甲状腺组织可呈腺瘤样结节、腺瘤或癌灶。

3. 滤泡性淋巴瘤　滤泡性淋巴瘤(FL)是一种由滤泡中心(生发中心)B 细胞(典型包括中心细胞和中心母细胞 / 大的转化细胞)构成的肿瘤,通常至少部分表现滤泡生长方式。在任何一例 FL 中,如果存在大部分或完全由母细胞构成的弥漫区域,则应诊断为 DLBCL。2008 年版的淋巴组织肿瘤 WHO 分类中根据中心母细胞的比例将 FL 分为 3 级。

FL 可发生于几乎任何结外部位,以小肠最为多见,而发生于甲状腺者罕见。以前关于甲状腺滤泡中心细胞淋巴瘤的报道可能是不正确的,当前的免疫组化及分子遗传学研究填补了对此肿瘤认识的不足。镜下见甲状腺滤泡被紧密排列的肿瘤性淋巴滤泡所取代,这些肿瘤性淋巴滤泡组织学上常显示 2 级或 3 级。滤泡的细胞成分多样,主要由中心细胞(小裂细胞)组成的病例最容易诊断,因为反应性滤泡见不到这种形态单一的细胞成分。中心细胞胞质稀少,通常具有折叠、成角和长形核,大小约为小淋巴细胞的 2 倍。染色质致密,但程度不及小淋巴细胞。由混合性细胞组成或以大细胞为主的 FL 不易诊断,因为细胞成分类似于反应性滤泡。大细胞(中心母细胞或大无裂细胞)的核呈圆形,有时呈分叶状,染色质呈泡状,具有多个膜包被的核仁,胞质双嗜性或嗜碱性。淋巴上皮病变明显和滤泡扩张,因此可能与EMZBCL 有明显的组织相似性。FL 表达 CD20,CD10 和 Bcl-6 阳性。需要注意的是,甲状腺原发性 FL 常缺少 Bcl-2 蛋白表达成 Bcl-2 基因重排。

4. 浆细胞瘤　浆细胞瘤(plasmacytoma)分为骨内和骨外两种,骨外者少见,仅占所有浆细胞瘤的 3%~5%。甲状腺浆细胞瘤罕见,可以为原发性,但多数为弥漫性多发性骨髓瘤(multiple myeloma,MM)累及所致。肿瘤大多数由成熟或不成熟的浆细胞组成,可呈结节状或片状浸润于甲状腺实质间。而一些病例浆细胞分化较差,伴多形性核和明显的核仁(间变性浆细胞瘤)。成熟的浆细胞具有偏心性、圆形核,染色质粗大、团块状,胞质嗜碱性,核旁具有淡染的凹陷。不成熟浆细胞核较大且不规则,染色质不太疏密,遇见核仁。间变性浆细胞(浆母细胞)核大小悬殊,染色质空泡状或粗大、核仁清楚,可见多核细胞。浆细胞内可含有核内 Ig 包涵体(Dutcher 小体)或胞质内结晶。

需要注意的是,由于甲状腺 EMZBCL 可伴有明显浆细胞分化,有时甚至以浆细胞样细胞为主,此时仅凭形态学很难将二者鉴别开来。实际上,我们的观点是:甲状腺真正的浆细胞瘤罕见,这类病变可以看作 EMZBCL 伴明显浆细胞分化。有趣的是,在描述时,其常与 EMZBCL、DLBCL 的组织学或超微结构有关,在较早的研究中称为"组织细胞"、"大细胞"或"滤泡性"。因此,临床、实验室、影像学检查和病理学特征之间的全面联系对证实肿瘤的局部和全身性质以及决定选择治疗方案很重要。

(五)原发性甲状腺恶性淋巴瘤的分型

原发性甲状腺恶性淋巴瘤的分型主要分为两种类型:

1. 非霍奇金淋巴瘤

(1)弥漫性大 B 细胞淋巴瘤 DLBCL

(2)结外边缘区 B 细胞淋巴瘤 MZBL

(3)低度恶性黏膜相关组织淋巴瘤

(4)MALT

(5)MZBL 伴大细胞转化型

(6)DLBCL 和 MZBL 混合型淋巴瘤

(7)高度恶性 MALT

(8)滤泡性淋巴瘤 FL

(9)髓外浆细胞瘤

(10)外周 NK/T 细胞淋巴瘤

2. 霍奇金淋巴瘤

(六)原发性甲状腺恶性淋巴瘤的诊断

1. **临床表现** MALT 型淋巴瘤的临床表现较为缓和,很少向远处转移,故多数人确诊时为 1 期和 2 期。不同病例临床表现很不一样,可以表现为:①快速增大的甲状腺肿块,约 30%~50% 患者可伴有吞咽困难或声嘶,为未分化癌难以区分,此症状主要见于 DLBCL;②缓慢生长的甲状腺结节或多结节性甲状腺肿;③甲状腺逐渐弥漫增大,类似甲状腺炎;④长期桥本甲状腺炎患者发生甲状腺肿块;⑤甲状腺切除标本中偶然发现,主要见于 EMZBCL。其他症状包括疼痛、呼吸困难、吞咽困难、气喘、咳嗽和咯血等。大部分患者无发热、盗汗、体重减轻、食欲减退等症状,但可见于 DLBCL。

2. **实验室检查** 大部分患者抗甲状腺抗体血清试验阳性,这一点与患者之前有慢性淋巴细胞性甲状腺炎或桥本甲状腺炎有关。大多数患者甲状腺功能正常,有些患者可能有甲状腺功能减退,极少数患者可能会出现甲状腺功能亢进。1/3 患者的血清乳酸脱氢酶会有升高。β_2 微球蛋白水平也会有部分程度升高,同时其也被用来作为监测复发的一项指标。

(七)影像学检查

1. 根据甲状腺淋巴瘤彩超的内部回声和边界状况可将肿瘤分为三型:结节型、弥漫型、混合型。

(1)结节型:甲状腺淋巴瘤 47%~90% 的超声图像表现为结节性,其中 73%~86% 为单结节。甲状腺肿大常局限于一侧叶,但肿瘤也可越过峡部累及对侧甲状腺。肿瘤和周围甲状腺组织常分界清晰,近 3% 边界模糊。90% 边缘不规则,可呈椰菜样或海岸线样。6% 的结节可出现声晕。内部为低回声,分布均匀或不均匀,可间有高回声带。部分病例肿瘤内呈细网状结构。尽管肿块为实质性,但部分肿瘤回声极低可呈假囊肿样。残余的甲状腺实质常因桥本甲状腺炎而呈不均匀低回声,但其回声水平还是高于肿瘤。在少数情况下可出现肿瘤和甲状腺的回声及内部结构相似的情况,此时超声可能无法将肿瘤从桥本甲状腺炎的甲状腺实质肿识别出来,少数甲状腺淋巴瘤超声可发现钙化,发生率为 6%~10%。结节型甲状腺淋巴瘤的超声阳性预测值为 64.9%。

(2)弥漫型:10%~40% 表现为弥漫型。超声常表现为双侧甲状腺肿大,内部回声极低,和结节型不同,此型淋巴瘤与甲状腺组织的分界无法识别。弥漫型淋巴瘤和严重慢性甲状腺炎的超声图常难以鉴别,尽管可凭后方是否出现回声增强作为最重要的鉴别要点,但弥漫型的超声阳性预测值仍只有 33.7%。

(3)混合型:混合型超声表现的淋巴瘤较少,约占 15%。表现为多个低回声病灶,不均匀分布在甲状腺内,这些病灶可能是结节型也可能示弥漫型淋巴瘤。尽管混合型淋巴瘤与腺瘤样甲状腺肿超声表现相似,但淋巴瘤后方出现回声增强可成诊断的关键点。混合型的超声阳性预测值为 63.2%。

2. 在磁共振检查中,甲状腺淋巴瘤在 T1 和 T2 加权像上表现为等信号或高信号,在瘤体周围出现线性低信号分离,表现为假包膜。磁共振对软组织有较高的分辨率,因此,能很好地区分瘤体周围正常的甲状腺组织。CT 在甲状腺淋巴瘤的诊断中意义不大,在 CT 中主要表现为,突出于甲状腺被膜的肿块,边界不清晰,在增强图像下表现为,轻到中度的增强,约 15~20HU,明显低于周围肌肉组织的强化程度。在瘤体较大的患者,对评估与周围组织的关系、淋巴结转移状况等方面有很好的作用。FDG-PET 目前主要用于对甲状腺淋巴瘤的分期及治疗后的评估,瘤体及转移灶摄取 18 氟 - 脱氧葡萄糖明显,表现为明显的代谢活跃,其敏感性较高,结合其他化验及临床表现,对淋巴瘤的诊断率明显优 MRT 及 CT。

3. 术前甲状腺细针穿刺细胞学检查(FNA)是诊断甲状腺疾病的重要手段,由于 PTL 的组织病理学特征并不明显,FNA 对 PTL 的诊断价值有限,很多情况下 FNA 的诊断仅能够起提示作用。FNA 只能作为开放活检术的补充,尚不能替代开放活检术。目前彩超引导技术、免疫组化染色、分子生物学技术及流式细胞仪等的应用增加了 FNA 诊断的精确度。有的阳性诊断中有很大比例(50%~60%)的 FNA 结论仅是怀疑而不是结论。在一项最近的试验中,FNA 仅确诊了 60% 的 PTL 患者。这种局限很大程度上归因于 PTL 的组织病理学特征并不明显。另外,PTL 缺少有标记的核特异性,在细胞学上很难鉴别 HT 与淋巴瘤。单独的 FNA 能诊断出高级别的淋巴瘤,主要的形态学特征为独立的嗜碱性大细胞和细胞核中的粗染色体。高级别淋巴瘤有弥漫的异型性大细胞,缺少细胞间连接,在涂片背景中看到淋巴小体,这些特征可与甲状腺未分化癌鉴别。免疫组化可确认这些细胞的来源及 T 或 B 细胞谱系。MALT 淋巴瘤细胞浸润具有异质性,使得 FNA 细胞诊断十分困难。FNA 诊断 MALT 淋巴瘤的中心问题是鉴别低级别的淋巴瘤与 HT。当淋巴瘤作为可能的诊断,免疫组化可对淋巴瘤进一步分型,鉴定细胞群的谱系及克隆性。另外,可根据形态学指标与免疫组化分析来鉴别 PTL 与 HT。由于 MALT 淋巴瘤大都发生在有 HT 的患者中,标本采集误差不可避免,FNA 诊断结果可出现假阴性。当 FNA 涂片表现为典型的 HT 特征时,临床病理医生不应忽视淋巴瘤的可能。足够的样本量、彩超引导下多点穿刺将是提高诊断准确性的关键。

彩超引导技术的应用,使 FNA 的应用范围更宽广,准确度得到空前提高。辅助技术(如免疫组化染色和分子生物学技术及流式细胞仪)更增加了 FNA 诊断的精确度。这些技术在鉴别 DBCL 与 MALT、MALT 与 HT 方面很有帮助。如前文所述,利用少量的标本材料,区别 MALT 与 HT 仍十分困难。Takano 等应用 PCR 技术检测 IGH 单克隆基因,47 例 PTL 中有 36 例阳性,而 10 例 HT 中并没有检测到单克隆基因。

(八) 原发性甲状腺恶性淋巴瘤的分期

Ⅰ期:病变限于一个淋巴结或限于一个淋巴结外器官。

Ⅱ期:病变局限于膈的一侧。单独累及 2 个以上的淋巴结区或同时直接蔓延至相邻的淋巴结外器官或组织。

Ⅲ期:膈两侧淋巴结都受累,可累及脾、并直接蔓延到邻近的淋巴结外器官。

Ⅳ期:肿瘤扩散至淋巴结外。累及一个或多个淋巴结外器官或组织。

每期再分为 A 和 B:A:无全身症状;B:有以下一种全身症状。38℃以上不明原因发热、盗汗,6 个月内原因不明的体重减轻 10%。

(九) 鉴别诊断

1. 甲状腺未分化癌　在免疫组化未推广之前,甲状腺原发性恶性淋巴瘤常误诊为小细胞未分化癌。尤其是对间质硬化明显的弥漫型大 B 细胞淋巴瘤。淋巴瘤虽然有巢状分布的倾向,但其细胞巢内的细胞松散排列,无黏附性。而小细胞癌细胞巢内的细胞排列紧密,互相黏附,核不规则,染色质粗。免疫组化 CK、神经内分泌标记、B 细胞抗体标记、T 细胞抗体标记有助于区别小细胞癌与淋巴瘤。

2. 淋巴细胞性甲状腺炎　淋巴细胞性甲状腺炎细胞成分复杂,细胞成熟,不浸润血管,整个甲状腺组织中淋巴细胞分布比较一致。而淋巴瘤细胞有异形,肿瘤细胞较单一,呈膨胀性生长,浸润滤泡腔及管壁,肿瘤旁可见正常甲状腺组织。基因重排及流式细胞仪检查有助于鉴别诊断。

(十) 治疗及预后

甲状腺淋巴瘤过去以外科手术切除为主,包括甲状腺部分切除术或全切加淋巴结清扫。随着细针穿刺及其相应病理诊断水平的提高,其活检作用正在逐步被取代。有对比研究表明,单纯局部扩大切除加外放射疗法与手术活检加外放射疗法,并不能显著提高患者的生存率,同时,单纯追求手术局部的根治,可能会带来很多手术的相关并发症,如甲状旁腺功能的低下、喉返神经的损伤及甲减的状态,因此,手术的作用及切除范围更趋了保守。目前手术主要用于:局限于甲状腺内ⅠE 的 MALT 淋巴瘤,单纯手术即可取得满意的疗效;对一些较大的甲状腺淋巴瘤,考虑到肿瘤的异质性,细针穿刺可能无法取得准确的病理分型,手术后准确的分型对放化疗及预后的评估更具有针对性;对增长较快的恶性淋巴瘤伴随明显疼痛及压迫症状,如声嘶、呼吸及吞咽困难,实施紧急手术,能迅速缓解症状,减轻肿瘤负荷,为进一步治疗提供便利。

对于局限于甲状腺内ⅠE 期的 MALT 淋巴瘤,单纯放疗已可达到同手术一样的局部控制率,对分期较高及恶性程度更高的淋巴瘤,可达到更好的局部控制率。目前放疗已成为甲状腺淋巴瘤不可或缺的治疗手段,可行"局部野"或"扩大野"照射,后者复发率低。种种研究表明,肿瘤疾病在早期就已经不是一个局部问题,联合全身的化疗,能达到更好的治疗效果。放化疗联合治疗能够将复发率降至 7.7%,远高于单纯放疗的 37.1% 及单纯化疗的 43%。目前对 DLBCL 的治疗主要分为超分割放疗加环磷酰胺、多柔比星、长春新碱和泼尼松(CHOP)方案的联合治疗。综合疗法不但可以降低复发率,也可最大限度地减少不良反应。如黏膜炎、甲状腺功能减退及放射性肺炎等。

CD20 主要表达在 B 淋巴细胞上,是非霍奇金淋巴瘤的特征性标志。利妥昔单抗(rituximab)是一种针对 CD20 的单克隆抗体,广泛用于淋巴瘤的治疗,目前 FDA 已批准用于 DLBCL 的治疗,但由于病例数量的限制,多中心对比研究的治疗经验较少。一项单中心的回顾性研究证实,化疗联合利妥昔单抗(R-CHOP)靶向治疗,能将 DLBCL 的 5 年整体生存期(overall survival,OS)由 71% 提高到 90%,主要是减低了疾病的复发率。其临床应用也越来越广泛,对一些惰性的淋巴瘤,如 MALT 和滤泡性淋巴瘤也推荐使用。但不同甲状腺淋巴瘤对利妥昔单抗的敏感程度不一,含 BCL2 蛋白的淋巴瘤对利妥昔单抗的治疗效果较差,而含 BCL6 蛋白的淋巴瘤对其反应较好,具体的分子表型可能需要更进一步的研究。

原发性甲状腺淋巴瘤预后与肿瘤范围、病理学类型及年龄相关:①肿瘤的范围。侵犯甲状腺周围组织或有淋巴结转移者预后相对较差。有文献报道,65 岁以下 5 年生存率为 77%,而 65 岁以上 5 年生存率只有 32%。此外,李庆等认为,国际预后指数(IPI)不同患者在非霍奇金淋巴瘤患者生存率具有明显差异,IPI 在非霍奇金淋巴瘤的预后预测及治疗的选择中应用逐渐增多。目前认为,包括手术、化疗和放疗的综合治疗与单一手段治疗相比,有更好的总体存活率、无病存活率和局部控制率。这一观点也得到了大多数学者的支持。

一项回顾性分析显示放化疗组、放疗组和化疗组的总体复发率分别为 7.7%、37.1% 和 40.0%;局部复发率分别为 2.6%、12.6% 和 23.0%。在来自 M.D.Anderson 癌症中心的研究中,手术或放疗组、单独化疗组和综合治疗组的 5 年无病存活率分别为 76%,50% 和 91%。有学者研究认为与单一手段治疗相比,综合治疗有更好的 5 年总体存活率、无病存活率和局部控制率。在侵袭性淋巴瘤中综合治疗可获得更好的预后。在 DLBCL 人群中 5 年生存率低于 50%,更应考虑综合治疗。一项多中心回顾性分析了 54 例 DLB-CL 患者,综合治疗模式(combined treatment modalities,CTM)可诱导更高的完全缓解率,能提高患者的长期存活率,而老年 DLBCL 患者无论采取何种治疗措施预后都不理想。然而,在惰性淋巴瘤中综合治疗并不能提高总体存活率和局部控制。5 年生存率ⅠE 期 80%,ⅡE 期 50%,ⅢE 和ⅣE 期低于 36%。

(石朋飞　刘志敏　钟　源)

参 考 文 献

1. Walsh S,Lowery AJ,Evoy D,et al. Thyroid Lymphoma:Recent Advances in Diagnosis and Optimal management strategies. The oncologist,2013,18(9):994-1003

2. Graff Baker A,Sosa JA,Roman SA. Primary thyroid lymphoma:a review of recent developments in diagnosis and

histology driven treatment. current opinion oncology,2010,22(1):17-22

3. Graff Baker A,Sosa JA,Roman SA. Rituximab including combined modality treatment for primary thyroid lymphoma:an effective regimen for elderly patients. Thyroid,2014,24(6):994-999

4. Wang JH,Chen L,Ren K.Identification of primary thyroid lymphoma with medical imaging:A case report and review of the literature.Oncology Letters,2014,8(6):2505-2508

5. 叶奕兰,何闯,方宏洋.原发性甲状腺淋巴瘤的CT表现及其病理相关性.医学影像学杂志,2012,5:740-743

6. 周永,文智,杨帆.原发性甲状腺淋巴瘤的CT诊断.临床放射学杂志,2009,10:1369-1371

7. Yamashita H,Nakagawa K,Asari T,et al. Radiotherapy for 41 patients with stages Ⅰ and Ⅱ MALT lymphoma:a retrospective study. Radiother Oncol,2008,87(3):412-417

8. Sakorafas G H,Kokkoris P,Farley DR.Primary thyroid lymphoma(correction of lymphoma):diagnostic and therapeutic dilemmas.Surg Oncol,2010,19(4):124-129

9. Doria R,Jekel JF,Cooper DL. Thyroid lymphoma. The case for combined modality therapy. Cancer,1994,73(1):200-206

10. Onal C,Li YX,Miller RC,et al. Treatment results and prognostic factors in primary thyroid lymphoma patients:a rare cancer network study. Ann Oncol,2011,22(1):156-164

11. Mian M,Gaidano G,Conconi A,et al. High response rate and improvement of long-term survival with combined treatment modalities in patients with poor-risk primary thyroid diffuse large B-cell lymphoma:an international extranodal lymphoma study group and intergruppo italiano linfomi study. Leuk Lymphoma,2011,52(5):823-832

二、甲状腺罕见原发恶性肿瘤

(一)黏液表皮样癌

黏液表皮样癌是一种恶性上皮性肿瘤,包含黏液样成分及表皮样成分。黏液表皮样癌占甲状腺恶性肿瘤的0.5%以下。女性较男性多见(比例约2:1)。发病年龄呈20~40岁、60~80岁两个好发年龄段的双峰型分布。发病的病因目前不确切,儿童时期接受颈部放射线照射可能是一个相关因素。病理上高达20%的患者被发现有甲状腺外的侵犯。肿瘤最大径可达10cm,呈切面质实、黄褐色到黄白色的肿块,虽然境界清楚,但很少有包膜。囊性变、有时为黏液样坏死等。临床表现患者甲状腺功能大多正常,临床可见甲状腺质硬、无痛性肿块。喉返神经压迫不常见。治疗上手术治疗是首选,但如果有广泛的局部侵犯,可选择体外放射和内照射治疗。远期预后好,类似甲状腺乳头状癌。淋巴结转移比远处转移常见,曾有40%的患者见淋巴结转移,远处转移如肺转移、骨转移、胸膜转移者也曾有报道。

(二)鳞状细胞癌

甲状腺原发的鳞状细胞癌完全由鳞状上皮分化的细胞组成,没有黏液样细胞,但必须先排除邻近器官肿瘤的直接侵犯,如喉、气管或食管鳞癌。因此,常需要做内镜检查和影像学检查来排除侵犯,才能确定诊断。发病率占甲状腺恶性肿瘤的0.5%以下。女性较男性多见(比例约2:1)。大部分患者发病年龄为50~70岁。目前病因不确切,可能的病因是甲状舌管未闭或鳃囊残留。也有报道称少数病例可能与接触放射线照射有关。临床表现类似于甲状腺未分化癌。表现为迅速增大的颈部肿块,常伴有喉返神经受压迫症状,如气道梗阻和呼吸困难。颈部淋巴结增大常见,少数患者可并发桥本甲状腺炎。少数可伴有高钙血症、发热、白细胞增多等副肿瘤综合征症状。病理上一般肿瘤较大,直径可达 8cm,质硬,为黄褐色或白色肿块,常累及甲状腺一叶或两叶。常见伴随的卫星结节。甲状腺外侵犯和坏死常见。治疗多选择早期全切术加根治性放射治疗。该肿瘤对放射性碘或化疗无反应。单纯放射治疗可用于那些不能切除的肿瘤或不宜手术者。此外,甲状腺激素抑制治疗有一定疗效。肿瘤局部侵犯和淋巴结转移常见,远处转移少见。气管压迫是常见的致死原因。总体预后较差 5 年生存率低于 10%。

(三)伴胸腺样分化的梭形细胞肿瘤

伴胸腺样分化的梭形细胞肿瘤极为罕见,一般发生于年轻人,大部分患者发病年龄为 10~20 岁。男性多见(比例约 2：1)。目前发病机制不确切。临床表现为甲状腺或颈部肿物,有时伴疼痛,病史数周到近十年不等。在少数病例,可有颈部肿物迅速增大伴压迫症状。局部触痛有时类似甲状腺炎,但甲状腺功能正常。影像学可见实性和囊性混合的包块。病理上多为境界不清的小叶状,肿物可有包膜、部分包膜或呈浸润性生长。有时肿瘤可蔓延入颈部软组织,如骨骼肌等。肿物大部分为单侧,多中等大小,肿瘤直径 1~12cm,平均 3.6cm。切面大多质实到硬,灰白或黄褐色,偶见小囊和沙砾样,黄褐色区域提示肿瘤坏死。治疗上手术是首选,并且手术对于转移性肿瘤也有很好效果。肿瘤转移可见于 70% 以上的病例,一般发生于病程晚期的肿瘤。最常见的转移为肺、淋巴结、肾、软组织。由于临床病程通常比较长,因此一旦出现转移灶,做转移灶的扩大切除仍有助于延长生存期。局部的淋巴结转移偶然发生。联合化疗和放疗可用于转移灶的治疗。5 年生存率近 90%。

(四)异位胸腺瘤

异位胸腺瘤是来源于胸腺的上皮性肿瘤。发病非常少见,多发生于中年人,大多数见于女性。目前认为异位的、陷入的或残留的胸腺组织具有发生肿瘤的潜能。临床表现为存在数年的甲状腺结节性肿物,肿块大者可伴有压迫症状,如呼吸困难、声嘶等。有伴有重症肌无力的临床报道。影像学上可无明显差异,但可见与胸腺相连,甲状腺功能正常。病理上几乎所有的甲状腺异位胸腺瘤都为非侵袭性。切面呈分叶状,黄色或黄褐色,散在白色纤维性隔膜。该肿瘤是良性肿瘤,治疗选择外科切除。

(五)透明样小梁状肿瘤

透明样小梁状肿瘤是一种少见的、非侵袭性的、滤泡细胞来源的甲状腺肿瘤。伴特征性的小梁状生长方式和小梁内透明样变。该肿瘤的恶性潜能尚不明确,但至多是很低的恶性潜能。是甲状腺肿瘤中一种罕见的类型。女性患者比男性患者明显多见(比例约 6：1),平均发病年龄为 30 岁。病因尚不清楚,临床表现为可触及的甲状腺结节,甲状腺功能一般正常,结节呈冷结节。临床上最常见的表现是常规体检时或患者自己偶然发现的可触及的甲状腺结节。患者一般甲状腺功能正常。放射性碘扫描中一般呈冷结节,超声上典型者为实性结节,同时伴低回声或不均匀回声。高功率多普勒超声检查可见高血流量。病理上典型者境界清楚,可能有包膜。切面实性或模糊的分叶状、黄褐色或淡褐色。鉴于该肿瘤恶性潜能是很低的,单纯的外科切除即可达到治愈。

(六) 原发性甲状腺血管肉瘤

原发性甲状腺血管肉瘤是一种呈血管内皮细胞分化的恶性肿瘤。这一罕见的甲状腺肿瘤在碘缺乏的欧洲中部阿尔卑斯山地区相对多见。病因是多因素的,但在碘缺乏地区发生率明显较高。发病率占甲状腺恶性肿瘤的 2% 以下,女性较男性多见(比例约 4 : 1)。大部分病例发病年龄介于 60~70 岁。甲状腺血管肉瘤常在长期结节性甲状腺肿中发生,其主要临床表现为长期的甲状腺肿突然迅速增大,可伴有压迫症状及咳嗽、声音嘶哑、放射性疼痛等。其他症状包括呼吸困难、虚弱、体重减轻等。甲状腺功能亢进罕见。部分病例首发症状为远处转移,肺、胸膜、淋巴结、肾上腺、胃肠道和骨为常见的好发部位。放射性核素扫描常呈冷结节。病理上肿瘤常显示界限清楚,但镜下往往具侵袭性。体积一般较大,平均直径 6~7cm,最大径可达 10cm。切面呈多彩状,伴囊性和实性区域。囊性区常见出血,实性区常见坏死。偶有病例呈广泛侵袭性,直接累及气管壁和周围组织。治疗上外科切除或联合其他治疗如短期内放疗并不能改善预后,绝大多数患者在 6 个月内死亡。个别病例中,患者生存可超过 5 年。远处转移肺、胃肠道、骨可导致致命性出血。

(七) 畸胎瘤

畸胎瘤组织学上要出现外胚层、内胚层和中胚层这三个胚层的组织。畸胎瘤占甲状腺恶性肿瘤的 0.1% 以下。可见于任何年龄,但发病高峰是在新生儿。新生儿90% 以上是良性,成人中 50% 以上是恶性的,无性别差异。然而恶性畸胎瘤更多见于男性,所有患者均表现为颈部中等大小的肿块,在新生儿体内还可存在其他的先天性畸形。此外,患者可因肿瘤压迫气道出现声音嘶哑、呼吸困难等症状。孕期子宫内或出生后超声检查可提供重要的信息并且简单易行,其常见的临床表现为甲状腺多囊性肿块。良恶性畸胎瘤 CT 检查均示甲状腺内不均匀肿物。病理上肿瘤平均直径 6cm,最大径可达 13cm。肿瘤界限可以清楚,也可以广泛浸润周围甲状腺组织。切面常为多囊性,囊性含灰褐色油脂样物、黏液样物或黑褐色血性液体并混以坏死碎屑。实性的肿瘤切面可呈结节状或分叶状,质地因所含组织不同而软硬不一,常见类似脑组织样物,也可见到骨和软骨组织。甲状腺畸胎瘤的预后很大程度上取决于患者的年龄,发现病变时肿瘤大小和不成熟成分的量。在新生儿和婴幼儿,不成熟成分比成熟性畸胎瘤占优势,几乎没有恶性行为。在儿童和成人,恶性畸胎瘤伴复发和播散者占 30% 以上。甲状腺畸胎瘤无论良恶性一旦发现应尽早手术。恶性畸胎瘤可直接侵犯食管、气管、颈部软组织。复发与远处转移以肺为最常见,可见于约 1/3 患者,且多可导致死亡。治疗上以手术为主,可辅以放疗和(或)化疗,但效果不理想。

(八) 外周神经鞘瘤

发生于甲状腺内,来源于外周神经,包括甲状腺交感和副交感支配神经或感觉神经。该肿瘤极为罕见,发病率占甲状腺恶性肿瘤的 0.02% 以下。可发生于任何年龄,但并发症多见于年轻患者,没有性别差异。临床可表现为逐渐增大的甲状腺肿块。恶性可有呼吸困难、体重减轻等症状。上呼吸道压迫、甲状腺破坏或浸润性生长及坏死都提示为恶性可能性大。

CT示甲状腺内不均匀低密度影,信号强度类似周围软组织。放射性核素扫描示冷结节,不具特异性。病理上肿瘤最大径可达7cm。良性者表面光滑、有包膜,恶性者可见甲状腺实质消失及包膜浸润。良性者切面浅黄或灰白色、半透明,有光泽,体积大者常显示程度不等的退变性改变,包括脂质沉积,大小不等的囊肿、出血和钙化灶。恶性者切面呈灰白或灰红色,常伴有出血、坏死。手术切除对良性肿块可达到治愈,对于恶性肿瘤无论其临床情况,肿瘤大小及组织学形态如何,预后均较差。有报道称,放疗可有一定效果。

(王龙强　钟　源)

第六章

甲状腺癌的术后管理

第一节　甲状腺癌患者的术后随访

一、实验室检测在随访中的应用

（一）Tg

甲状腺球蛋白是由甲状腺滤泡上皮细胞合成的一种糖蛋白,存在于甲状腺滤泡的胶质中。正常情况下在细胞内循环,只有微量溢出到血液中,血清中的 Tg 主要由以下因素决定:①甲状腺体积大小,甲状腺质量和容积越大,分泌的 Tg 就越多;②甲状腺滤泡上皮细胞上 TSH 受体被兴奋的程度,TSH 受体受到刺激时,分泌的 Tg 较多;③甲状腺滤泡细胞合成和分泌的能力;④甲状腺的任何炎症或损伤可导致 Tg 释放。

分化型甲状腺癌手术全切后,理论上血清 Tg 水平应降至零,或常规方法已检测不出。如果仍然能从血清中检测出一定浓度的 Tg,表明或者病情复发、又有癌细胞生长增殖,或者癌细胞已转移至甲状腺床外、甲状腺的全切并没有从体内彻底清除癌细胞。因此,血清 Tg 是监测甲状腺癌复发或转移的较好指标。

在临床应用中,血清 Tg 水平与 TSH 浓度有关,当患者使用甲状腺激素制剂替代治疗时,因 TSH 被抑制而保持较低血浓度,一般可测不到 Tg,但在高 TSH 刺激下(TSH>30mIU/ml),Tg 可比基础值升高 10 倍以上。其结果监测肿瘤复发或转移更有意义。

血清 Tg 测定方法对结果亦可有一定影响,当抗甲状腺球蛋白抗体为阳性时,Tg 结果会有误差,分析结果时必须引起注意。常用的 Tg 测定方法有非竞争性的免疫测量法（IMA）和竞争性的放射免疫分析法（RIA）,IMA 孵化时间短,分析的范围能向低浓度端扩展、延伸,抗体标记试剂稳定,不易发生标记损伤,但是当血清中存在 TgAb 时,IMA 法可能使 Tg 测定结果偏低,因此这类方法仅限于 TgAb 阴性的患者,TgAb 阳性则采用 RIA 法。但同样 RIA 法在 TgAb 阳性时也会使结果偏高或偏低,且不太敏感,以致测不出正常下限,不适宜用于监测 DTC 病情进展。总之目前常用的把 TgAb 阳性的标本用 RIA 方法检测 Tg 的做法并不是最理想的,因为与 IMA 法比较,RIA 应用受限且灵敏度较低。

（二）TgAb

甲状腺球蛋白是分化型甲状腺癌治疗后随访监测病情最重要的肿瘤标志物，但 Tg 的检测受到 TgAb 的影响，而根据研究的人群和检测方法的不同，可有高达 23%~30% 的 DTC 患者首诊时发现 TgAb 阳性，而且，部分患者存在异嗜性抗体，也干扰 Tg 的测定结果。

对分化型甲状腺癌患者的随访而言，TgAb 阳性是一个棘手的问题，对于这种因为抗体存在而干扰甲状腺球蛋白的测定、导致 Tg 无法作为可信的肿瘤标志物的患者，目前的 DTC 诊疗指南及近年关于该问题的各类综述均未提，如果患者存在干扰 Tg 的 TgAb 的话该如何进行 Tg 的检测，也并未给出任何应采用何种检测方法的建议；此外，对因 TgAb 阳性导致 Tg 无法作为可信的肿瘤标志物的患者，也未明确给出诊断方法。

有鉴于此，由甲状腺癌各方面诊治专家组成的国际专家组（包括内分泌、核医学和检验医学专家）就 TgAb 阳性的 DTC 患者的治疗和随访达成共识，但由于尚无足够文献提供坚实的科学依据，因此，共识与专家意见不能作为指南。临床医生还是应当尽可能首选参考相关指南，当指南无法提供更多帮助时，则重视共识意见能就如何开展进一步的工作提供一些启示、或是一个方向。尽管如此，针对 TgAb 阳性的 DTC 患者，有赖于内分泌、核医学和检验医学等方面专家组成的跨学科团队的技术和经验，给予最适当的个体化诊治和随访。

1. 关于检测方法　TgAb 的检测方法现有两种，直接测定抗体或在 Tg 检测中测定其回收率，前者可以检测出大多数 TgAb 阳性的患者（具体效能取决于检测试剂）；而后者，由于参考范围宽泛，在使用含有 40~50μg/L Tg 的传统回收液缓冲液时会出现明显的干扰。另一方面，并非所有 TgAb 阳性患者在回收检测法中都会表现出干扰现象。有时貌似低水平的 TgAb 可能会产生强干扰，而一些高水平 TgAb 的患者在 Tg 测定中却没有出现任何迹象的干扰。尽管如此，在所有这些情况中，不能除外 Tg 与 TgAb 结合后具有较快的清除率，因而导致血液中 Tg 水平较低，进而引起 Tg 检测结果的可靠性减低。

在广泛应用的非竞争性免疫分析法（IMA）中，无论 Tg 或 TgAb 的血清浓度如何，TgAb 通常均可导致 Tg 检测值降低甚至无法测出，而竞争性放射免疫测定法（RIA）与 IMA 相比，能够减少 TgAb 的干扰，但是一些 RIA 试剂可能会错误地增加 Tg 的检测值。另一个重要的问题是 TgAb 检测试剂的异质性，因为不同试剂识别的抗原表位不同，而且 TgAb 在 DTC 和自身免疫性甲状腺疾病结合的抗原表位也不同，进一步使 TgAb 试剂的异质性问题复杂化，所以，不同检测试剂对 TgAb 的检测灵敏性不同，根据所测抗体绝对水平的不同，检测结果也有差异。鉴于不同 Tg 检测试剂也针对不同的 Tg 抗原表位，所以选择检测试剂时，最好能够认清要选择的 TgAb 检测试剂和不同的 Tg 检测试剂间，是否存在测定干扰。

临床实践中，偶尔会遇到有明确的病灶或者残余甲状腺组织，尽管 TgAb 阴性，但仍无法检测出血清 Tg，其原因可能为 Tg 的空间构型改变从而导致免疫活性降低，甲状腺癌细胞失去了分泌 Tg 的功能，或者，患者同时存在异嗜性抗体（HAb）。

2. DTC 患者如何定义 TgAb 阳性　目前文献对于在 DTC 患者中怎样定义 TgAb 阳性尚无一致意见，近期有人在 TgAb 定量测定中，采用试剂供应商提供的"切点值"（MCOs）来定义 TgAb 阳性，但有高达 20% 的样本可能被错误分类。MCOs 主要用于诊断自身免疫性甲状腺疾病，因为此时 TgAb 水平通常高于大多数 DTC 患者。虽然部分低浓度的 TgAb 在 MCO 标准中仍被认为是"正常浓度"，然而它可能对 DTC 患者的 Tg 测定引起具有临床意义的干扰。

Spencer 等人提出对于一个特定的测量方法,其检测界限值(LoD)应该能够代表 TgAb 阳性的切点值;LoD 被定义为被测物可以被检测方法检测出的最低浓度。目前几种常用检测方法的 LoD 和 MCO 值详见表 6-1,20% 的 DTC 患者 TgAb 水平介于 LoD 和 MCO 之间。

应用 LoD 的假说是基于对 TgAb 测定和 Tg 测定的 IRMA/RIA 比率这两者结果的比较而形成的,其中 RIA 测定被作为金标准。然而,应用 IRMA/RIA 比率是很有争议的,因为这种方法尚未被证实为 Tg 测定的精确指标,其产生错误结果的百分比高达 50%。

定量界限值(LoQ)作为一种检测界限值的替代方法,也被称为功能灵敏度,近来已被学者提出。LoQ 是指在某个分析物水平能够使检测结果有可重复性,且批间变异系数不超过 20% 的最小测定值。尽管需要进一步的研究来证实,但在个别患者中测得的 TgAb 水平确实存在潜在的相关干扰,使用 LoQ 代替 LoD 作为 TgAb 的检测下限将提高检测的准确性。国际专家小组据此推荐在 DTC 患者中,TgAb 阳性时,对于一种固定的 TgAb 检测方法,其 LoQ 应被视为正常值的上限,甲状腺实验室应报告 TgAb 的两个参考范围:一种是基于存在 TgAb 但无甲状腺疾病的人群设定的,用于自身免疫性甲状腺疾病的诊断,另一种是 LoQ,用于 DTC 患者的正常上限,同时,实验室应根据不同的患者人群设定不同的 LoD、LoQ 参考范围。

表 6-1　常用 TgAb 检测方法的 LoD、LoQ 和厂商参考范围的 MCO 值

TgAb 测定	LoD(IU/ml)	LoQ(IU/ml)	MCO(IU/ml)
Access,Beckmann Coulter	0.9	1.8	49
Immulite 2000,Siemens	2	20	40
Advia Centaur,Siemens	10	10	60
Elecsys,Roche	10	ND	115
Kryptor,BRAHMS	10	33	33
Dyno-test AbTgn,BRAHMS	5.5	20	60

3. HAb 的检测　　HAb 比较少见,其不同于 TgAb,通常不会对 Tg 的检测结果造成显著影响,关于 DTC 患者中 HAb 干扰的报道结果不一致,有报道多达 13% 产生干扰,但大多数研究报告表明,仅不足 2% 的患者存在显著的 HAb 干扰,且多为临床不相关干扰。

在临床实践中,多种方法可用于检测 HAb 干扰,利用 Tg IMA,HAb 的干扰可通过回收试验或连续稀释血清中 Tg 测定的方法进行检测,另一种方法更特异的针对 HAb 干扰,使用专用的 HAb 阻断管预处理血清,然后将采用该方法测得的 Tg 与未进行处理的血清 Tg 测定结果进行比较。由于 HAb 干扰发生率很低,不推荐常规检测。当患者的 Tg 检查结果与临床表现不一致(如可检测的血清 Tg 水平不随时间改变、TSH 刺激后不增加)和(或)血清 Tg 水平变化过程异常时,此时应考虑到 HAb 干扰的存在,应进行 HAb 检查。

4. TgAb 阳性患者的临床评估　　手术后或清甲治疗后起始 TgAb 阳性的患者在随访过程中必须进行 TgAb 水平的监测,但对于血液循环中从未检测出 TgAb 的患者是否有必要进行 TgAb 检测仍存在争议。在随访过程中,TgAb 测定值应考虑到免疫系统药物和 [131] 碘治疗的影响。许多药物如干扰素可刺激或抑制免疫系统,暂时性地导致血液中 TgAb 水平假性升

高或降低,其至能够诱导 TgAb 的产生,由于文献中没有这些免疫调节药物的效果持续时间的证据,TgAb 随访检测至少应该在停用此类药物 6 个月以后,而不是在停药后短时间内恢复 TgAb 的随访监测。^{131}I 治疗后应该有同样的间歇期,因为在 TgAb 存在的情况下,由 ^{131}I 辐射介导的甲状腺细胞损伤引起暂时性的和瞬时爆发性的自身免疫反应,如果应用 TgAb 水平的升高作为提示 DTC 疾病进展的指标,6 个月以上的等待期较为恰当。但若是 ^{131}I 治疗几个月内 TgAb 水平下降,仍然可作为疾病缓解的迹象。

在对治疗后的 DTC 患者 TgAb 水平的研究过程中,不同的文献报道 TgAb 水平与 DTC 的临床进程以及和甲状腺组织消失之间有显著的相关性,在大多数未复发或疾病未迁延的 DTC 患者中,血清 TgAb 水平显著降低甚至消失,只有少数病例血清 TgAb 水平无明显改变或升高。相反,大多数病情迁延的 DTC 患者血清 TgAb 水平升高或无明显变化。一组资料显示,TgAb 阳性与 TgAb 阴性的 DTC 患者复发率分别为 49% 和 3.4%,存在明显差异。另有报道术后 6~12 个月血清 TgAb 水平有重要的预后意义,TgAb 阴性 DTC 患者的 160 个月无病生存率在 95% 以上,而 TgAb 阳性患者 160 个月的无病生存率低于 80%。用 Kaplan-Meier 生存分析,以术后 6~12 个月的 TgAb 水平与术前 TgAb 水平比较。术后血清 TgAb 水平下降到基线值 50% 以下的患者,没有复发且预后良好;术后血清 TgAb 水平下降小于 50% 但未增加的患者,无病生存率为 80%;术后血清 TgAb 与基线值比较有所增加者,在接下来的随访过程中,其无病生存率仅为 55%。

根据以上文献报道,对于是否将 TgAb 作为肿瘤标志物的替代指标也需作进一步的分析,事实上,TgAb 不能认为是一种肿瘤标志物,因为血清 TgAb 不与患者的肿瘤相关,而只是提示免疫系统活性的指标,而且与 Tg 不同,TgAb 敏感度不能被进一步的 TSH 刺激所提高,当使用 TgAb 作为替代指标,其趋势比数值更为重要。血清 TgAb 水平持续下降提示该患者疾病缓解,与此相反,血清 TgAb 水平持续上升应怀疑疾病复发。

根据 TgAb 在随访过程中的变化特点,应针对不同血清 TgAb 水平进行分类随访:

（1）TgAb 水平下降:随访中 TgAb 水平明显下降可被认为病情缓解,其预后也较少出现进展。随访中,诊断性 ^{131}I 全身扫描最多进行一次,颈部超声和对 TgAb 的定期检查已经足够;

（2）TgAb 水平不变:随访中 TgAb 水平无明显上升或下降,这类患者的疾病状态是不确定的,因此这类患者需要更全面的随访,由于血清 TgAb 不能提供一个指向性,血清 Tg 的测定不可靠,所以定期的 dxWBS 可能是确定无病状态的唯一方法,尤其是对位于颈外转移的肿瘤。

（3）TgAb 水平上升:随访中若 TgAb 水平上升,提示疾病可能进展,除行常规颈部超声外,还需进行其他检查,包括 dxWBS,若结果阴性就要行进一步的影像学检查,以确定肿瘤组织的位置。如果能找到病灶,则必须给予恰当的治疗措施。

在 TgAb 阳性的 DTC 患者中,有关进一步的影像学检查可根据随访需要而进行选择。

颈部超声是最主要的影像学检查方法,能够发现颈淋巴结转移或局部复发,但无法检测到肺部或其他远处转移。如果颈部超声发现有可疑淋巴结,通常需进行细针穿刺活检。远处转移无论是较大的结节性转移灶还是弥漫性粟粒状转移灶,最好的影像学检查是 ^{131}碘全身扫描,当 TgAb 持续高水平而 ^{131}碘全身扫描未发现病灶,应考虑肿瘤失分化,此时可选择 ^{18}F-FDG PET 作为影像学随访。

（三）TpoAb

甲状腺过氧化物酶（Tpo）是甲状腺激素合成的重要的酶,结合在甲状腺滤泡细胞膜上,因 RNA 裂解不同而有几种不同的异构体。检测 TpoAb 应该用特异性的免疫分析方法,用高度纯化的人或者重组的人 Tpo 抗原,取代半定量的抗微粒体（ANA）凝集试验。

TpoAb 最初被表述为抗微粒体抗体（ANA）,因为它可以和粗制的甲状腺细胞膜反应,微粒体抗原以后被鉴定为 Tpo。竞争性 RIA 与非竞争性双位点 IMA 均可定量检测 TpoAb。但是新的 TpoAb 分析方法有相当宽范围的特异性和敏感性的变异,主要与 Tpo 的制备有关。也可因污染其他甲状腺抗原如 Tg 而使特异性降低,重组 Tpo 可以避免这一问题,此外,检测的敏感性也受 Tpo 三维结构的影响。

TpoAb 是检测自身免疫性疾病最敏感的方法,它在桥本甲状腺炎引起的甲减中最早出现,分化型甲状腺癌往往也伴有桥本,可在随访过程中观察其变化,单独对甲状腺癌的诊断及随访意义不大。

（四）甲功三项

甲功三项（FT_3、FT_4、TSH）在随访中的作用主要在于对甲状腺激素制剂替代治疗过程中药物的剂量进行调整,TSH 水平同时是重要的预后评估因素。

正常情况下 FT_3、FT_4 由甲状腺滤泡细胞合成以及在外周组织中的转化。而分化型甲状腺癌患者甲状腺已手术切除,理论上血液循环中的 FT_3、FT_4 浓度来源于替代治疗的甲状腺激素制剂,一般是口服左甲状腺素（L-T_4）,其吸收后进入血液循环,然后在外周组织脱碘酶的作用下,一部分转化成 T_3,血液中的 T_3 则全部来源于 T_4 的脱碘。FT_3、FT_4 及 TSH 需在治疗后定期复查,为 TSH 抑制治疗剂量的调整提供依据,而 TSH 抑制治疗是分化型甲状腺癌完整治疗过程的不可或缺的重要组成部分。

DTC 术后 TSH 抑制治疗是指手术后应用甲状腺激素制剂将 TSH 抑制在正常低限或低限以下、甚至检测不到的程度,一方面补充 DTC 患者所缺乏的甲状腺激素,另一方面抑制 DTC 细胞生长。TSH 抑制治疗首选 L-T_4 口服制剂。干甲状腺片中甲状腺激素的剂量和 T_3/T_4 的比例不稳定,可能带来 TSH 波动,因此不建议在长期抑制治疗中作为首选。

TSH 抑制水平与 DTC 复发、转移和癌症相关死亡的关系密切,特别对高危 DTC 患者,这种关联更加明确。TSH>2mIU/ml 时癌症相关死亡和复发增加。高危 DTC 患者术后 TSH 抑制至 <0.1mIU/ml 时,肿瘤复发、转移显著降低。低危 DTU 患者术后 TSH 抑制到 0.1~0.5mIU/ml 即可使总体预后显著改善,而将 TSH 进一步抑制至 <0.1mIU/ml 时,并无额外收益。某些低分化 DTC 的生长、增殖并非依赖于 TSH 的作用,对此类患者,即使将 TSH 抑制到更低的水平,仍难以减缓病情的进展。

长期使用超生理剂量甲状腺激素,会造成亚临床甲亢,特别是 TSH 需长期维持在较低水平（<0.1mIU/ml）时,可能加重患者的心脏负荷和心肌缺血,引发或加重心律失常,甚至导致患者心血管病相关事件住院和死亡风险增高。减少甲状腺激素剂量后则上述受损情况可逆转。TSH 长期抑制带来的另一个副作用是增加绝经后妇女骨质疏松症（OP）的发生率。并可能导致其骨折风险增加。

甲状腺激素制剂最终剂量的确定有赖于血清 TSH 的监测,剂量调整阶段每四周左右随

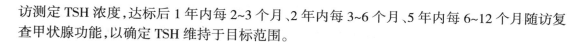

访测定 TSH 浓度,达标后 1 年内每 2~3 个月、2 年内每 3~6 个月、5 年内每 6~12 个月随访复查甲状腺功能,以确定 TSH 维持于目标范围。

(五)降钙素

降钙素是一种含有 32 个氨基酸的多肽,由甲状腺滤泡旁的 C 细胞合成分泌,降钙素的主要生理作用是调节钙代谢,当血液循环中钙的浓度发生变化时,降钙素也随之波动。甲状腺髓样癌时,肿瘤组织中降钙素含量可达正常人的 650~1600 倍,血液循环中的降钙素水平也随之上升,可作为诊断甲状腺髓样癌的生化指标。

降钙素多采用免疫分析法及化学发光免疫分析法直接测定,对疑有复发或远处转移而测定值又不高的患者,可采用激发试验,测定时弹丸式注射 5 肽胃泌素,注射后 2 分钟和 5 分钟取血测定,计算与激发前的比值,以提高测定方法的灵敏度,观察肿瘤细胞的分泌功能。激发试验后降钙素的上升程度取决于病变的恶性程度及累及的范围。

降钙素的分子结构形式有几种类型,有的是复合体,有的是单体。近年来有人主张测定单体降钙素。正常人血清降钙素水平依据测量方法而有所不同,且性别、年龄、生理状态均可对降钙素浓度产生影响,分析结果时应予注意。

(六)甲状腺癌的基因诊断

基因诊断是指用分子生物学技术对引起疾病的原因进行病原学和细胞遗传基因的检测和分析,即应用基因工程技术对生物体的基因组 DNA 片段及其转录产物进行定性和定量分析,进而对疾病做出诊断的都可以称为基因诊断。

对于甲状腺癌目前研究比较多的是 ras 基因、rat 基因及抑癌基因 P53。Ras 基因与滤泡性甲状腺癌的发生发展密切相关,突变率可达 25.2%。ret/PTC 是 rat 基因重组及激活的状态,在乳头状甲状腺癌中发生率为 11.2%。在切尔诺贝利核污染所致甲状腺癌的儿童患者中,三分之二患者有 ret 重排,所有重排阳性者都伴有淋巴结转移,证明 ret/PTC 可作为甲状腺乳头状癌诊断和判断预后的重要分子标记物。

二、影像学检查在随访中的应用

不同的影像诊断方法对甲状腺癌转移灶均有一定价值,但首选方法应为放射性核素显像,常用放射性 ^{131}I,此外,也可用 ^{201}Tl、^{99m}Tc-MIBI 等。超声影像、X 线、CT 及 MRI 等常规显像在甲状腺癌转移诊断中主要用于甲状腺转移癌的定位诊断,特异性不及放射性核素显像,灵敏度视检查类型不同而有别。

(一)常规放射性核素显像

1. ^{131}I 全身显像 分化型甲状腺癌复发或转移灶仍具有一定的甲状腺组织细胞特性,能够吸收放射性 ^{131}I,尽管摄 ^{131}I 能力较正常甲状腺组织低,但明显高于其他组织器官。在甲状腺癌原发灶和甲状腺全部切除后,当停止服用甲状腺激素制剂或在 TSH 刺激后,其摄 ^{131}I 功能会更加显著,故 ^{131}I 全身显像能清晰显示出复发或转移病灶。^{131}I 全身显像是诊断甲状腺癌复发或转移最有价值的常规显像方法。其显像表现为可在甲状腺、颈淋巴结、纵隔、肺、肝脏、骨骼、脑等部位有 ^{131}I 的浓聚灶,形状多样,如类圆形、点状、不规则团块状等,也可有弥漫性分布。同时可见肝脏、唾液腺生理性显影,部分患者可有 ^{131}I 肠道潴留和膀胱潴留。

^{131}I 全身显像可分为小剂量诊断性 ^{131}I 全身显像和大剂量治疗后 ^{131}I 全身显像。一般而言,在经过较彻底的甲状腺手术切除后,残留甲状腺组织所剩无几,此时对 ^{131}I 的摄取不会太高,如给予一个小的 ^{131}I 诊断剂量、行 ^{131}I 全身诊断显像,很难发现残留甲状腺组织或转移病灶,而且会对即将进行的 ^{131}I 治疗造成不利的影响,包括降低残留甲状腺组织对 ^{131}I 的吸收和减弱 ^{131}I 对甲状腺组织的破坏,这种现象称为甲状腺的"顿抑现象",故现在大多数学者主张在治疗后 7~10 天再行 ^{131}I 全身显像,既可探测出在诊断性 ^{131}I 全身显像中难以发现的病灶,又可避免顿抑效应,而且能发现新的转移病灶,利用 SPECT/CT 多模式显像有助于提高转移灶诊断的敏感性和特异性,且有利于病灶的准确定位。

2. 肿瘤阳性显像 ① ^{201}Tl 甲状腺癌显像: ^{201}Tl 在甲状腺癌细胞内浓聚的机制主要与肿瘤细胞膜上的 Na^+-K^+ATP 酶的主动转运有关,同时与血流、细胞活性、Ca^{2+} 通道系统有关;② ^{67}Ga 甲状腺癌显像: ^{67}Ga 的物理学特性类似于三价铁,静脉注射后主要与血浆中的转铁蛋白及铁蛋白结合,经受体作用进入细胞,在 ^{131}I 全身扫描为阴性而 Tg 增高的患者,可选用 ^{67}Ga 显像;③ ^{99m}Tc-MIBI 甲状腺癌显像:甲状腺癌对 ^{99m}Tc-MIBI 具有较高的亲和力,浓聚程度与甲状腺癌的代谢活性呈正相关。高代谢过程中产生的线粒体内膜负电位是促使 ^{99m}Tc-MIBI 浓聚的主要原因,摄取迅速而清除缓慢,从而能显示出甲状腺癌的复发或转移病灶。

3. 受体显像 生长抑素受体与恶性肿瘤尤其是神经内分泌肿瘤的关系逐渐被人类认识,肿瘤在分裂增殖过程中,表达生长抑素受体,采用其类似物奥曲肽的 ^{99m}Tc 的标记物,可用于甲状腺癌显像,尤其是甲状腺髓样癌的诊断。

4. 放射免疫显像 分化型甲状腺癌或其转移灶能分泌大量甲状腺球蛋白,采用 ^{131}I 标记抗甲状腺球蛋白的单克隆抗体,能特异性地与甲状腺组织结合,采用 SPECT 全身或局部显像能清楚地显示肿瘤及其转移灶。

(二) PET/CT

分化型甲状腺癌的随访常遇到血清 Tg 升高或血清 TgAb 阳性而 ^{131}I 全身扫描阴性,以致对 DTC 转移的诊断和确定进一步治疗方案带来困难。临床统计资料显示,应用 Tg 和 ^{131}I 全身显像诊断分化型甲状腺癌复发或转移,约有 1/3~1/2 患者两项检查结果不一致。^{18}F-FDG PET 显像作为 ^{131}I 全身显像的补充手段用于诊断分化型甲状腺癌已进行了大量的临床应用研究,具有较高的敏感性和特异性。^{131}I 显像显示的是病灶的碘代谢功能,^{18}F-FDG 则显示的是葡萄糖代谢功能。肿瘤分化程度低葡萄糖代谢旺盛,而肿瘤分化程度高则碘摄取高,两者互为补充。一般情况下,^{18}F-FDG 显像对颈部淋巴结转移诊断的敏感性高于 ^{131}I 显像,而对肺部转移灶诊断的敏感性则低于 ^{131}I 显像。

1. 甲状腺癌术后复发和转移灶的监测 Shiga 等对 32 例分化型甲状腺癌甲状腺全切术后的 ^{18}F-FDG PET 显像与 ^{131}I 显像进行了观察,共发现甲状腺癌转移灶 47 个,^{131}I 扫描和 PET 显像的病灶检出率分别为 70%(33/47)和 47%(22/47),^{18}F-FDG 与 ^{131}I 显像结果两者一致的仅为 38%(18/47)。多项研究发现,在高分化甲状腺癌多表现为 ^{131}I 摄取阳性而 ^{18}F-FDG 摄取阴性,而在未分化甲状腺癌中,表现为 ^{131}I 摄取阴性而 ^{18}F-FDG 摄取阳性。在甲状腺癌术后复发和转移灶的监测中,^{131}I 全身显像较 ^{18}F-FDG PET 显像更为敏感。^{18}F-FDG 显像最好作为补充,在以下情况较为适用:①分化型甲状腺癌术后 ^{131}I 全身显像阴性而血清 Tg 含量持续升高和（或）无法解释的影像学形态改变,高度怀疑肿瘤复发/转移的患者;②甲状腺髓样癌术后血清降钙素水平增高患者转移灶的探测;③ ^{131}I 全身显像已发现有肿瘤复发和（或）转移、为能发现更多的转移病灶而行 ^{18}F-FDG PET 检查。

Helal 等报道了 37 例分化型甲状腺癌全切术及 ^{131}I 治疗后血清 Tg 持续升高的患者,对 ^{131}I 治疗后全身显像阴性的患者进行 ^{18}F-FDG PET 显像。37 例中 ^{131}I 扫 27 例未发现病灶,10 例阳性。而 ^{18}F-FDG PET 显像发现 28 例患者有病灶并能准确定位。在 ^{131}I 全身显像阳性的 10 例中,PET 显像多发现了 11 个新的病灶,在 27 例 ^{131}I 全身显像阴性的患者中,PET 显像在 19 例（70%）患者发现有转移灶存在。

2. 对治疗决策的影响和预后评估　在甲状腺癌治疗的随访过程中,由于 ^{18}F-FDG PET 显像在 ^{131}I 全身扫描为阴性而甲状腺球蛋白又明显升高的患者中能发现更多的转移灶,自然会使这些患者的治疗方案因显像结果而得以改变。Hetal 报道的 37 例中,PET 结果使 23 例患者进一步实施了手术切除病灶,4 例患者采用了外照射治疗。由此可见 PET 显像治疗决策的重要价值。Schluter 报道 64 例有 29 例改变了治疗方案:18 例进一步手术、4 例外照射放射治疗、7 例广泛播散的患者进行了姑息性治疗。

对甲状腺癌伴远处转移者,PET 不仅能检出转移灶,而且可预测患者预后,单因素分析表明,年龄大于 45 岁、远处转移、高 FDG 摄取、高容积（>125ml）者,生存率低;而生存率与性别、^{131}I 扫描是否阳性、病理类型及分期无相关性。多因素分析表明,唯一最强的影响生存率的因素是高容积 FDG 摄取,FDG 摄取容积 <125ml,3 年生存率 >96%,FDG 摄取容积 >125ml,3 年生存率仅为 18%。

（三）超声影像

B 超简单易行,对检测甲状腺结节、甲状腺癌复发或局部转移的诊断、颈部淋巴结探测等方面灵敏度较高,但特异性稍差,常难以区别结节性增生及甲状腺良恶性肿瘤。在检测的灵敏度方面,应用高分辨率超声可发现 2~3mm 转移灶,即便临床上尚无症状、尚不能触及肿块。在超声的影像学特征方面,目前仍以病灶的血流情况作为良恶性鉴别的主要指标,但并非所有血流丰富的甲状腺恶性肿瘤使用超声探测均可测得血流,有些甲状腺癌早期,由于肿块较小,无法测出血流情况,造成鉴别困难。而超声造影是利用造影剂进入病灶血管后,使血管增强,从而增加血管对比度,提供更丰富的血管分布及血流情况信息。

近年来超声介导下细针穿刺逐渐发展起来,能在非手术状态下提供病理学诊断。

（四）X 线检查

X 线 DR 为常规诊断方法,主要用于肺、骨、脑等转移灶的探测及疗效随访,同样也存在特异性低的缺点。甲状腺癌常通过血行转移到肺,表现为双肺多发结节及肿块阴影,以两下肺多见,较大的病灶可达 10cm 以上,较小的病灶类似于粟粒状结节,边界一般较清晰,也可表现为单发结节。此外,X 线胸片还可发现纵隔、胸骨、肋骨等胸腔部位甲状腺癌转移灶。甲状腺癌发生骨转移者,多发生于中轴骨如脊椎、胸骨、颅骨、髂骨、股骨上端等,膝关节和膝关节以下骨骼少见。多为溶骨性骨转移,X 线表现为多发或单发小的虫蚀状骨质破坏,进一步发展破坏灶融合扩大,形成大片溶骨性破坏,部分形成局限软组织肿块,少见骨膜反应,多伴病理性骨折,累及脊椎者,表现为椎体、椎弓根侵蚀、破坏,甚至受压变形,但椎间隙仍保持完整。部分呈成骨性或混合性转移,成骨性转移者表现为骨质内多发高密度斑片状或结节状影,密度均匀,边界不清,多发于椎体和骨盆。混合性转移兼有上述两种特点。在病理分型中,滤泡状癌相对容易通过血行播散,转移至肺、骨等远处组织。但是常规 X 线平片检查的敏感性较低,对于较小肺部等软组织转移病灶容易漏诊。

(五) CT

甲状腺含碘丰富,表面有完整双层被膜,在 CT 上密度明显高于肌肉等组织,自然对比度良好,与邻近结构分界清晰,CT 扫描可以清楚显示甲状腺形态、密度、大小、边缘等,可准确评价肿瘤及转移性淋巴结,特别对于胸腔内病灶的显示和判定十分有效。CT 图上甲状腺癌淋巴结转移表现为形态不一的钙化灶,可见细颗粒状、斑点状、斑片状及不连续蛋壳状钙化,以细颗粒状钙化最常见。淋巴结囊性变及囊壁有高密度乳头状结节是甲状腺癌淋巴结转移的特征性改变,在 CT 增强扫描上,由于甲状腺癌转移淋巴结血供丰富,且有甲状腺组织的吸碘特性,可明显强化。部分可见其中的小低密度灶,但没有边缘增强或边缘增强伴中央低密度区特征,区别于上呼吸道、消化道鳞状细胞癌所致颈部淋巴结转移特征。

CT 灌注成像能够分析肿瘤内部血流动力学变化,是一种无创性的评价肿瘤血管生成的功能影像学方法,通过量化肿瘤内部的微循环状态来评价肿瘤,在头颈部运用较为广泛,但在甲状腺癌尤其是甲状腺癌转移的应用较少。

(六) MRI

MRI 是近年来发展迅速的影像诊断技术,但在诊断甲状腺转移癌中的应用不及前述诊断方法那样普及,但在某些情况下,仍是不可缺少的诊断方式。它不仅适用于分化型甲状腺癌,也适用于其他类型的甲状腺癌。MRI 图上,病灶边界常不规整,多相位、多参数成像可清晰显示病灶与气管、食管、血管及周围软组织的侵犯情况,并可显示病灶与颈部血管的关系。在诊断甲状腺癌复发和转移方面,术后复查时甲状腺区能看到明确的软组织肿物或颈部有肿大的淋巴结。复发的肿物无特异性表现,但外侵行为更为明显,更容易累及周围器官,使周围器官如气管、食管、血管和肌肉受侵犯。

(陈辉霖)

参 考 文 献

1. Spencer C, Fatemi S. Thyroglobulin antibody (TgAb) methods-strengths, pitfalls and clinical utility for monitoring TgAb-positive patients with differentiated thyroid cancer. Best Pract Res Clin Endocrinol Metab, 2013, 07:003

2. Spencer C, Petrovic I, Fatemi S. Current Thyroglobulin autoantibody (TgAb) assays often fail to detect interfering TgAb that can result in the reporting of falsely low/undetectable serum Tg IMA values for patients with differentiated thyroid cancer. J Clin Endocrinol Metab, 2011, 96:1283-1291

3. Hoofnagle AN, Roth MY. Improving the measurement of serum Thyroglobulin with mass spectrometry. J Clin Endocrinol Metab, 2013, 98:1343-1352

4. Cubero JM, Rodriguez-Espinosa J, Gelpi C. Thyroglobulin autoantibody levels below the cut-off for positivity can

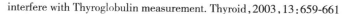

interfere with Thyroglobulin measurement. Thyroid, 2003, 13:659-661

5. Spencer CA. Clinical review: clinical utility of Thyroglobulin autoantibody (TgAb) measurement for patient with differentiated thyroid cancers (DTC). J Clin Endocrinol Metab, 2011, 96:3615-3627

6. 甲状腺结节和分化型甲状腺癌诊治指南. 中国肿瘤临床, 2012, 39(17):1263-1265

7. Shiga T, Tsukamoto E, Nakada K, et al. Comparison of 18F-FDG, 131I-Na and 210Tl in diagnosis of recurrent or metastatic thyroid carcinoma. J Neul Med, 2001, 42:414-419

8. Helal BO, Merlet P, Toubert ME, et al. Clinical impact of 18F-FDG PET in thyroid carcinoma patient with elevated Thyroglobulin levels and negative ^{131}I scanning after therapy. J Neul Med, 2001, 42:1464-1469

9. Schluter B, Bohuslaviki KH, Beyer W, et al. Impact of FDG PET on patients with differentiated thyroid cancer who present with elevated Thyroglobulin and negative ^{131}I scan. J Neul Med, 2001, 42:71-76

第二节　甲状腺癌术后的健康管理

甲状腺癌是最常见的甲状腺恶性肿瘤,约占全身恶性肿瘤的 1%,是近年增长最快的癌症。甲状腺癌术后比较容易复发,复发时间大多在 5 年之内,特别是术后 1~2 年。因此,通过健康教育与健康促进,使甲状腺癌术后患者建立健康的生活习惯、预防甲状腺癌复发或控制延缓并发症,对于甲状腺癌术后患者的健康管理和综合防治有着重要的意义。迄今为止,甲状腺癌的真正发病原因尚不明确。不同个体的生活习惯和存在问题也不同,因此甲状腺癌的健康管理应强调个体化原则。同时健康效应的体现并不能立竿见影,所以健康管理应重视连续化。

(一) 健康管理定义

要实施甲状腺癌术后的健康管理,首先我们要了解健康管理的定义。健康管理,就是对个体或群体的健康进行全面监测、分析,评估、提供健康咨询和指导以及对健康危险因素进行干预的全过程。健康管理的宗旨是调动个体和群体及整个社会的积极性,有效地利用有限的资源来达到最大的健康效果。健康管理的具体做法就是为个体和群体(包括政府)提供有针对性的科学健康信息并创造条件采取行动来改善健康。这里要强调的是,健康管理一般不涉及疾病的诊断和治疗过程,更多的是通过对生活方式的改善,促进患者改善健康状况。而健康管理的具体服务内容和工作流程必须依据循证医学和循证公共卫生的标准和学术界已经公认的预防和控制指南及规范等来确定和实施。

我国目前的医疗模式主要是以包含医患两方的二维模式为主,随着信息产业的迅猛发展,很多健康管理机构致力于构建包括个体自己、医院、专业健康管理机构在内的三维健康管理模式。

(二) 甲状腺癌术后的健康管理

理解了健康管理的性质、内容、宗旨和具体做法,不难理解健康管理的特点就是标准化、量化、个体化和系统化。针对甲状腺癌术后的健康管理,下面将从完善健康档案、评估健康风险、明确健康目标、改善生活方式、评价管理效果等方面进行阐述。

1. 完善健康档案　据 2010 年北京市卫生局公布的数据显示,北京市共报告甲状腺癌新发病例 1099 例,发病率为 8.78/10 万,比 2001 年的 2.7/10 万增加了 225.2%,年均增长 14.2%,甲状腺癌成为北京市发病率增长最快的肿瘤。男女性甲状腺癌发病率呈逐年上升趋势,且均以 35~40 岁最为明显。甲状腺癌发病率增长如此迅速,而且甲状腺癌与较常见的结节性甲状腺肿、甲状腺腺瘤难以鉴别,应该引起足够的重视,其相关危险因素更值得深入研究。因此,建立完善的健康档案是对甲状腺癌术后患者实施健康管理的第一步。

依据《健康档案基本架构与数据依据》等标准,通过病历、体检数据、调查量表、自测数据等方式采集甲状腺癌术后患者的体检结果、诊疗记录、个人生活方式、营养状况、体力活动状况(能量消耗数据)、心理状态等,整合问卷调查信息及其他健康数据形成完整的健康档案。

2. 评估健康风险 甲状腺癌术后风险评估是健康管理的基础,它包括风险识别、风险评估、选择有效的风险管理方法。通过运用多种途径(如调查问卷、评估表、危险度计算等)对存在的及潜在的各种风险进行系统的归类,运用几率统计方法对风险的发生及其后果加以估计,从而帮助健康管理参与者选择有效地健康管理方案。

(1)一般情况调查

1)年龄:年龄因素很重要,无论男女性患者,随着年龄的增加,其生存率逐步下降。即便是在同样病期,年轻人的预后也比年长者要好。

2)性别:国内外较多学者认为女性患者预后较男性患者好。

(2)基本资料收集:甲状腺癌的因素因人而异,查明个体的健康危险因素是健康管理的第一步。

1)饮食习惯:饮食习惯与甲状腺癌有着密切关系,从综合健康促进的立场出发,掌握饮食习惯、实施饮食指导非常重要。

2)工作环境:辐射是甲状腺癌发生的重要危险因素,了解患者的工作环境对实施健康管理至关重要。

3)既往史、家族史调查:既往史、家族史的调查对于治疗因素、遗传因素的考虑、疾病风险的评估以及把握家族生活习惯的特点有十分重要的意义。

4)对于甲状腺术后患者还应考虑以下方面内容:①病理类型:分化好的乳头状癌及滤泡状癌属于低度恶性癌肿,预后较好,未分化癌为高度恶性肿瘤,发展迅速,约 50% 早期便有颈淋巴结转移,或侵犯喉返神经、气管或食管,预后很差。髓样癌的恶性程度介于上述两种之间。②临床分期:原发灶分期是影响预后的第二位重要因素,一旦原发灶向外浸润,预后也不佳。

(3)甲状腺癌的重要危险因素

1)接受放射线照射:用放射线照射实验鼠的甲状腺,能促使鼠发生甲状腺癌。有作者报道的儿童甲状腺癌病例中,有 80%~100% 的病例接受过上纵隔或颈部放射治疗。日本长崎、广岛两地原子弹爆炸后,甲状腺癌发病率有所增加。

2)良性甲状腺病:如甲状腺腺瘤和结节性甲状腺肿可以发生癌变。有报道指出,甲状腺癌的发生虽与甲状腺腺瘤、结节性甲状腺肿、甲亢、甲状腺炎以及甲状旁腺疾病等其他甲状腺疾病尚无明确的因果关系,但其共存是临床事实,因此对甲状腺其他疾病与甲状腺癌的相关性应予以充分注意。

3)内分泌紊乱:甲状腺乳头状腺癌与垂体所分泌的 TSH 关系较为密切。从动物实验中观察到,当鼠血中 TSH 增高时,甲状腺癌的发生率增高。

4)家族因素:在甲状腺癌患者中,1/8~1/7 的患者有家族史。如甲状腺髓样癌患者有家族史倾向,可能与染色体遗传有关。有家族史的患者,发病率比普通人要高。

5)不良情绪:如甲状腺癌术后患者的情绪长期处于压抑状态,或剧烈波动,生物钟明显打乱,对甲状腺影响明显。而且坏情绪对机体产生负性刺激,持续时间越长,越会使自主神经系统功能紊乱,进而造成免疫力低下,加速癌变。

所以甲状腺癌术后患者的健康管理应针对上述危险因素而展开。

(4)对收集到的基本资料进行分析评估,发现主要危险因素,开展指导。

1)结合年龄、性别等调查结果,进行甲状腺疾病综合风险评估。

2)对饮食习惯、工作环境等进行评估,发现主要问题,开展相应的指导:即从上述甲状腺癌术后患者的健康管理的几大方面展开,但不同个体,侧重点不一样。

3. 明确健康目标　通过对甲状腺癌术后患者年龄、性别、病理分型、日常饮食、生活习惯等数据的收集,制订科学详细的每日饮食摄入量和能量消耗等指导方案。根据甲状腺癌的主要危险因素,甲状腺癌的健康管理应从以下 6 个方面展开:均衡饮食、保持良好的心理状态、养成良好的生活习惯、增强免疫力、学会自查甲状腺、术后随访等。

4. 改善生活方式

(1)均衡饮食

1)甲状腺发生病变很多是由于患者不注意合理、科学的搭配日常饮食,造成了营养失衡。甲状腺癌除了需要患者积极地配合医生治疗外,还可以采取一些饮食来进行辅助治疗。

a. 具有抗甲状腺癌作用的食物:茯苓、山药、香菇、猴头菇、无花果、慈姑、萝卜、菱、杏、魔芋、海参、海带及牛、羊、鹿等动物的靥肉。

b. 具有增强免疫力作用的食物:甜杏仁、柿饼、芦笋、薏米、甲鱼、乌龟、核桃、香菇、蘑菇。

c. 具有健脾利水作用的食物:如核桃、黑大豆、山药、韭菜、荔枝、桑葚、青鱼、虾、淡菜、猪羊肾、雀肉、鹌鹑蛋、石榴、梅子、薏米、扁豆、山药、魔芋。

2)辛辣、烟酒等刺激性食品,可导致患者机体代谢更加旺盛,心跳加快,出汗更多,要少吃或不吃。

3)甲状腺癌患者不宜吃生冷油腻和咸的食品,饮食宜清淡。可选择一些温补的中药煲汤食用,如当归生姜羊肉汤、黄芪、西洋参、枸杞、桑葚等。薏米、赤小豆有健脾利水消肿的作用,对甲减患者很有好处。

4)甲状腺癌术后患者的饮食上以营养全面、高蛋白、高维生素、低脂低盐饮食为主,少吃或不吃辛辣刺激、肥甘厚腻、烧烤、腌制等食物,术后早期进食温凉流质,不可过热,否则可致颈部血管扩张,加重伤口渗血;逐渐过渡到普通饮食。选择的食物应营养丰富、易消化,除各种肉、鱼、蛋、奶外,还要多进食新鲜蔬菜、水果。如有甲状旁腺损伤者,应选用高钙、低磷饮食,避免摄入核桃、猪肝、对虾、花生、酵母、脱脂乳粉、奶酪、大豆、蛋黄等含磷较高的食物,因含磷高的食物影响钙的吸收。平时进食以定时定量、合理营养为原则。多食用如鱼、瘦肉、蛋、大豆制品、香菇、大枣等。片面追求食物的色、香、味,以及大量滥用各种色素、香料和其他食品添加剂等,也都是有害的。对于这些要求是甲状腺癌的饮食中需要特别注意的。

5)甲状腺癌术后患者不宜食用柴火直接熏烤的食物,也不要烧焦和油炸过度。香肠、火腿、腊肉或咸鱼等食物,最好经蒸炖后食用,以便使其中可能含有的亚硝胺随水汽蒸发排出。甲状腺癌患者术后,食疗宜清淡,忌食煎炒燥热,肥甘厚味,寒湿生冷及辛辣刺激之品,这些都是甲状腺癌术后的饮食方法。

（2）保持良好的心理状态:甲状腺癌术后患者存有不同程度的心理问题,患者的心理状态直接影响治疗的效果。术前向患者讲解疾病的相关知识,讲解手术治疗的基本治疗方法,并辅以核素、甲状腺激素和外放射等治疗,效果会很好。消除患者的恐惧心理,指导患者调整心态,积极配合治疗,多开导患者并且关心鼓励患者,与患者建立一种良好的护患关系,从而树立战胜疾病的信心,配合护士的康复护理工作。鼓励患者要精神饱满、情绪乐观,生活安排得丰富多彩。这样可争得与癌症斗争的胜利,如果精神上高度紧张,情感上过于脆弱,情绪易于波动等都会引起食寝不安、身体抗癌能力下降,导致病情恶化。因此,稳定情绪和保持平和的心态,避免不必要的精神紧张和情绪激动,尽量降低社会环境不良因素造成的恶性刺激,对于甲状腺术后的恢复和预防复发具有非常重要的意义。术后患者应修身养性,陶冶情操,保持良好的心理状态和情绪,适当的缓解紧张情绪,及时排除负性情绪的影响,养成良好的生活习惯,多参加一些富有情趣的体育和文化娱乐活动,丰富自己的业余生活。

（3）养成良好的生活习惯,增强免疫力:积极锻炼身体,为自身的体能康复制订一个适合自身的体育锻炼计划。散步是癌症患者锻炼身体比较合适的运动,长期散步能使肺活量增加,心功能增强,并能调整体内的新陈代谢,提高抗病能力。要改变不良的生活习惯,避免高强度的工作,劳累紧张、熬夜等,因为规律的生活习惯等对甲状腺疾病的康复很有必要。最主要的就是科学的进行体育锻炼,是最好的治病方法。增强了体质也就自然增强了抗癌能力。运动量要循序渐进,从轻度运动开始,逐渐加大运动量,但要适度。体力活动或运动要不拘形式,可根据自身体质情况,选择散步、慢跑、打太极拳、习剑、游泳等活动项目,运动量以不感到疲劳为度。

（4）学会自查甲状腺:注意肿块的大小。一般良性肿瘤或囊肿的单个结节直径多在2cm左右;直径超过2cm时应疑为甲状腺癌。注意肿块的光滑度和软硬度。用拇指及示指仔细触摸肿块表面。从光滑度和软硬度来区分良性瘤和癌肿。注意肿块的生长速度。地方性甲状腺肿大呈缓慢增大,病程可达数年之久;良性肿瘤及囊肿病程可为数月至数年;甲状腺癌的肿块增长明显,速度较快。可在十几天或一两个月内明显增大。注意肿块周围是否可触及淋巴结。若在甲状腺周围能触摸到质地较硬的淋巴结,则应高度怀疑是甲状腺伴有局部淋巴结转移。

（5）术后随访:对甲状腺癌患者,术后应坚持终身随访,随访目的在于及时发现癌的复发和远处转移的征兆,以便及时采取相应的治疗。根据甲状腺癌的病理类型,术后复查时间间隔为3~6个月。恶性程度越高,复诊间隔时间越短,每次复诊,视情况进行B超、胸片及FT_3、FT_4、TSH等检查。如为髓样癌,则应监测降钙素。

（6）其他

1）如出现进食时咳嗽、声音嘶哑者,应减少流质饮食,细嚼慢咽,量宜少,并注意防止食物进入气管。一般在术后1~2个月可恢复。必要时可进行手术治疗。合并甲亢者,告诉患者术后要继续服用复方碘化钾溶液。每次10滴,每日3次,1周左右;或从每日3次,每次16滴开始,逐日减量,每日减少1滴。术后5年是非常时期,复发部位多在肿瘤原发处或颈部。因此,甲状腺癌患者应特别注意原手术部位或颈部是否有可触及的肿块。一旦出现声音嘶哑、呛咳憋气、吞咽不畅、咯血或关节疼痛等症状往往提示复发癌已发展到一定程度。

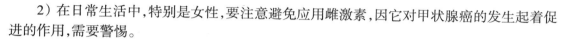

2）在日常生活中,特别是女性,要注意避免应用雌激素,因它对甲状腺癌的发生起着促进的作用,需要警惕。

3）要了解甲状腺癌早期症状。甲状腺癌的早期征象有:①虽然早期缺乏特征性临床表现,但95%以上的患者出现颈前肿块,多为无痛性的肿物或结节,尤其是孤立的、不规则的、境界不清楚的、活动性欠佳的硬性肿物,应特别予以警惕,尽早到专科医院就诊;②声音突然出现嘶哑或饮水时呛咳;③出现吞咽以及呼吸困难;④耳、枕,肩部有放射性疼痛。总之,只要提高警惕性,早期发现颈前肿物,尽快到医院诊治,并得到规范治疗后,甲状腺癌患者的10年生存率可达90%以上。

5. 评价管理效果　在进行甲状腺癌术后患者健康管理后的一定时间,应对实际效果进行评估,总结每个阶段的改善情况,不断修订健康管理计划,争取取得较大的健康效应。从客观指标的改变,患者认知、行为的改变等多方面对管理效果进行评价。

(付阿丹)

参 考 文 献

1. 陈君石,黄建始. 健康管理师. 北京:中国协和医科大学出版社,2007
2. 唐中华,李允山. 现代乳腺甲状腺外科学. 长沙:湖南科学技术出版社,2011